Best

보건의료국가시험 필수교재

최신 보건의료조직관리

Health Care Organization Management

이성란 · 김재윤 · 김희경 · 서정운 · 신숙 · 양윤정 공저

계축문화사

머리말

21세기 4차 산업혁명 시대와 보건의료 분야의 눈부신 발전과 함께 보건의료조직의 중요성이 더욱 강조되었다. 이러한 현실을 감안하여 본 최신 보건의료조직관리는 보건의료조직, 인사관리 및 각종 행정 등 보건의료분야에서 실제 발생한 각종 최신 보건의료조직을 이론과 접목시켜 간접 경험을 하도록 하는 과목이다. 본서는 산업현장에 적응할 수 있는 인력들을 양성하며 보건의료종사자들의 실무지침용 교재로 보건의료정보관리학, 보건학, 행정학, 의학, 간호학 및 보건의료행정 계통의 종사자들뿐만 아니라 일반인들에게 체계적이고 효과적인 학습에 초점을 맞추었다.

그동안 실무 및 강의 경험을 토대로 기존의 내용과 최근의 학문적 동향을 체계적인 분석을 통해 쉽게 정리하였다. 자세한 부분은 그에 따른 전문서적으로 보완하길 바라며 향후 변화하는 사항은 독자들의 의견을 수렴하여 계속 수정 · 보완하고자 한다.

본서는 다음과 같은 특징을 지닌다.

- 최신 보건의료조직의 교과내용을 쉽게 이해하고 학습할 수 있도록 정리
- 각종 보건의료 국가시험 예상문제들을 교과내용의 순서에 따라 수록
- 최신 보건의료조직관리 중 필수 내용들을 이해력 향상을 위해 요점정리
- 보건의료정보 및 조직에서 사용되는 약어를 원어 해설과 핵심 내용 정리

본서가 발간되기까지 아낌없는 협조를 해 주신 계축문화사 임직원분들께 깊은 감사를 드린다.

아울러 겨자씨가 자라 큰 나무를 이루게 하시며 축복의 통로로 놀랍게 인도해 주시는 하나님께 무한한 영광과 감사를 드린다.

2025년 7월

저 자

차 례

1

동기부여, 의사소통 및 의사결정의 개념

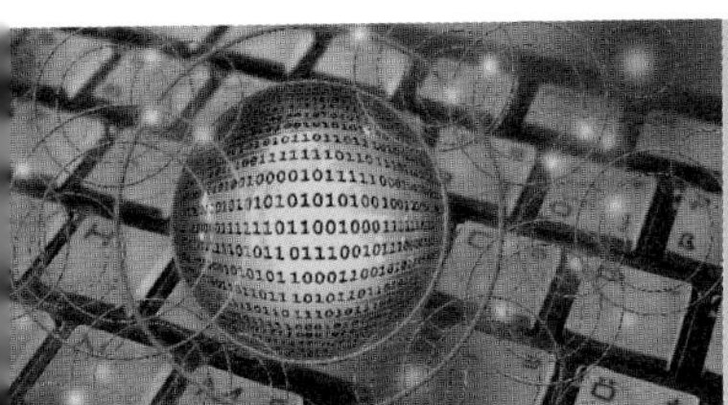

1. 동기부여의 개념
2. 동기부여의 기법, 동기유발 및 사기
3. 의사소통의 기능, 장애요인 및 목적
4. 의사결정의 특성, 유형 및 영향요인

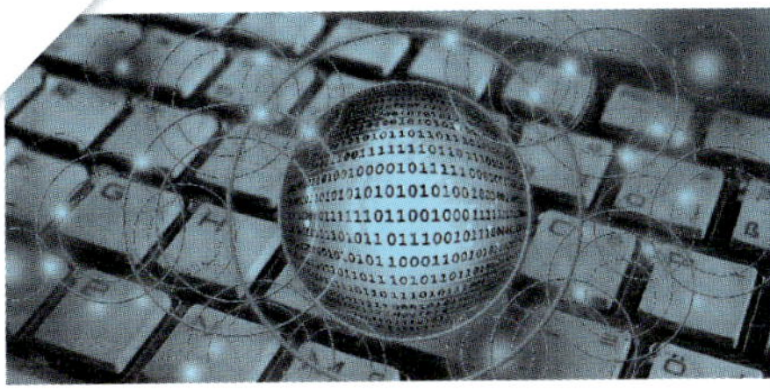

제1장

동기부여, 의사소통 및 의사결정의 개념

1. | 동기부여(Motivation)의 개념

1.1 동기부여의 의미

1) 동기부여의 정의

- 동기부여란 개인이 어떤 목표달성을 위해 행동을 취하도록 유인하는 것
- 한 개인의 행동에 영향을 끼치도록 하는 것
- 목표달성을 위한 구성원들의 지속적 노력을 효과적으로 발동시키는 일
- 목표를 달성하기 위해 노력하는 내적 심리상태
- 동기를 실제의 목표지향적 행동으로 실천하는 과정

동기부여 과정

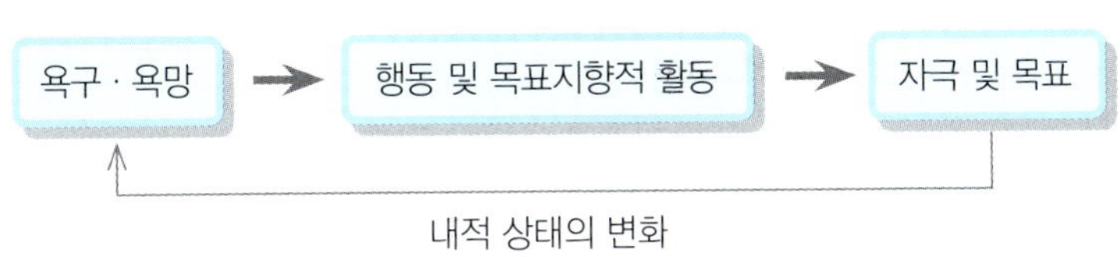

2) 동기부여의 분류

(1) 내적 동기부여

- 성취감, 도전감, 자존감, 문화적 배경
  - 개인의 열망수준과 직접관련

(2) 외적 동기부여

- 급여, 승진, 감독, 근무환경, 외적 보상 등에 의해 증대

3) 동기부여의 필요성

- 목표달성을 위한 시간단축
- 비용절감, 의료의 질 향상

4) 동기부여의 중요성

- 조직 경쟁력 향상
- 조직을 변화시키는 추진력
- 개인의 직무만족과 생산성 향상
- 업무수행에 대한 자신감과 자긍심 부여
- 개인이 일을 통해 자아실현 기회 제공

1.2 동기부여 이론(Motivation theories)

1) Maslow의 욕구 5단계설 : 심리학자

- 생리적 욕구, 안전욕구, 애정욕구, 존경욕구, 자기실현욕구
- 하위욕구 → 상위욕구로 발달
- 다음 단계가 동기부여 인자가 됨

2) 허즈버그(Herzberg's)의 두 요인 이론 : 동기–위생요인

- 인간에게 행동을 유발시키는 2가지 요인(two factor theory)이 있음
- 조직의 이론을 동기요인과 위생요인으로 구분

- 동기요인 : 만족을 일으키는 요인
- 위생요인 : 불만족과 관련된 요인

• 위생요인을 제거해야 동기가 부여된다는 이론

• 조직에서 직원들의 동기부여를 높이기 위한 방법
- 동기요인은 만족이 극대화되도록 최대한 활성화시킴
- 위생요인은 불만족이 최소화되도록 관리
- 조직에서 불쾌감을 회피하려는 욕구, 정신적으로 성장하고 자기실현을 추구하려는 욕구를 주장

(1) 동기요인

• 만족을 느끼게 하는 직무의 내용

예) • 일에 대한 성취감, 책임감, 안정감 등 정신적 측면
• 개인의 성장과 발전, 도전감, 일 자체 등

(2) 위생요인

• 직무의 불만족을 느끼게 하는 직무의 환경

예) • 작업환경, 보수, 감독자의 재능, 대인관계 등 물질적, 외적인 것들
• 개인 상호간의 관계, 회사의 정책
• 안전, 감독, 작업조건
• 개인생활

표 1-1. 매슬로우와 허즈버그의 이론 비교

단계	Maslow의 욕구단계	허즈버그의 동기부여-위생이론
상위단계 ↑ 하위단계	자아실현 욕구 ↑ 존경 욕구 ↑ 애정 욕구 ↑ 안전 욕구 ↑ 생리적 욕구	▸ 허즈버그의 동기부여-위생 이론 - 조직에서 불쾌감을 회피하려는 욕구 - 정신적으로 성장하고 자기실현을 추구하려는 욕구 - 위생요인을 제거해야 동기가 부여 ▸ 동기요인 - 만족을 느끼게 하는 직무의 내용 예) 일의 성취감/책임감/성장과 발전 ▸ 위생요인 - 직무의 불만족을 느끼는 직무 환경 예) 작업환경/보수/개인생활

3) 브롬의 기대이론(Vroom's expect theory)

- 기대이론(Expectancy theory)의 기초
  - 사람들은 자기가 바라는 목표에 도달할 수 있다고 확신이 설 경우
  - 비로소 행동으로 옮길 것이라는 것이 기대이론의 기초

(1) 브롬의 기대이론

- 동기부여의 과정적 차원을 중시하는 이론
- 노력을 하면 업적을 달성할 수 있다는 자신감을 심어주어야 함
  - 기대이론은 직원들의 기대감을 높여주어야 한다는 것을 보여 줌
- 높은 성과에 대한 기대가 낮으면 동기도 낮아짐
  - 높은 성과에 대해 조직에서 아무리 많은 보상을 해도 충분한 시간과 자원이 없다면(기대 낮다면) 동기도 낮아짐
  - 높은 성과에 대해 조직에서 아무리 많은 보상을 해도 충분한 시간과 자원이 없다면(기대 낮다면) 동기도 낮아짐
- 기대-선호모형 : 경험에 기초를 둔 미래의 기대에 의한 동기부여 이론
- 동기부여기법 중 긍정적 강화 : 제안제도

(2) 브롬의 동기부여의 3요소

- 브롬에 의하면 동기부여(motivation)는 유의성, 수단 및 기대의 3요소에 영향을 받음

① 유의성(Valence) : 보상 → 선호도

- 특정보상에 대해 갖는 선호의 강도

② 수단(Instrumentality) : 업적 → 보상

- 어떤 특정한 수준의 성과(업적)를 달성하면
  - 바람직한 보상이 주어지리라고 믿는 정도

표 1-2. 브룸의 기대이론

브룸의 기대이론	브룸의 동기부여 3요소
▶ 동기부여의 과정 중시 – 동기부여의 과정적 차원을 중시하는 이론 ▶ 높은 성과의 기대 낮으면 동기도 낮아짐 – 높은 성과에 조직에서 많은 보상시 – 충분한 시간과 자원 부족(기대 낮음)시 – 동기도 낮아짐 ▶ 높은 성과에 조직에서 많은 보상시 – 충분한 시간과 자원이 부족(기대 낮음)시 – 동기도 낮아짐	▶ 유의성(Valence) – 특정보상에 대해 갖는 선호의 강도 ▶ 수단(Instrumentality) – 특정 수준의 성과를 달성시 보상이 주어지리라 고 믿는 정도 ▶ 기대(Expectancy) – 어떤 활동이 특정 결과를 가져오리라는 믿음

③ 기대(Expectancy) : 노력 → 업적

- 어떤 활동(노력)이 특정 결과를 가져오리라고 믿는 가능성을 말함
- 기대를 높이기 위해서는 먼저 "노력을 하면 업적을 달성할 수 있다."
  – 이에 대한 자신감을 심어주어야 함

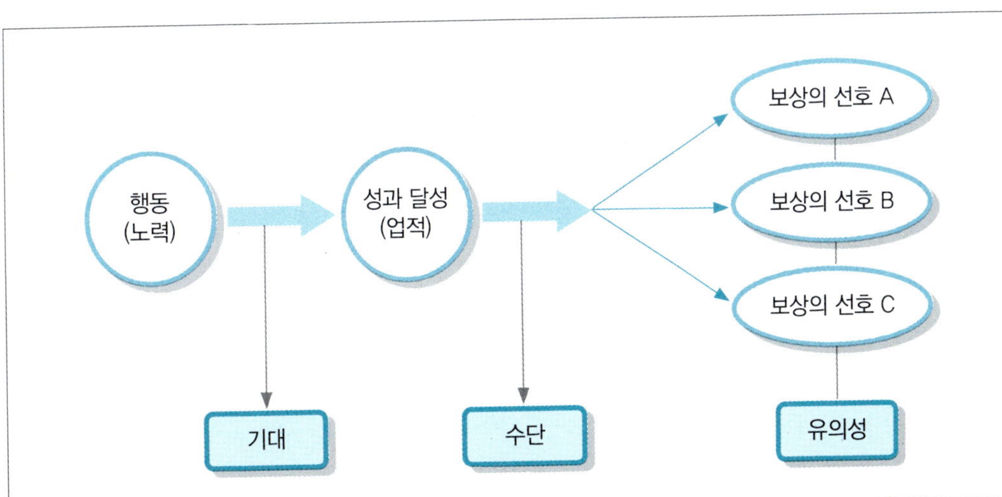

그림 1-1. 브룸의 기대이론 모형

4) 맥그리거(D. Mcgregor)의 X, Y 이론

- 관리자가 인간을 대우하는 관점에는 X와 Y 이론적 관점을 주장

(1) X 이론

- X 이론적 관점의 관리
  - 인간을 수동적 존재로 보고 통제를 강화해야 한다는 입장
- 인간불신감, 명령통제에 의한 관리, 지시받기 원하며 책임 회피
- 일자체 싫어하고 일 피함
- 저차원적 욕구

(2) Y 이론

- Y 이론적 관점
  - 오늘날 병원에서 일반적으로 요구되는 인사이념
  - 관리방식은 인간을 능동적 존재로 보고 자율성을 강화시켜주는 것이 효과적이라는 입장
- 상호신뢰감, 목표통합과 자기통제에 의한 관리
- 적절한 상황하에서 책임 회피하지 않음, 본질적으로 일 좋아함
- 의료조직에 가장 적합한 관리이론

표 1-3. 맥그리거(McGregor)의 X 및 Y 이론

X 이론	Y 이론
▶ X 이론의 예 – 인간불신감 및 태만 – 명령 통제에 의한 관리 – 지시 받기 원함 및 책임 회피 – 일 싫어함 및 피함 – 야망이 없고 이기적 – 조직의 필요성에 무관심 – 변화에 대해 저항적으로 대응 – 조직문제 해결시 창의력 발휘 못함 – 저차원적 욕구 ▶ X 이론 입장 – 인간을 수동적 존재로 봄 – 통제를 강화해야 한다는 입장	▶ Y 이론의 예 – 상호신뢰감 – 목표통합 및 자기통제에 의한 관리 – 적절한 상황하에서 책임 회피안함 – 일 좋아함 – 자기지휘능력 및 통제능력 있음 – 개인의 목표와 조직의 목표 통합 – 동기부여시 일에 자율적이고 창의적 ▶ Y 이론 입장 – 오늘날 병원에서 일반적으로 요구되는 인사이념

5) D. C. McClelland

(1) D.C McClelland의 욕구

- 인간의 요구는 선천적으로 주어지는 것이라는 주장과 다름
- 학습에 의해 후천적으로 습득되는 것이라 주장
- 모든 인간은 권력욕구, 친교욕구, 성취욕구 3가지를 동시에 가지고 있음

(2) 성취욕구

- 성취욕구가 높은 사람이 가장 경제적으로 성공한다는 것을 국가 간 비교를 통해 밝혀냄
- 조직이나 사회가 경제적으로 발전하려면 구성원들의 성취욕구를 높여주어야 한다고 주장
- 성취욕구는 조직행동의 동기를 유발하는데 가장 중요하다고 강조한 욕구

2. | 동기부여의 기법, 동기유발 및 사기

2.1 동기부여의 기법

- 긍정적 강화, 직무충실화, 참여, 보직변경

1) 긍정적 강화(Positive reinforcement)

- 심리학자 버러스 스키너(Burrhus. F. Skiner)의 조작적 조건화의 원리
  - 조직적 상황에 적용
- 행동을 강화하기 위해 양호하며 바람직하고 만족스런 행동결과에 대해서 보상하는 것

(1) 스키너(Skiner)의 조작적 조건화의 의미

- 어떤 행동을 어떤 것으로 부추기면 그 행동을 더하게 됨
- 어떤 것으로 억제하게 되면 그 행동을 덜 하게 됨
- 강화와 벌로 어떤 행동을 조작하게 되므로 조작적 조건화라고 함

(2) 스키너(Skiner)의 조작적 조건화의 학습 : 강화 및 벌

- 어떤 행동을 어떤 것으로 부추기면 그 행동을 더하게 됨
- 어떤 것으로 억제하게 되면 그 행동을 덜 하게 됨

  예) ▶ 강화 : 상장, 칭찬, 먹이

  ▶ 벌 : 처벌

(3) 스키너의 조작적 조건화의 예

- 상자 안에 돌아다니던 쥐가 우연히 레버(lever, 막대기)를 당겼더니 콩이 나옴
- 레버를 누르는 행동에 결과가 좋았기 때문에 쥐는 레버를 당기는 행동 계속함

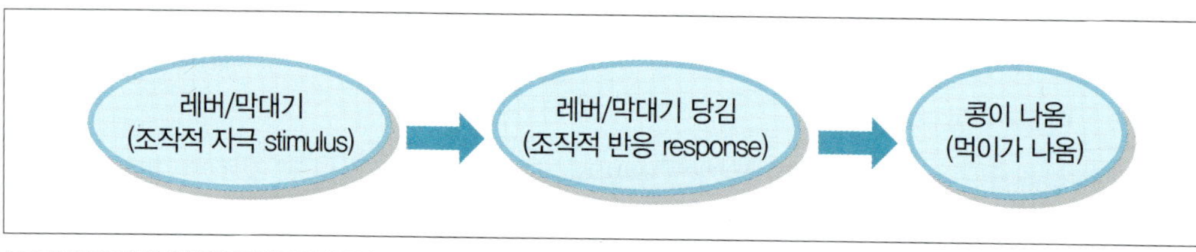

그림 1-2. 스키너의 조작적 조건화 단계

2) 직무 충실화(Job enrichment)

- 직무 충실화는 다양한 작업내용 포함, 보다 수준 높은 지식과 기술 필요
- 허즈버그의 동기 · 위생 이론 근거
  - 직무자체가 성취감과 안정감, 책임, 발전 및 성장에 대한 기회를 제공할 수 있도록 재편성

3) 참여(Participation)

- 참여는 직장생활의 질과 관련된 분임조 활동(quality circle)
- 모임은 업무에 영향을 주는 문제점을 해결하기 위하여 자발적이고 장기적인 직원들의 모임

2.2 동기유발의 목표설정이론(Goal setting theory)

1) 동기유발의 목표설정이론의 의미

- 좋은 목표를 설정해 주면 직원들의 동기유발을 불러일으킬 수 있다는 이론
- 아무 목표나 제시하는 것이 아니라 약간은 곤란도가 높아야 함
- 목표는 일방적으로 주어지는 것이 아니라 상호 협의하에 정해서 수용성을 높여야 함
- 피드백(feedback)을 해 줌으로써 결과에 대한 정보를 인지하도록 해야 함

2) 동기유발 목표설정이론의 좋은 목표 조건

- 좋은 목표의 조건
  – 구체성, 곤란성, 수용성

2.3 사기(Morale)

1) 사기의 의미

- 공동목표에 도달할 수 있도록 구성원들이 자발적으로 협동하도록 하는 것
- 자발적인 근무의욕을 고취시킴
- 직원들의 사기 또한 생산성에 직접 영향을 주는 요인
- 집단의 노력에 있어서의 개인의 태도
- 조직목표가 가치있는 것이라고 구성원이 인정하는 정도
- 구성원의 귀속감
- 조직의 각 구성원이 공동의 목표를 지니고 있는 정도

2) 직원의 사기 고조 방법

- 고충처리제도
- 연봉 및 포상제도
- 작업조건 및 환경
- 상위자의 감독방법과 태도
- 상담제도, 제안제도
- 노동조합, 신용조합 등 단체조직 혜택, 사내보 발간 등

의사전달의 4요소

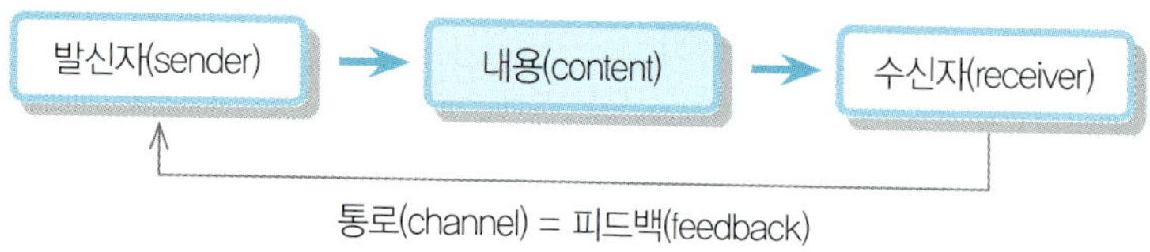

3) 단위부서 내 사기를 높이는 방법

- 일에 대한 성취감, 자신들의 기여도를 느끼게 하는 것
- 의사결정을 하도록 권위를 부여하는 것
- 칭찬을 아끼지 말 것
- 책임자가 소속직원을 소중하게 여길 것
- 외부에 자신의 부서를 자신있게 대변하는 것

4) 사기에 영향 요인

- 봉급, 작업조건, 감독방법과 태도
- 타인에게 인정받는 것

2.4 고충처리(Grievance handling)

- 어느 조직이나 조직의 욕구와 직원들의 욕구 사이에는 마찰 발생
- 이러한 고충을 처리하는 것이 직원들의 사기, 나아가서는 생산성과 직결되는 문제

3. | 의사소통의 기능, 장애요인 및 목적

3.1 의사소통(Communication)의 의미

- 의사소통은 동기부여 기법이 성공적으로 수행될 수 있는 분위기 창조
- 변화에 대한 저항을 감소하기 위해서는 의사소통이 효과적으로 이루어져야 함

3.2 의사소통의 기능

- 어떤 조직을 효율적으로 운영하는 도구
- 관리자가 필수적으로 가져야 하는 기술
- 지도력 발휘의 필수 요건
- 모든 관리기능의 기본 요소

3.3 의사소통의 4요소

- 발신자(sender), 내용(content), 통로(channel), 수신자(receiver)

3.4 의사소통의 장애 요인과 전달 및 피전달자의 차이

1) 의사소통의 장애요인

- 조직 내 개인 간 의사소통을 방해하는 요인
  - 여과, 정서, 어의상의 문제, 비언어적 단서 등
  - 주위의 거리, 비밀제도, 인간의 주의력 한계, 사고기준의 차이

(1) 여과(Filtering)

- 여과는 발신자가 의도적으로 정보를 조작하여 수신자에게 잘 보이려고 하는 것

(2) 선택적 지각(Selective perception)

- 선택적 지각은 수신자들이 자신의 주관적 특성에 따라 선택적으로 보고 듣게 되는 현상
- 수신자는 메시지 해독시 그의 관심과 기대를 투사하는 경향이 있음

(3) 정서

- 메시지가 전달될 때 수신자의 심리적 상태에 따라 해석이 다르게 나타남
- 수신자가 기쁠 때와 화가 나 있을 때 메시지의 해석은 차이를 가져옴

(4) 어의상 문제

- 언어를 부정하게 사용함으로써 오해를 낳는 것을 말함

(5) 비언어적 단서

- 언어적 의사소통과 비언어적 의사소통이 일치하기도 하고 하지 않는 경우를 말함
- 만약 일치하는 경우에는 별 문제가 없지만 일치하지 않는 경우에는 오해나 혼란을 초래

  예) 어떤 사람이 눈물까지 흘리며 울면서 입은 웃는 모습을 하고 있다면

  – 그 사람이 슬퍼서 우는 것인지 기뻐서 우는 것인지 알 수 없음

2) 전달자와 피전달자의 입장 차이

- 전달하는 자와 전달받는 자와의 입장이 다른 요인

(1) 발신자측 요인

- 의사소통 목표의 불확실
- 어휘의 부적절한 선택
- 피드백(feedback) 부족

(2) 수신자측 요인

- 수신자의 비판적 성향
- 소극적, 선택적 청취
- 전달내용에 대한 수신자의 무반응 및 부적절한 반응

3) 언어장애

- 한 단어에 의미가 2가지
- 용어의 계층간 차이
- 전문용어 사용

4) 상황적 요인

- 정보의 과다

- 시간의 부족
- 불신, 위협, 불안
- 부적절한 물리적 환경과 시설, 기구

5) 변화에 대한 의식적 거부감

- 고정관념, 편견, 뿌리 깊은 사고방식

3.5 의사소통의 목적

- 필요한 지도나 지시하기
- 보고하기
- 정보 획득
- 정보 주기

3.6 효과적 의사소통의 촉진 요인

1) 일관성

- 공통된 언어, 정확성, 문맥의 명료성

2) 적지 적시성

- 시기의 적절성

3) 적정성

- 적당한 양과 규모

4) 분배성

- 많은 사람들에게 정보 공개

5) 적응성

- 융통성과 신축성

6) 수용성

- 이해하고 받아들이는 것

3.7 의사소통의 유형

1) 공식적 의사소통(Official communication)의 종류

(1) 상의 및 하의 상달식

① 상의하달형식 : 하향적

- 조직의 권한 계층에 따라 상위자로부터 하위자에게 정책결정과 지시사항을 전하는 상의하달형식
  예) 부서회의

② 하의상달형식 : 상향적

- 부하 직원이 관리자에게 보고나 제안을 전달하는 하의상달형식
- 의무기록과장은 직원들의 문제를 항상 파악하고 있어야 함
- 직원들 문제 있을 경우 쉽게 과장에게 의사전달을 할 수 있는 분위기 조성

(2) 수평적 및 대각적 의사소통

① 수평적(횡적)

- 위계수준이 동일한 구성원
- 부서간의 의사소통(위원회, 회의, 간호사의 업무 인계 등)

② 대각적

- 부서가 다른 상급자와 하급자 간의 의사소통
- 열린 의사소통, 협동심 존중, 참여적 관리 강화
- 각 부서간의 상호작용 촉진

2) 비공식적 의사소통(Informal communication)

(1) 비공식적 의사소통의 의미

- 직책을 떠나서 친분과 상호 신뢰를 기초로 하는 모임 등을 통하여 의사를 전달하는 것
  예) 친목모임

(2) 비공식적 의사소통 특징

- 임시적으로 모여 이루는 잘못된 정보나 근거 없는 소문
- 조직변화의 필요성 경고
- 조직문화의 창조 촉진
- 집단응집력 높이고 인간적 유대감 형성
- 구성원들 사이의 아이디어 전달통로
- 정확성이 감소
- 좋지 않은 소문들은 신속한 속도로 확산

표 1-4. 공식적 및 비공식적 의사소통

공식적 의사소통	비공식적 의사소통
▸ 상의하달형식 – 조직의 권한 계층에 따라 상위자로 부터 하위자에게 지시 – 정책결정과 지시사항을 전달 ▸ 하의상달형식 – 부하 직원이 관리자에게 보고, 제안 예) 부서회의	▸ 비공식의 의사소통 – 직책을 떠나서 친분과 상호 신뢰 – 모임 등을 통해 의사 전달 – 집단응집력 높임 – 인간적 유대감 형성 – 조직문화의 창조 촉진 예) 친목모임, 회식

3) 일방적 및 쌍방적 의사소통

(1) 일방적 의사소통

- 발신자가 수신자의 의도를 전혀 고려치 않고 일방적으로 메시지를 전달
- 쌍방적 의사소통 보다 시간이 적게 소요

(2) 쌍방적 의사소통

- 발신자와 수신자 사이에 상호의사가 교환되는 의사소통
- 일방적 의사소통 보다 정확성이 높음

3.8 효과적인 의사소통

1) 효과적인 의사소통 요소

- 명확히 이해할 수 있게 평이한 용어와 체계화된 내용을 전달

(1) 의사전달 효과적 방법

- 양과 질이 적절해야 함
- 적시에 이루어져야 함
- 피전달자의 반응을 얻어야 함
- 일관성과 통일성이 있어야 함

(2) 효과적 의사소통 과정

- 의사소통 시작 전 전달할 내용을 명확히
- 의사소통의 목적 확인
- 전달내용 뿐만 아니라 협력을 얻기 위해 다른 사람들과 상의
- 수신자 입장에서 가치있는 내용 전달
- 일관성, 계속성
- 행동은 전달내용과 일치
- 훌륭한 청취자가 되도록 노력

2) 의사소통의 장애요인

(1) 의사소통의 장애

- 전문용어의 사용은 의사전달의 장애요인

(2) 의사소통의 방해요소

- 고정관념
- 언어상의 장애요인
- 변화에 의한 거부감
- 전달자와 피전달자의 입장차이

표 1-5. 의사소통의 효과적 방법 및 방해요소

의사소통의 효과적 방법	의사소통의 방해요소
▶ 양과 질이 적절해야 함 ▶ 적시에 이루어져야 함 ▶ 피전달자의 반응을 얻어야 함 ▶ 일관성과 통일성이 있어야 함	▶ 고정관념 ▶ 언어상의 장애요인 ▶ 변화에 의한 거부감 ▶ 전달자와 피전달자의 입장차이

4. | 의사결정의 특성, 유형 및 영향요인

4.1 의사결정(Decision making)의 개념

- 의사결정이란 여러 가지 제약조건 중
  - 실현하고자 하는 목표 또는 가치를 가장 바람직하게 실현시킬 가능성이 가장 높다고 기대되는 대안들 중 하나를 선택하는 행위
- 조직의 효과적 목표를 달성하기 위해 선택 가능한 2개 이상의 대안 중
  - 최선의 대안을 선택하는 일련의 과정

4.2 의사결정의 특성

1) 선택적 행위 : 대안 중 선택

- 여러 개의 대안 중 최선의 대안 선택
- 의사결정은 행위에로 유도하는 선택과정
- 대안 중에서 하나를 선택하는 연속과정

2) 관리의 일반적 과정

- 모든 계층에 필요

3) 동적인 과정

- 의사결정으로 미래 행동에 영향

4) 지속적인 과정

- 목표달성을 위한 수단

5) 정신적 과정

- 의사결정과정은 사고과정이며 조직과정

6) 핵심적인 과정

- 위험이나 불확실성 속에서 이루어짐

4.3 병원조직 의사결정의 특성

- 진료의 특성 때문에 계량적 목표설정이 어려움
- 2가지 이상의 계층에서 지위를 받게 됨
- 목적의 다양성
- 서비스의 진정한 척도를 표출해 내기 어려움

4.4. 의사결정 모형의 의미 및 종류

1) 의사결정 모형의 의미

- 조직 및 집단에서의 의사결정 과정을 설명한 것
- 의사결정자가 여러 대안 중 최적의 대안을 선택하는 과정을 제시
- 문제의 인식, 대안의 마련, 기준 설정, 대안 평가 및 선택의 과정을 거침
- 첫 단계는 문제인식으로서 의사결정자가 직면한 상황이나 선택해야 하는 문제가 무엇인지 명확하게 인식하는 것

- 이후 선택 가능한 여러 대안들을 나열하고 기준을 설정

2) 의사결정 모형의 종류

(1) 합리적 모형

- 의사결정 모형에서 합리적 모형은 경제적 성과를 극대화 목적
- 모든 정보를 다 동원하고 절차를 충분히 지키면서 논리적으로 의사결정을 하는 경우

(2) 관리적 모형

- 관리적 모형은 인간은 인간이 지니고 있는 심리적, 정신적 한계
- 시간적, 제약 때문에 합리적 의사결정을 할 수 없음
- 제한된 합리적 의사결정을 할 수밖에 없다는 이론

(3) 직관적 모형

- 직관적 모형은 대부분의 경영자들이 절차나 논리적 사고를 무시
- 경험이나 육감에 의존하여 의사결정을 하는 방법

(4) 쓰레기통 모형

- 쓰레기통 모형은 극도로 불확실한 조직의 환경을 마치 쓰레기통에 비유
- 의사결정도 애매모호한 상황에서 무질서하게 이루어진다는 이론
- 쓰레기통 모형은 의사결정을 하기 위한 노력과정에서 우연히 문제
  - 해결 대안, 의사결정 참여자, 결정시점이 짝을 이루어 의사결정이 이루어지는 모형

4.5. 의사결정의 유형

1) 문제의 적용 정도

(1) 전략적

- 상층관리자가 수행하는 장기적인 의사결정

- 조직의 기본 목적, 존속 및 발전 등의 문제에 관한 결정
  – 방향 제시

(2) 관리적 : 전술적

- 중간관리자가 수행하는 중 · 단기 기획과 관련된 의사결정
- 전략적 의사결정을 구체화시켜 가장 효과적인 결과를 획득

(3) 업무적 : 운영적

- 일선 관리층에서 내리는 단기적 의사결정
- 현행 업무의 수익성을 극대화하기 위한 성과 달성과 관련된 의사결정

2) 문제의 구조화 정도

(1) 정형적 : 구조적

- 하위층에 위임되어 일선관리자가 결정
- 의사결정이 사전에 설정된 기준에 따라 일상적이며 반복적

(2) 비정형적 : 비구조적

- 최고관리자가 하는 결정
- 사전에 설정된 해결책이 없는 상황에서 새롭고 독특한 의사결정
- 고도의 창의력, 판단력, 전문지식 및 기술에 의존

3) 가치적 및 사실적 의사결정

(1) 가치적 의사결정

- 목표 선택에서 이루어지는 의사결정
- 당위성 차원의 윤리적이고 선에 관한 결정

(2) 사실적 의사결정

- 수단의 선택에 관계된 결정

- 현실차원에서 이루어지는 경험적 관찰과 검증이 가능한 것에 대한 결정

4) 개인적 및 집단적 의사결정의 의미

(1) 개인적 의사결정의 의미
- 타인을 참여시키지 않고 개인이 독자적으로 결정

(2) 집단적 의사결정의 의미
- 집단에 의해 이루어지는 의사결정

5) 개인 및 집단 의사결정의 장점

(1) 개인 의사결정의 장점
- 역할과 책임 소재가 분명

(2) 집단 의사결정의 장점
- 상호 결정에 만족하여 이를 지지함
- 상호작용을 통해 서로에게 자극이 됨
- 참여자수의 확대로 인한 지식의 증가
- 구성원의 지식과 경험에 의한 정보 확충

4.6 의사결정의 단계

- 의사결정의 단계를 거쳐 체계적 과정에 의한 결정을 함
  – 문제의 확인 → 문제의 분석 → 대안의 고안(활용) → 최적안의 선택(대안의 선택)

4.7 의사결정의 영향 요인

1) 개인적 요인
- 가치관, 태도, 문제 인식

- 자료의 수집 및 분석 능력
- 성격, 역할, 인생경험
- 개인적 선호도, 개인적 사고방식

2) 조직적 요인

- 조직권력의 영향
- 관리적 의사결정자의 유형

4.8 문제해결과정

- 의사결정은 문제해결과정
- 현재 진행 상태와 희망하는 바람직한 상태 간의 차이를 없애기 위해 노력 과정
- 문제해결과정은 직면한 문제를 해결하기 위한 대안선택에 초점

4.9 의사결정 및 비판적 사고

1) 비판적 사고의 의미

- 어떤 상황을 철학적인 질문과 주의 깊은 판단 능력으로 평가하는 과정
- 문제해결이나 의사결정 보다 더 복잡하며 지적이고 정의적인 요소 포함

2) 비판적 사고의 요소

(1) 목적

- 목적과 목표는 중요성, 명백성, 성취가능성, 일관성이 있어야 함

(2) 중심문제

- 추론은 문제해결을 위한 시도

(3) 관점

- 추론은 관점이 있어야 하고 다원적인 관점으로 접근시 향상

(4) 실증적 차원

- 추론은 명료하고 정확한 실증적 증거에 기반을 두어야 합리적

(5) 개념적 차원

- 개념들은 명확하고 깊이가 있으며 중립적이고 적절해야 함

(6) 가정

- 모든 추론은 가정을 토대로 해야 함

(7) 연루 및 결과

- 모든 추론은 연루와 결과 및 방향을 포함

(8) 추정 및 결론

- 모든 추론은 추정에 의해 결론 도출

4.10 의사결정 및 창조적 사고

1) 창조적 사고의 의미

- 다양하고 복잡한 상황에서 대안의 독창성을 강조

2) 창조적 사고의 단계

(1) 욕구

- 창조적 사고에 대한 욕구를 느낌

(2) 준비

- 실제로 창조적 아이디어가 나타나는 시기

(3) 숙고

- 상황을 분석하며 생각하는 시기

(4) 조명

- 대안을 발견하는 단계

(5) 검증

- 아이디어를 수정하고 검증하는 단계

3) 창조적 집단의 의사결정 기법

(1) 브레인스토밍(Brainstorming) : 아이디어 짜내기

- 일정한 테마에 관하여 회의형식을 채택
  - 구성원의 자유발언을 통한 아이디어의 제시를 요구
  - 발상을 찾아내려는 방법
- 리더가 제시한 문제에 구성원이 자발적으로 자유스럽게 아이디어를 제시
- 대면적 집단토의 방법

① 장점

- 구성원의 창의력 증진

② 단점

- 문제해결이 되지 않을 수도 있음

(2) 델파이법(Delphi technique) : 설문조사

- 전문가 집단의 의견과 판단을 추출
  - 종합하기 위하여 동일한 전문가 집단에게 설문조사를 실시
  - 집단의 의견을 종합하고 정리하는 연구 기법
- 설문지를 통해 각자의 전문적인 의견 제시
- 다른 사람의 의견을 반영
- 설문지 수정 후 이를 이용하여 다시 의견을 제시
- 이러한 절차를 반복하여 최종결정을 내리는 방법

① 장점

• 전문가를 한 자리에 모이게 할 필요 없음

② 단점

• 시간이 많이 소모되고 응답자가 탈락시 신뢰도 저하

중요 내용

◐ 의사결정의 단계

▸ 문제의 확인 → 문제의 분석 → 대안의 활용 → 대안의 선택

(3) 명목집단기법(Nominal group technique) : 집단의사결정 기법

• 집단의사결정임에도 불구하고 의사결정이 진행되는 동안
  – 팀원들 간의 토론이나 비평이 허용되지 않음
  – '명목'이라는 용어가 사용
• 대화나 토론 없이 개인의 의견을 제출
• 조정된 아이디어에 대해 구성원 간의 토론을 거쳐 투표로 의사결정

① 장점

• 모든 구성원이 타인의 영향을 받지 않고 독립적으로 문제를 생각

② 단점

• 한 번에 하나의 문제만 처리

(4) 전자회의(Electronic conference)

• 컴퓨터기술과 명목집단기법을 혼합하여 컴퓨터를 이용하여 문제 제시
• 서로의 의견을 컴퓨터로 교류하는 방법

① 장점

• 시간, 공간의 제약을 받지 않음

예) 미국과 한국과 정반대의 시차를 가진 곳에서도 동시에 회의가 가능

- 전자기기를 통해 대화를 하므로 중간 통역기나 다른 위치에 있는 통역사의 도움을 받을 수 있음
- 익명성, 정직성, 신속성

② **단점**

- 직접적 대화가 아니므로 감정적인 부분의 전달이 원활하지 않을 수 있음
- 주관적인 부분이지만 시간, 공간의 제약이 적어진 만큼 회의의 빈도가 많아지는 경향

의사결정의 기법

◐ **브레인스토밍(Brainstorming) : 아이디어 짜내기**

▶ 리더가 제시한 문제에 구성원이 자발적으로 자유스럽게 아이디어 제시

▶대면적 집단토의 방법

◐ **델파이법(Delphi technique) : 설문조사**

▶ 설문지를 통해 각자의 전문적인 의견 제시

▶ 다른 사람의 의견을 반영

▶ 설문지 수정 후 이를 이용하여 다시 의견을 제시

▶ 이러한 절차를 반복하여 최종결정을 내리는 방법

◐ **명목집단기법(Nominal group technigue) : 집단의사결정 기법**

▶ 대화나 토론 없이 개인의 의견을 제출

▶ 조정된 아이디어에 대해 구성원 간의 토론을 거쳐 투표로 의사결정

◐ **전자회의(Electronic conference)**

▶ 컴퓨터기술과 명목집단기법을 혼합하여 컴퓨터를 이용하여 문제 제시

▶ 서로의 의견을 컴퓨터로 교류하는 방법

◐ **집단노트기법(Group note technique)**

▶ 확인된 문제에 대해 해결안과 아이디어를 기록

▶ 계속 새로운 아이디어를 구성하여 종합하여 문제해결 기법

(5) 집단노트기법(Group note technique)

- 확인된 문제에 대해 해결안과 아이디어를 기록
- 다음 사람에게 넘기면 그 사람이 노트의 내용을 보고 본인의 의견을 첨가
- 계속 새로운 아이디어를 구성하여 전체적으로 종합하여 문제 해결 기법

중요 내용

◐ 의사결정의 특성
- ▶ 대안 중에서 하나를 선택하는 연속과정

◐ 가치적 의사결정
- ▶ 목표 선택에서 이루어지는 의사결정
- ▶ 당위성 차원의 윤리적이고 선에 관한 결정

◐ 사실적 의사결정
- ▶ 수단의 선택에 관계된 결정
- ▶ 현실차원에서 이루어지는 경험적 관찰과 검증이 가능한 것에 대한 결정

4.11 의사결정의 저해요인

- 불분명한 목표
- 잘못된 자료수집
- 본인에 대한 인식 결여
- 불충분한 대안 마련
- 잘못된 논리
- 선택하고 행동할 능력 부족

실전문제

6. 의사소통 요소로 옳은 것은?

① 수신자, 발신자, 내용, 통로
② 수신자, 발신자, 횟수, 통로
③ 수신자, 발신자, 시간, 통로
④ 발신자, 시간, 횟수, 장소
⑤ 발신자, 내용, 통로, 장소

7. Maslow의 욕구이론 중 최종단계로 옳은 것은?

① 존경욕구
② 생리적 욕구
③ 자아실현의 욕구
④ 애정의 욕구
⑤ 안전의 욕구

8. 브롬의 기대이론으로 옳지 않은 것은?

① 위생요인을 제거해야 동기가 부여된다는 이론
② 동기부여는 유의성, 수단, 기대의 3요소에 영향 받는 이론
③ 유의성은 특정보상에 대해 갖는 선호의 강도
④ 동기부여의 과정적 차원을 중시하는 이론
⑤ 수단은 어떤 수준의 성과 달성시 보상을 받을 것이라는 이론

9. 정신적으로 성장하고 자기실현을 추구하며 조직에서 불쾌감을 회피하려는 욕구를 주장한 학자는?

① 맥그리거(D. Mcgregor) X 이론
② 맥그리거(D Mcgregor) Y 이론
③ Maslow의 욕구이론
④ 허즈버그(Herzherg's)의 동기부여–위생이론
⑤ 브롬의 기대이론

10. 동기부여에 대한 설명으로 옳지 않은 것은?

① 브롬은 높은 성과에 대한 기대가 낮으면 동기도 낮다는 이론 주장
② 허즈버그는 위생요인을 제거해야 동기가 부여된다는 이론 주장
③ 맥그리거의 Y이론은 의료조직에 가장 적합한 관리이론
④ 동기부여기법은 긍정적 강화, 참여, 직무 충실화 등이 해당
⑤ 존경욕구는 Maslow의 욕구이론 중 가장 상위 수준

정답 6. ① 7. ③ 8. ① 9. ④ 10. ⑤

2

관리의 개념

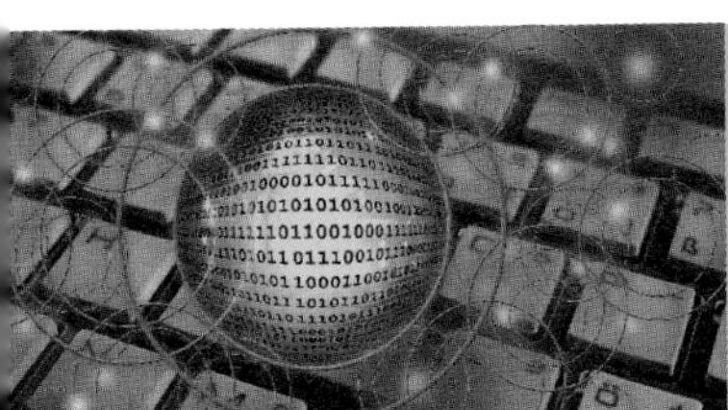

1. 관리의 정의
2. 관리과정 및 기능
3. 관리의 구성요소
4. 보건의료정보관리과(의무기록과)의 운영

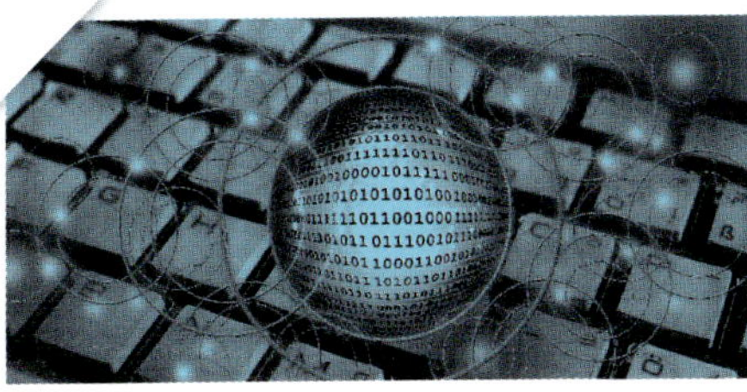

제2장

관리의 개념

1. | 관리의 정의

1.1 관리(Management)의 일반적 정의

- 관리는 조직의 특정 목표를 달성하기 위하여 자원을 효율적으로 활용하는 일
- 한 조직 내에서 구성원들 개개인의 노력이 공동목표로 향하도록 조절
- 구성원들로 하여금 구성원들과 더불어 일을 수행해 나가도록 하는 과정

1.2 관리의 목표

- 조직이 가용한 자원 중
  – 최소의 투입으로 최대의 목표를 달성할 수 있도록 하는 일
- 조직의 목표를 성취한 정도, 즉 성과는 생산성으로 측정
- 생산성은 효과성(effectiveness)과 효율성(efficiency)이 함께 고려

1) 생산성(Productivity)

- 생산과정에 소비된 투입량과 산출량의 비율로 측정

2) 효율성(Efficiency)

- 업무를 올바르게 처리하는 것으로 수단이나 과정의 적절여부

표 2-1. 효과성과 효율성의 차이점

효과성(Effectiveness)	효율성(Efficiency)
▶ 목표달성의 정도(degree of goal achievement) ▶ 어떤 목적을 지닌 행위에 의하여 드러나는 보람이나 좋은 결과가 있는 성질	▶ 최소한의 투입으로 기대하는 산출을 얻는 것 ▶ 투입과 비교된 산출의 비율로 정해짐 ▶ 비율의 값이 커질수록 효율이 높은 것으로 평가

1.3 관리의 세부적 정의

1) 구조론적 정의(Structural definition)

- 생산시스템, 인간관계 등의 하부시스템(subsystem)으로 구성
- 일련의 포괄적인 시스템
- 노동력이나 생산수단을 결합하여 산출물을 생산해내는 기술적 조직

◐ 하부시스템(Subsystem)

- 운영적 기능을 수행하고 시스템의 주요한 일부
- 장치, 장비 및 조립 등의 결합으로 운영상의 기능을 수행하는 시스템의 주요 부분

2) 행동론적 정의(Behavioral definition)

- 사람을 통해 일을 성취하는 기술로 목표를 달성하기 위해 자원을 효율적으로 활용하는 과정
- 조직의 방향을 제시
- 리더십에 의해 조직의 모든 자원을 어떻게 활용할 것인지에 대해 의사결정(decision making)하는 과정

◐ 의사결정(Decision making)

- 조직의 운영정책 및 주요 계획의 목표를 달성할 수 있는 대안 가운데서 가장 바람직한 행동경로를 선택하는 과정

  예) 기업의 경영자가 기업 및 경영상태 전반에 대한 방향을 결정

1.4 관리의 원칙

- 다양한 기능과 지식을 가진 사람들이 함께 모여 공동의 목표를 달성할 수 있도록 하는 것
- 인간에 관한 것으로 조직과 구성원들이 성장하고 발전할 수 있도록 해야 함
- 조직의 목표를 달성하기 위해 여러 사람들을 하나로 모으는 일이기 때문에 해당 지역의 문화와도 관련
- 기업은 구성원들에게 기업이 지향하는 목표와 가치관을 갖기를 바람

중요 내용

◐ 관리(management)의 정의
▸ 조직의 특정 목표를 달성하기 위하여 자원을 효율적으로 활용

◐ 목표관리(Management by objectives, MBO)
▸ 상위 관리자와 하위 구성원 사이의 공동 목표 설정
▸ 실적 평가를 통해 보다 높은 성과를 유도
▸ 경영관리 기법 중 기획의 한 기법

◐ 목표관리(MBO)의 3요소
▸ 목표 설정 / 참여 / 피드백(feedback)

2. 관리과정 및 기능

2.1 관리과정(Management process)의 의미

- 관리란 조직에 이용 가능한 자원을 효율적으로 활용하기 위해 계획을 수립
  – 그에 따라 실행하며 그 결과를 계획과 비교하여 통제하는 순화적인 과정

2.2 관리의 기능(Management function)

1) Henri Fayol(1925)의 관리 기능

- 관리의 기능을 기획(planning), 조직(organization), 명령(command) 조정(coordination) 및 통제(control)로 규명

(1) 계획활동(Plan)

- 목표를 세우고 이를 달성하기 위한 효율적 방안을 찾는 의사결정

(2) 실행활동(Do)

- 목표달성을 위해 조직의 모든 자원을 효율적으로 활용하는 의사결정

(3) 통제활동(Control)

- 실행결과가 계획대로 진행되는지 평가하고 문제가 있을 때 수정하고 피드백(feedback)하는 의사결정

2) 현장작업 대상의 리더십 기능

- 지시된 방향과 의사에 따라 주로 현장작업을 대상으로 리더십을 요구하는 기능
- 기업조직이라는 유기체에 활력을 주고 유지 · 발전하게 하는 원동력
- 경영목적을 능률적으로 달성할 수 있도록 이미 결정된 기본정책에 입각하여 실시하는 기술적 과정

2.3 세부적 관리과정

1) 기획(Planning)

- 미래를 예측하고 행동과정을 예견하는 기능
- 관리활동을 합리적으로 수행하기 위해 활동목표와 실시과정을 가장 유리하게 도달할 수 있도록 결정짓는 것
- 비전, 목적, 철학, 목표, 정책, 과정 및 규칙 결정, 장 · 단기 기획 실행하기
- 실행에 필요한 재무 계획하기, 계획적인 변화 관리 등을 포함

- 계획하는 과정이 기획

2) 조직(Organizing) : 상세 3장 참조

- 관리의 인적요소를 형성하는 기능
- 여러 직무를 명확하게 하고 일을 유기적으로 결합하여 직무가 능률적으로 달성되도록 사람을 적재적소에 배치하는 관리활동
- 기획을 수행하기 위한 구조를 조직화
- 조직에서 수행하는 직무를 관리하는 전달체계 유형을 결정하는 관리 과정
- 조직구조에서 권력과 권위를 분배하고 사용하는 것을 포함

(1) 매트릭스 조직 : 행렬조직

- 종축과 횡축의 두 지휘 명령 계통을 설치
  – 이원적 관리에 의해 활동하는 조직
- 전통적인 기능적 구조에 프로젝트 조직을 결합시킴으로써 수직적 구조와 수평적 구조가 혼합된 동태적 조직의 형태
- 일명 매트릭스 조직 또는 복합조직이라고 함

(2) 참모조직

- 계선기관을 위하여 정책목표에 관한 자문, 권고 및 건의를 행함
- 협의, 정보판단 및 조사 등을 통해 조직목표를 효율적으로 달성하도록 도와주는 조직, 막료조직이라고 함

(3) 계선조직

- 조직 내에서 명령이 전달되는 수직적, 계층적 구조를 말함
- 계선기관은 조직 목표를 직접 달성하기 위해 대외적으로 직접 고객에게 서비스를 제공하거나 규제하는 등의 업무를 담당
- 대내적으로 명령, 지시 및 감독의 기능을 담당

(4) 프로젝트 조직

- 특정한 사업목표를 달성하기 위하여 일시적으로 조직 내의 인적, 물적자원을 결

합하는 조직형태를 말함
- 프로젝트 자체가 시간적 유한성을 지니기에 프로젝트 조직도 임시적, 잠정적임

3) 지휘(Directing)

- 인적자원의 관리를 수행하는 기능
- 동기부여, 갈등관리, 권한위임, 의사소통 및 협상 등 포함

4) 인사(Staffing)

- 인력모집과 면접, 채용 및 오리엔테이션
- 인력 배치를 위한 근무계획표 작성
- 인적자원 개발, 사회화 및 경력 개발하기 등 포함

5) 통제(Controlling)

- 계획과 비교하여 설정된 목표와 일치하고 있는가를 다지는 기능
- 성적평가, 재무감사, 질 관리, 법과 윤리적 통제
- 전문직 및 단체의 통제 업무 포함

2.4 관리기능 목표설정의 과정

- 관리의 기능 중 계획에 따른 목표설정의 과정
  - 단계설정 → 목표설정단계 → 계획개발단계 → 시행단계 → 재검토단계

표 2-2. 기획 및 계획과 차이점

기획(Planning)	계획(plan)
▶ 동태적 개념 ▶ 어떤 대상에 대해 그 대상의 변화를 가져올 목적을 확인 ▶ 목적을 성취하는 데에 가장 적합한 행동을 설계 ▶ 계획을 수립 · 집행하는 과정 ▶ 절차와 과정을 중시	▶ 정태적 개념 ▶ 기획을 통해 산출된 결과 ▶ 기획을 통해 산출되는 결과, 예산 및 스케줄에 큰 비중을 둠 ▶ 사업계획(program)과 단위사업계획(project)은 계획의 하위 개념

3. | 관리의 구성요소

3.1 관리의 4가지 구성요소 : 목표, 효과성, 기능, 자원

1) 목표(Objectives)

- 목표는 변화하는 상황 속에서 조직을 인도해 줌
- 조직이 가용한 자원 중에서 최소의 투입으로 최대의 목표를 달성할 수 있도록 하는 것
- 조직의 목표를 성취한 정도로 성과는 생산성으로 측정

2) 효과성(Effectiveness)

- 투입된 자원의 증감과 무관하게 계획했던 목적과 목표를 달성한 정도
- 어떤 목적을 지닌 행위에 의하여 드러나는 보람이나 좋은 결과가 있는 성질

◐ 효율성(Efficiency)

- 주어진 목적과 목표를 달성하는데 투입된 자원의 적절한 사용
- 비용절감과 관련

(1) 생산성(productivity) : 양적 개념

- 제공된 서비스나 생산된 재화와 관련

(2) 업무성과(performance) : 질적인 개념

- 산출에서 오류의 유형, 빈도 및 서비스를 제공받은 사람의 느낌

(3) 능률성(efficiency)

- 특정자원을 적절하게 활용

3) 관리의 4가지 기능(Function)

(1) 기획기능(planning function)

- 목표를 설정하며 설정된 목표를 달성하기 위하여 활동과정 고안

(2) 조직기능(organizing function)

- 조직 구성원들을 적절하게 배치하여 조직의 목표달성을 수행할 수 있게 하는 기능

(3) 지도기능(directing function)

- 목표에 적합한 방법으로 업무를 수행할 수 있도록 작업집단을 자극

(4) 통제기능(controlling function)

- 행정의 기능 중 목적한 바와 시행되는 것이 일치하도록 감시하는 과정
- 계획에 따라 업무를 수행하도록 하며 바람직한 목표달성을 보증하게 하는 기획기능의 환류기전
- 통제는 행정의 기본적 기능에서 예산의 수행이 속하는 기능

4) 자원(Resources)

(1) 인적자원(human resources)

- 목표를 달성하기 위해 유일하게 능동적 요소인 인적자원이 필요
- 기업의 성패는 이러한 인적자원을 채용하는 사람의 관리에 따라 좌우

(2) 물적자원(physical resources)

- 물적자원인 자본이란 자금, 즉 돈만 아니라 땅, 건물과 같은 실물자본 포함
- 물적자원은 영리조직체인 기업의 생존을 결정하는 중요한 자원으로 평가

(3) 내적자원(internal resources)

- 생산관리, 특성, 조정, 협동, 의사소통 및 기타 관리자의 행태 등

(4) 외적자원(external resources)

- 인력, 자금, 재료, 업무방법 및 기계장치 등

중요 내용

◐ 관리의 구성요소 : 목표, 효과, 기능, 자원
- ▶ 효과성 : 생산성, 업무성과, 능률성
- ▶ 기능 : 계획, 조직, 지도, 통제
- ▶ 자원 : 내적 · 외적자원
- ▶ 목표 : 변화하는 상황 속에서 조직 인도

◐ 관리의 기능 : 계획에 따른 목표설정 과정
- ▶ 단계설정 → 목표설정단계 → 계획개발단계 → 시행단계 → 재검토단계

◐ 목표관리(MBO) 과정
- ▶ 타당성 조사 → 사전준비 → 공동목표 설정 → 중간경과평가 → 기말평가

3.2 관리의 요소

1) 인적자원(Human resource)

- 사람의 노동력을 생산 자원의 일환

2) 물적자원(Physical resource)

- 기업을 경영하기 위하여 필요한 돈, 즉 자본을 칭함

3) 정보(Information)

- 관리란 의사결정의 과정
- 정확한 의사결정을 하기 위해서는 정보가 필요
- 정보를 신속 정확하게 수집하고 분석한다면 정확한 의사결정이 가능하기 때문에 치열한 경쟁환경에서 생존과 성장을 기대
- 산업사회에서 정보사회로 변화함에 따라 정보의 중요성은 더욱 더 강조됨

4) 전략(Strategy)

- 목표를 효율적으로 달성할 수 있는 전략을 도출
- 기업이 어떤 방향을 지향할 것인지
  – 이를 어떻게 실현시킬 것인지 결정하는 일련의 활동

표 2-3. 관리의 4가지 기능

기획기능	조직기능
▶ 목표를 설정 ▶ 설정된 목표를 달성하기 위해 활동 과정 고안	▶ 조직 구성원들을 적절하게 배치 ▶ 조직의 목표달성을 수행
지도기능	**통제기능**
▶ 목표에 적합한 방법으로 시행 ▶ 업무를 수행할 수 있도록 작업집단 자극	▶ 행정의 기능 중 목적한 바와 시행되는 것이 일치하도록 감시하는 과정 ▶ 통제는 예산의 수행이 속하는 기능

4. | 보건의료정보관리과(의무기록과)의 운영

4.1 보건의료정보관리과의 4가지 기능

1) 기획의 기능(Planning function)

(1) 기획의 개념

- 기획이란 목표설정에서 달성까지 전 과정을 미리 예측하는 기능
- 목표를 설정하고 이 목표를 달성하기 위하여 필요한 단계를 설정하는 과정
- 업무를 언제 어떻게 마칠 것인가를 결정하는 기능
- 기획의 기능은 표준을 설정하는 것
- 예산의 책정 및 수행 : 예측활동과 가장 관련 많음
- 예측, 전략설정, 내부조직평가, 전략이행 등의 용어가 사용
- 기획은 활동보다는 결과에 초점을 둠

(2) 기획의 목적

- 기획의 기본
- 목표달성을 위해
- 항상 준비된 상태가 되기 위해
- 조절과 통제를 할 수 있기 위해

- 변화하는 상황에 대처할 수 있기 위해

(3) 계획안

- 목표를 위한 구체적 활동과 절차를 명시한 목표달성을 위한 예정표
- 계획하는 과정이 기획

(4) 기획의 특성

- 포괄적, 의사결정 요구
- 개방체계 지님, 방향성, 응집성 제공
- 조직원의 동기 유발
- 유용성, 공식성, 비용의 효율성
- 합리적이고 반영구적
- 탄력성, 명료성, 적합성

(5) 기획의 필요성

- 비용의 효과성, 변화에 대처하는 기준 마련
- 효과적인 통제를 위한 수단, 미래를 위한 방향 제시
- 조직구성원의 능동적인 행동을 위한 동기부여
- 활동보다는 결과에 초점을 두어 성공 가능성을 높임
- 조직구성원의 참여를 증가시키고 의사소통 촉진
- 최고관리자의 목표와 일치하는 의사결정을 내릴 수 있는 가를 제공
- 위기에 대처하도록 도와주고 의사결정의 융통성 제공
- 분석적 사고와 여러 대안에 대한 평가력 강화를 통한 의사결정의 질 향상

(6) 기획의 유형

① 시간의 분류

- 단기(1년 미만), 중기(1–5년 미만), 장기(5년 이상)

② 범위의 분류

- 전략적, 전술적, 운영적 기획

㉠ **전략기획**(Strategic planning)

- 최고관리자에 의해 수립되는 장기기획
- 조직 전체의 포괄적인 목표를 달성하는 데 초점
- 위험하고 불확실한 환경 하에서 조직으로 환경에 대한 정보 분석 필요

ⓐ 외적 환경분석

- 경제적 요인(보험급여), 정치적 요인(정부의 병원통계)
- 자원공급과 기술, 인구통계학적 특성, 사회적 요인
- 가치기준과 윤리변화 등

ⓑ 내적 환경분석

- 기관의 행정력, 재정적 지원, 시설 및 현존하는 기술의 상태
- 생산성, 환자 만족도 및 노사관계 등

ⓒ 전략적 기획의 목적

- 조직의 장기적인 생존과 성장을 확인

ⓓ 전략적 기획의 장점

- 조직구성원에게 조직이 지향하는 분명한 목표와 방향 제시
- 급변하는 환경 속에서 미래의 문제와 기회 예측
- 목표와 방향을 결정하고 자원분배, 책임지정, 수행을 위한 틀을 제공
- 조직의 근본적인 변화를 추구하는 리더십이 요구됨
- 효율성을 증진시킴

㉡ **전술기획**(Tactical planning)

ⓐ 전술적 기획의 의미
- 중간 관리층에서 주로 개발되고 수행되는 중기 기획
- 사업수준이나 부서별 기획으로 전략적 기획을 구체화시킨 것

ⓑ 전술적 기획의 특성
- 전략적 기획보다 덜 위험하고 확실성이 높은 환경하에서 이루어짐
- 결과를 빠른 시간내 알 수 있고 구체적인 행동으로 보일 수 있음
- 전술적 목적의 실행을 통해 전략적 목적이 달성됨
- 전략적 기획을 위한 수단

㉢ **운영기획**(Operation planning)
- 전술적 기획을 구체화한 1년 이내의 단기 운영 목표
- 하부조직 단위의 관리자와 구성원 각자가 실제 업무수행에 필요한 활동 계획

(7) 기획의 원칙
- 목적의 구체성, 신축성, 안정성, 예측성

① 목적부합
- 조직의 목적을 명확하고 구체적으로 기술

② 간결성
- 기획은 간결하고 명료하게 표현

③ 탄력성
- 유동적 환경에 대처하기 위해 융통성 있게 수립

④ 안정성
- 안정된 기획일수록 효과적이고 경제적

⑤ 장래예측

- 정확한 정보수집을 통해 정확한 예측 필요

⑥ 포괄성

- 필요한 제반 요소들이 빠짐없이 포함되어야 함

⑦ 균형성

- 기본계획과 다른 계획 간의 균형과 조화 구성

⑧ 경제성(효율성)

- 최소의 비용으로 최대의 효과

⑨ 필요성

- 정당한 이유에 근거

⑩ 계층화

- 기본기획으로부터 구체화 과정을 통해 연차적으로 기획을 파생

(8) 기획의 목적

- 목표달성, 항상 준비된 상태
- 조절과 통제 가능, 변화하는 상황에 대처

(9) 기획 과정

- 목표설정, 현황 파악
- 실천목표 설정, 대안의 제시 및 선택
- 우선순위 결정 및 세부계획안
- 업무수행, 활동평가

(10) 기획의 대상

① 목표(Objectives)

㉠ 목표의 의미
- 목표란 조직의 소속원 모두의 활동과 계획이 지향해 나가야 하는 결과
- 조직이 추구하는 바람직한 상태나 미래상
- 부서의 목표가 너무 많으면 목표의식이 희미해짐

㉡ 목표 설정시 기준
- 현실적으로 타당하며 예측 가능
- 조직구성원과 협의하여 설정
- 서면화하여 직접 적용을 받는 관련 타부서에서도 내용 인지
- 설정된 목표 달성도는 적기에 평가
- 목적이 성취된 정도를 측정할 수 있는 결과로 서술

㉢ 조직의 목표 기능
- 장래지향성을 부여
- 정당성의 근거
- 효과성 및 능률평가의 기준

㉣ 병원의 목표
- 양질의 의료제공, 우수한 의료진 확보
- 시설, 장비의 최신화, 의학연구시행

◐ 병원의 제 1기능
– 지역사회인들에게 진료 제공과 국민 건강 도모

◐ 조직의 목적
– 조직의 사회적 존재 이유와 필요성

㉤ 보건의료정보관리과(의무기록과) 목표

- 의무기록의 보관, 적절한 번호 부여, 의료진 도움
- 의무기록 형태를 최신의 것으로 유지

중요 내용

◐ 기획의 특성
▶ 포괄적, 의사결정 요구
▶ 개방체계 지님, 방향성, 응집성 제공
▶ 조직원의 동기 유발
▶ 유용성, 공식성, 비용의 효율성
▶ 합리적이고 반영구
▶ 탄력성, 명료성, 적합성

◐ 전략적 기획
▶ 불확실한 상황에서 유연하게 대처

◐ 직무기술서 / 직무명세서
▶ 직무분석을 통해 보다 합리적인 직원배치를 위한 기본 자료

◐ 통제
▶ 행정의 기본적 기능에서 예산의 수행이 속하는 기능

② 정책(Policies)

㉠ 정책의 의미

- 정책이란 설정된 목표를 달성하기 위하여 여러 업무를 수행해 나가는 의사결정의 지침이 되는 것
- 미리 설정한 목표를 달성하기 위한 장기적인 행동방안이나 방침

㉡ 정책의 특성

- 조직의 철학, 목표로부터 도출
- 조직의 갈등을 방지하고 공평성을 증진시킴

◐ 보건의료정보관리과(의무기록과)의 기본 기능 및 활동

– 정책, 업무절차, 규칙, 규율

③ 업무절차(Procedures)

- 업무절차란 어떤 업무를 수행하기 위해 관련된 업무들의 시행순서를 나열한 것

④ 사명 및 비전

- 기관의 일반적 목표 및 바람직한 미래 표현

(11) 직무기술서(Job description)

- 직무기술서란 어떤 업무를 수행하는 데에 필요한 직원의 자격을 기술해 놓은 것
- 직무기술서에는 업무 수행에 관련되는 제반 사항
  – 업무의 범위, 갖추어야 할 자격, 근무조건, 요구되는 기술 등 명시
  – 기본 의무, 보수 및 기능 등을 명시하여 기술, 업무의 수행 방법
- 직무기술서
  – 직무분석을 통해 업무에 합리적인 직원을 배치할 수 있는 기본 자료

◐ 보수지급의 목적

– 생계비 지급, 노동의 대가, 행정정책상의 목적

(12) 직무명세서(Job specification) : 스펙(Spec)

- 직무명세서는 스펙이라고 생각하면 됨
- 직무분석의 결과에 의하여 직무수행에 필요한 직원의 교육, 경험, 정서적 특성, 육체적 특성 등 인적요건을 기록
- 직무와 관련된 정보의 수집과 정보에 대한 분석이 끝나면 이것을 인사관리의 자료로 활용하기 위해 문서로 작성하게 됨
  – 이것을 직무기술서와 직무명세서라고 함

◐ 직무기술서와 직무명세서의 차이점

① 직무기술서

- 직무의 내용을 설명한 문서

② 직무명세서 : 스펙

- 직무를 수행하는 사람의 자격을 설명한 문서
- 취업 조건으로 스펙(spec)에 해당
- 스펙은 specification의 축약어
  - 스펙(spec) : 직장을 구하기 위해 필요한 학력, 학점 및 토익 점수 등

표 2-4. 직무기술서와 직무명세서의 차이점

직무기술서(Job description)	직무명세서(Job specification)
• 직무의 내용을 설명한 문서 예) 보수, 근무조건, 자격 등	• 직무를 수행하는 사람의 자격을 설명한 문서 예) 취업 조건인 스펙(spec)

(13) 업무지침서(Procedure manual)

① 업무지침서의 의미

- 과내의 모든 업무절차를 계획하고 시험을 한 후에 모든 업무절차를 단계적으로 자세히 서술해 놓은 것
- 업무수행에 있어 일관성을 유지하고 신입 직원의 교육시 유용

② 업무지침서 작성 내용

- 지침서의 제목, 병원명, 과명 및 날짜
- 지침서 작성 목적과 이용방법
- 내용의 색인목차
- 각 업무의 절차 및 관련 정책
- 부서 직원들이 지켜야 할 규정과 규범

(14) 업무 흐름도(Flow process chart)

- 업무흐름도란 업무의 과정들을 단계별로 기록하고 이 단계들을 성격별로 구분
- 의무기록과의 기본 기능이나 특별한 활동을 기록
- 의무기록실을 설계하는데 가장 기본적인 요소

(15) 목표관리(Management by objectives, MBO)

① 목표관리의 창안

- 목표관리(MBO)는 1964년 Peter Drucker 박사가 창안한 관리기법

② 목표관리의 의미

- 관리자의 부하 상호간에 협의하여 도전적인 목표를 설정하고 관리함
  - 이로써 성과를 높일 수 있다는 것
- 관리자와 직원이 상호 협의하여 목표와 목표를 달성하기 위한 수행방법을 정하고 수행
  - 수행 후 결과를 공동으로 평가하여 향후 개선방안을 찾아내는 방법
  - 현실 지향적이라기보다는 미래 지향적
- 자발적인 근로의욕을 불러 일으켜 스스로 업무활동을 관리하게끔 하려는 방식
- 목표관리는 조직의 상부관리자와 하부관리자가 조직의 공동목표를 함께 규정
- 기대되는 결과의 측면에서 각자의 주요 책임분야 규정
  - 거기에서 정해진 기준에 따라 조직단위들 활동과 구성원 기여도 측정
- 평가하는 하나의 총체적인 과정
- 상위 관리자와 하위 구성원 사이의 공동 목표 설정
  - 실적 평가를 통해 보다 높은 성과를 유도
- 경영관리 중 기획의 한 기법

③ 목표에 의한 관리(MBO) 기법

- 참가중심기법
- 비통계적 목적의 고과
- 계획수단의 기법

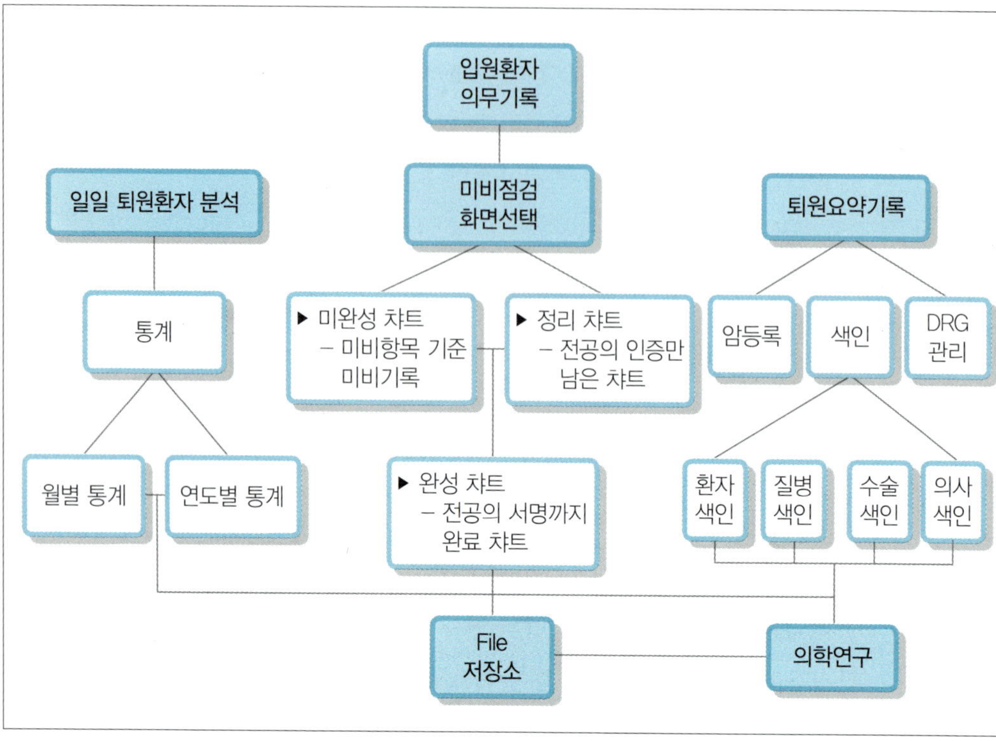

그림 2-1. 대박병원 보건의료정보팀 입원환자 업무흐름도

④ 경영관리상 목표관리(MBO)

- 상위 관리자와 하위 구성원 사이의 공동목표 설정
  - 실적평가를 통해 보다 높은 성과를 유도하는 경영관리상의 기획 기법

⑤ 목표관리(MBO)의 과정

- 타당성 조사 → 사전 준비 → 공동목표 설정 → 중간경과평가 → 기말평가의 과정으로 진행

2) 조직의 기능(Organizing function)

(1) 조직의 개념

- 조직이란 계획된 목표를 달성하기 위하여 인원을 배치하고 업무를 배정하는 기능
- 미리 설정된 목표를 달성하기 위하여 활동, 물자 및 인력을 구체화하는 과정

◐ 의무기록과 직원의 수와 자질의 결정

– 부서가 이행하는 업무

(2) 조직의 목적

• 조직의 사회적 존재 이유의 필요성을 진술

(3) 조직의 기능

• 개개인의 자질보다는 부서의 기능을 위주로 조직

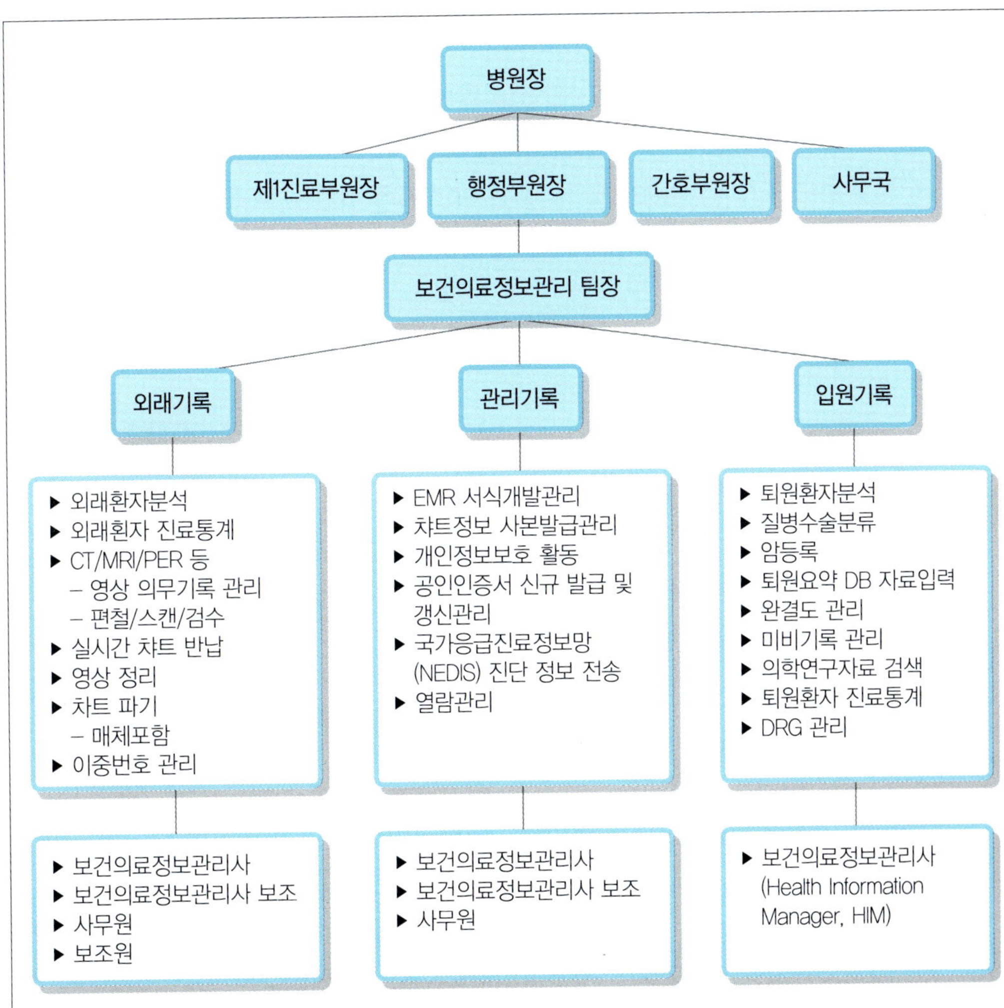

그림 2-2. 황금병원 보건의료정보팀 조직도

- 최소의 비용으로 최대의 효과를 내면서 공동목표를 달성할 수 있도록 함
- 계획된 목표를 달성하기 위해 인원을 배치하고 업무를 배정하는 기능
- 직원 개개인이 한 상위자에게 속하는 명령통일의 원칙이 업무처리의 일관성 가져옴

(4) 조직기구의 조직도 활용

- 조직관계를 뚜렷이 보이도록 하기 위한 방법

(5) 조직의 특성

- 조직은 개인의 자질보다는 과의 기능에 따라 조직
- 최소의 비용으로 최대의 효과를 내면서 공동목표를 달성할 수 있도록 함
- 전문성을 살려 세분하되, 업무가 단조롭지 않도록 함
- 과장은 권한을 supervisor에게 위임할 수 있음
- 직무정의, 부서화, 통제의 범위, 분권화, 권한의 위임 등의 용어가 사용

(6) 권한(Authority)

- 권한이란 부하직원으로 하여금 어떤 일을 하도록 하거나 또는 하지 못하게 하는 힘

① 권한의 범위(Span of authority)

- 한 관리자에게 보고하는 부하직원의 수
- 통솔의 범위 결정 요인
- 과장이 계장 또는 하위자에게 권한을 이양할 때 그가 부여받은 권한을 가지고 통솔해야 하는 직원의 수

② 계선조직(line position) = 상하관계

- 계선조직은 조직의 목표수행을 위해 직접적인 책임을 짐
- 계선은 상위자에게 보고하는 계층제 형성
- 최고관리자, 감독자, 하위층으로 구분
- 계선조직의 특징 : 권한과 책임의 한계가 명확함
  예) 계선조직의 예 : 의무기록과

중요 내용

◐ 목표의 의미
▶ 조직이 추구하는 바람직한 상태나 미래상

◐ 정책의 의미
▶ 정책이란 설정된 목표를 달성하기 위해 여러 업무를 수행해 나가는 의사결정의 지침
▶ 미리 설정한 목표를 달성하기 위한 구체적이고 장기적인 행동계획

◐ 계층조직의 특징
▶ 권한의 경계나 영역의 선이 명확

◐ 업무지침서
▶ 업무수행의 일관성을 유지하고 신입 직원 교육시 활용

◐ 직무기술서
▶ 업무의 범위, 갖추어야 할 자격, 근무조건, 요구되는 기술 등 명시
▶ 기본 의무, 보수 등을 명시하여 기술, 업무의 수행 방법

◐ 직무명세서 : 스펙(Spec)
▶ 직무수행에 필요한 직원의 교육, 경험, 정서적 특성, 육체적 특성 등 인적요건을 기록

◐ 계층조직
▶ 권한의 경계나 영역이 명확

③ 명령통일의 원리(Principle of unity of command)

- 한 사람의 직원은 한 사람의 상위자에게 소속되어야 한다는 것
- 의무기록과의 위치
  - 병원조직 내에서 병원장 소속

④ 위임

- 상급자가 하급자에게 권한을 주는 행위
  예) 의무기록과장이 계장에게 권한을 주는 행위

⑤ 통솔범위의 원리(Span of control)

- 한 명의 상사가 여러 사람의 부하들을 효과적으로 관리시
  - 심리적 또는 생리적으로 한계가 있음
  - 지시와 명령을 받을 부하의 수가 무한대로 증가할 수 없다는 이론
- 한 명의 상사가 가장 효과적으로 지휘할 수 있는 부하의 숫자
  - 다양하게 제시되고 있지만 보통 7명 내외로 알려져 있음
- 조직 관리에 있어 인간이 기울일 수 있는 주의력의 범위
  - 심리적 또는 생리적으로 한계가 있다는 근거를 두고 있는 원리

⑥ 권한과 권력의 차이

㉠ 권한의 의미

- 어떤 사람이나 기관의 권리나 권력이 미치는 범위

㉡ 권력의 의미

- 남을 복종시키거나 지배할 수 있는 공인된 권리와 힘

표 2-5. 명령통일의 원리와 통솔범위의 원리의 차이점

명령통일의 원리	통솔범위의 원리
한 사람의 직원은 한 사람의 상위자에게 소속됨	한 사람의 상관이 감독하는 부하의 수

⑦ 권한의 종류

㉠ 실무권한(Line authority)

- 위에서 아래로, 즉 상사로부터 부하에게 주어지는 권한
- 직속부하 직원에게 직접 업무를 지시하는 것

예) 과장이 계장에게 주는 권한

㉡ 스태프 권한(Staff authority)

- 기능적인 측면에서 조직 내의 모든 관련 부서에 영향을 줌

- 자문역할을 하는 권한

예) 1) 인사과장이란 직책으로 인사행정의 자문가

2) 그 조직내에서 필요로 하는 인원의 발굴, 입사시험관리 등 처리

3) 조직 전체에 관여하는 권한

ⓒ 기능적 권한(Functional authority)

- 어떤 전문적 지식을 가진 전문가로서 관련된 업무 한도내에서 갖게 되는 권한
- 기능적인 측면에서 조직내의 모든 관련 부서에 영향을 주는 권위

예 1) 보건의료정보관리 부서장의 직책으로 자문을 넘어 관련 업무에 대한 사항을 요구하고 행동으로 취할 수 있는 권한

2) 전산팀장이 보건의료정보과에 프로그램관련 권한

(7) 인사 및 업무분장기능

① 기구조직표(Chart of organization)

- 기구조직표란 그 조직의 기구를 한눈에 볼 수 있게 도식화한 것
- 한 감독자에 대한 통제의 폭을 알 수 있음
- 조직의 기능을 수행할 때 사용되는 자료
- 주요한 조직관계를 뚜렷이 보이도록 함
- 자신의 위치와 책임을 알 수 있음
- 직원상호간의 업무 관련성을 알 수 있음
- 책임의 혼동 및 기능의 중복을 피할 수 있음
- 조직상의 문제점을 파악할 수 있음

☞ 중간관리층 : 과장, 차장, 부장, 국장

② 인사고과(Employee rating)

- 인사고과란 직무를 수행하는 사람의 능력이나 자질 분석
- 그 사람이 맡은 바 직무를 얼마나 훌륭하게 수행하는지 여부
- 어떠한 직무수행에 알맞은 능력을 갖추고 있는지를 알기 위한 절차

㉠ 인사행정의 근간을 이루는 3대 변수

- 채용, 능력발전, 사기

㉡ 승진 기준 항목

- 근무연수, 포상경력, 연수성적, 승진시험성적

㉢ 계획안

- 목표를 위한 구체적 활동과 절차를 명시한 목표달성을 위한 예정표

③ 업무분장표(Work distribution chart)

- 부서조직을 검토하기 위한 방법
- 각 직원별로 배정된 업무의 종류와 주당 소요시간을 집계하여 책정한 도표
- 업무분장표 작성시 중요활동 내용과 소요시간을 업무일지에 직원들이 직접 작성
- 날짜는 업무의 순환 특성에 따라 다르지만 대개 일주일이 적합
- 주말에 부서장은 직원들이 업무에 소요한 시간을 합산하여 요약

④ 업무배정표의 의미

- 한 감독자의 통제의 범위를 신속하게 알 수 있음
- 각 직원별로 배정된 업무의 종류와 소요시간을 집계한 표
- 과의 효율적인 조직을 위하여 과의 조직을 검토해 보기 위해 사용할 수 있음

표 2-6. 일일 업무분장표의 예

연번	담당자	질병분류	통계분석	색인	암등록	미비기록	기록검색	총시간
1	이기쁨	7				1		8
2	김대승		6	1	1			8
3	오대박			3	1	1	3	8
4	최대은				7	1		8
5	진행운					6	2	8
6	박은덕			4		2	2	8
7	윤축복	1	1	1	1	2	2	8

⑤ 의무기록과 근무환경

㉠ 의무기록과 물리적 환경

- 의무기록과의 적합한 작업 환경 : 온도 : 18℃~22℃ 습도 : 40−60%
- 사무비품과 장비 배열에서 우선적으로 고려할 사항 : 일의 흐름
- 사무실에서 가장 중요한 것 : 조명

㉡ 실배치(lay out) : 업무의 순조로운 순서

- 모든 장비와 비품은 사용자와 가까이 있어야 함
- 타부서 직원과 접촉하는 업무의 담당자는 출입구쪽으로 배치
- 감독자는 직원의 맨 뒷자리에 앉음

㉢ 동작 및 시간 연구(Motion and time study)

- 신체를 가능한 최소로 움직이게 할 것
- 자주 쓰는 도구는 고정된 위치에 놓을 것
- 업무수행에 필요한 장비와 시설을 갖추어 물품 전달을 용이하게 할 것
- 책상과 의자는 체격에 맞게 선택

㉣ 의무기록과 업무와 해당 기능

- 의학전사 : 전략
- 질병 및 수술색인 : 기능

㉤ 의무기록과의 효율적 운영

- 경영인과 직원들이 제일 먼저 결정해야 할 것이 성취되어야 함
- 의무기록과에서 직원을 고용하거나 해고하는 결정
  - 의무기록과 책임자

㉥ 직원의 교육 및 훈련(Education and training)의 목적

- 생산성의 향상, 사기제고, 감독필요의 감소
- 조직의 안정성 및 융통성 향상

(8) 미국보건정보관리협회(AHIMA)의 조직관리

- 미국보건정보관리협회의 신개념의 조직관리 패러다임

◐ 패러다임(paradigm)의 의미

- 어떤 한 시대 사람들의 견해나 사고를 근본적으로 규정하고 있는 테두리로서의 인식의 체계
- 사물에 대한 이론적인 틀이나 체계
- 어떤 사상이나 주의

  예) 자본주의, 채식주의, 민주주의 등

표 2-7. 관리의 전통적 및 신개념 관리 패러다임

전통적 관리 패러다임	신개념 관리 패러다임
다층 상하조직	횡적인 조직
중심적(상의) 의사결정	분산적(팀별) 의사결정
양의 조절과 측정	성취결과의 반영상태
양적	질적
개인적 리더십	팀워크
지역적 사고	글로벌 사고와 체계
안전성 유지	변화와 적용
업무 보안성	업무 탄력성
이득에 초점	고객에게 초점
단기적 관점	장기적 관점
동일 업무와 경영	다양한 업무와 경영
경쟁	협력
사무실 근무	재택근무
자본	정보
육체적 노동	지적 업무
일회성 교육	지속적 교육

3) 통제의 기능(Controlling function)

(1) 개념

- 통제란 목적한 것과 시행되는 것이 일치하는 지를 감독

- 모든 업무가 결정된 계획, 하달된 명령 및 설정된 여러 원칙하에 수행되고 있는가를 체크
- 모든 것이 계획에 따라 진행되도록 조정하는 과정
- 어긋나는 사항이 발견되면 그 원인을 확인하고 계획의 수정이나 직원교육, 업무의 효율화 등을 통하여 업무를 올바로 수행할 수 있게 하는 기능
- 손익분석, 예산, 재무분석, 인사고과 등의 용어가 사용

(2) 통제의 단계

- 업무수행의 표준설정 → 실제 업무평가 → 시정조치 실시 → 추후관리

4) 지도의 기능(Actuating function)

(1) 개념

- 지도의 기능은 직원들 모두가 과의 공동목표를 향하여 자발적으로 정열적으로 일할 수 있게끔 자극 부여
- 업무체계를 잡아 직원들과 함께 일을 수행하여 나가는 기능
- 미리 설정된 목표를 달성하기 위하여 사람들에게 영향력을 행사하는 과정

(2) 특성

- 의무기록과의 운영에 있어 통솔력
- 의사소통 채널의 이용, 동기부여, 리더십 등의 용어가 사용

(3) 지도력(Leadership)

① 지도자의 구비 2가지 특성

㉠ 기술적 특성

- 능력, 지식, 창작력 및 발표력 등

㉡ 정신적 특성

- 결단력, 인내력, 책임감, 사교성 및 협동성 등 정신적 측면의 특성

② 지도력의 특성

- 지도자가 처한 환경, 임무, 가치관 및 조직내 형태에 따라 달라짐

③ 지도력의 종류

㉠ 권위형

- 지도자가 중요한 결정을 내리고 직원들로 하여금 이에 따르게 하는 형태
- 권위형 리더하에서는 직원들의 자발적 참여와 능력 발휘가 어려움
- 지도자의 부재시에는 혼란 오게 됨

㉡ 자유방임형

- 지도자의 결정에 따르게 하는 것이 아니라 직원들의 재량이 최대한도로 인정되는 형태
- 하급자의 자유의 범위가 가장 큰 감독의 유형

㉢ 민주형

- 지도자가 직원들의 창의성과 의견을 반영하여 결정하는 것
- 리더와 직원간에 좋은 관계가 유지될 수 있으나 의사결정에 시간이 많이 걸리는 것이 단점

㉣ 지시형

- 지시적 리더십은 과업은 높은 관심을 보이지만 사람은 낮은 관심

㉤ 인간관계형

- 인간관계적 리더십은 사람에 대해서는 높은 관심을 보이지만 과업에 대해서는 낮은 관심을 나타내는 유형

ⓑ 부하중심형

- 부하직원과의 관계를 중요시하고 부하직원의 욕구충족과 발전 등
  - 이들의 개인적 문제에 많은 관심을 갖고 권한을 이양하면서 부하직원에게 자유재량을 주는 리더십

ⓢ 의사결정중심형

- 독재적 리더십, 민주적 리더십

ⓞ 관리기능중심의 유형

- 자유방임적 리더십, 생산중심적 리더십, 부하중심적 리더십

ⓙ 생산중심적 리더십

- 생산과업을 중요시하고 생산방법과 절차 등 세부적인 사항에 관심을 가짐
- 공식권한과 권력에 비교적 많이 의존하면서 부하직원들을 치밀하게 감독하는 형태

중요 내용

◐ **권한의 범위**

▶ 부서장이 하위자에게 직원을 통솔할 수 있도록 위임할 때 직원의 수

◐ **직원 사기 고조 방법**

▶ 고충처리제도, 연봉 및 포상제도

▶ 작업조건 및 환경

▶ 상위자의 감독방법과 태도

◐ **명령 통일의 원리(Principle of unity of command)**

▶ 한 사람의 직원은 한 사람의 상위자에게 소속되어야 한다는 것

◐ **조직기구의 조직도 활용**

▶ 조직관계를 뚜렷이 보이도록 하기 위한 방법

◐ **업무배정표의 의미**

▶ 각 직원별로 배정된 업무의 종류와 소요시간을 집계한 표

◐ **예산의 기능**

▶ 계획기능, 조정기능, 통제기능

(4) 권력의 유형

① 준거적 권력(Referent power)

- 탁월한 지도력에 대해 부하가 맹목적으로 추종하는 권력

② 강제적 권력(Coercive power)

- 지도자가 벌을 줄 능력이 있음을 부하가 인지함에 바탕을 둔 권력

③ 보상적 권력(Reward power)

- 지도자가 보상을 할 능력이 있다는 점을 부하가 인지함에 바탕을 둔 권력

④ 합법적 권력(Legitimate power)

- 지도자가 영향을 미칠 권리가 있음을 부하들에게 인지시키고 이를 수용한 경우

⑤ 전문가적 권력(Expert power)

- 지도자가 부하의 욕구를 충족시킬 수 있는 탁월한 식견을 가졌다는 부하의 인지에 바탕을 둔 권력

중요 내용

◐ 기능적 권한(Functional authority)
▸ 전문적 지식을 가진 전문가로 관련된 업무 한도 내에서 갖게 되는 권한

◐ 실무권한(Line authority)
▸ 상사로부터 부하에게 주어지는 권한

◐ 스태프 권한(Staff authority)
▸ 기능적인 측면에서 조직내의 모든 관련 부서에 영향을 줌
▸ 자문역할을 하는 권한

◐ 통제의 기능
▸ 행정의 기능 중 목적한 바와 시행되는 것이 일치하도록 감시하는 과정

⑥ 대의적 권력(Representative power)

- 지도자가 부하의 이익을 대표
- 부하의 입장에서 의사결정을 하도록, 지도자에게는 민주적으로 권한 부여

실전문제

* 가장 맞는 것에 번호를 기재하시오.

1. 기획의 목적으로 옳지 않은 것은?

① 조절과 통제를 할 수 있기 위해 실시한다.
② 항상 준비된 상태가 되기 위해 한다.
③ 변화하는 상황에 대처할 수 있기 위해 한다.
④ 목표달성을 위해 실시한다.
⑤ 조직의 목표달성을 위한 자원의 효율적 활용이다.

2. 한 감독의 통제의 폭과 주요한 조직관계를 보기 위해 사용하는 것은?

① 직무기술서(job description) ② 기구조직표(organization chart)
③ 업무지침서(procedure manual) ④ 직무분석(job analysis)
⑤ 업무배정표(work distribution)

3. 예산의 책정과 수행에 해당되는 것은?

① 기획 ② 지도 ③ 조직 ④ 직무분석 ⑤ 정책

4. 조직의 기능에 대한 내용으로 옳지 않은 것은?

① 최소의 비용으로 최대의 효과를 내면서 공동목표를 달성할 수 있도록 한다.
② 직원 개개인이 한 상위자에게만 속하는 명령통일의 원칙이 업무처리의 일관성을 가져온다.
③ 개개인의 업무를 분담할 때는 전문성을 살려 세분화하도록 한다.
④ 계획된 목표를 달성하기 위해 인원을 배치하고 업무를 배정하는 기능이다.
⑤ 개개인의 자질보다는 부서의 기능을 위주로 조직한다.

5. 지시적 리더십에 대한 내용으로 옳은 것은?

① 사람에 대해 높은 관심을 보이지만 과업은 낮은 관심
② 과업에 대해서는 높은 관심을 보이지만 사람은 낮은 관심

정답 1. ⑤ 2. ② 3. ① 4. ③ 5. ②

실전문제

③ 과업에 대해서 뿐만 아니라 사람에 대해서도 높은 관심
④ 사람에 대해 낮은 관심을 보이지만 과업도 낮은 관심
⑤ 구성원들과 원만한 관계를 유지하고 원하는 것에 관심

6. AHIMA에서 발행한 신개념의 조직관리 패러다임의 항목이 아닌 것은?

① 횡적인 조직　② 팀워크　③ 양적
④ 지속적 교육　⑤ 고객에 초점

7. 목표관리(MBO)의 과정으로 옳지 않은 것은?

① 타당성 조사　② 목표달성　③ 기말평가
④ 중간경과평가　⑤ 사전준비

8. 관리의 구성요소로 옳지 않은 것은?

① 기획　② 목표　③ 자원　④ 효과　⑤ 기능

9. 행정의 기본적 기능에서 예산의 수행이 속하는 기능은?

① 조직　② 업무　③ 자원　④ 관리　⑤ 통제

10. 직무기술서의 항목으로 옳지 않은 것은?

① 기능　② 보수　③ 업무 절차　④ 자격　⑤ 근무조건

11. 설정된 목표를 달성하기 위해 여러 업무를 수행해 나가는 데 의사결정의 지침이 되는 것은?

① 목표　② 관리　③ 예산　④ 정책　⑤ 지도

12. 조직의 목표달성을 위한 자원의 효율적 활용으로 옳은 것은?

① 구조　② 조직　③ 관리　④ 변화　⑤ 행정

정답　6. ③　7. ②　8. ①　9. ⑤　10. ③　11. ④　12. ③

3

병원조직, 조직형태 및 조직관리기법

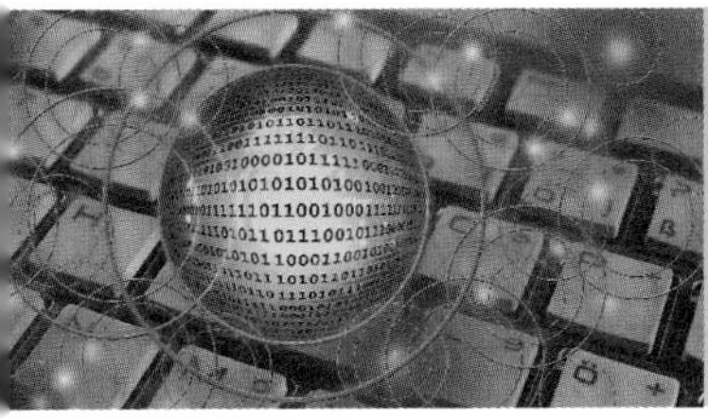

1. 병원의 개념
2. 병원 조직행위 및 환경
3. 병원 조직구조의 형태 및 SWOT 분석
4. 조직의 특징 및 정원의 분류
5. 조직화의 의미, 추세 및 단계
6. 조직형태 및 병원 상호의존의 기술 분류

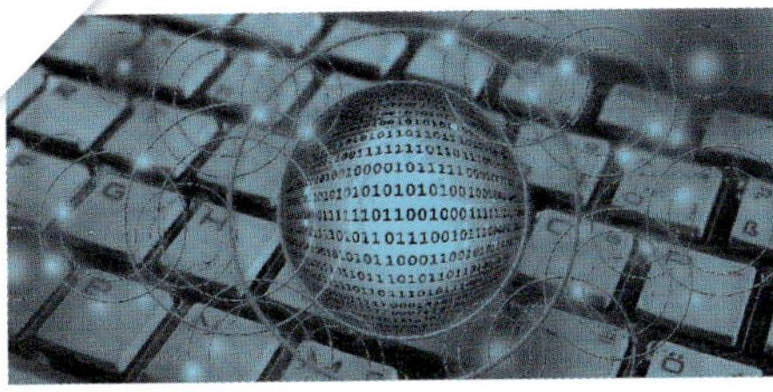

제3장

병원조직, 조직형태 및 조직관리기법

1. | 병원의 개념

1.1 병원의 의미

- 병원은 치료, 예방, 진단, 연구 및 교육기능
- 병원은 다양한 사업목적을 가진 조직체
- 여러 직종이 유기적으로 협력

1.2. 병원조직의 특성

1) 병원조직의 일반적 특성

- 병원조직의 특성은 의료와 관리가 추구하는 목표간 갈등이 발생하기 쉬움
- 다양한 인력이 참여하기 때문에 업무가 복잡
- 다양한 종류의 인적구조로 이루어져 있음
- 다양한 직종의 공존으로 조직구조 간의 갈등요인이 상존
- 병원조직은 고도의 자본집약적, 노동집약적 조직
- 전문 인력과 비전문 인력으로 구성
- 여성 인력의 구성비가 높음
- 목적의 상충성, 과업구조 복잡

- 생산된 서비스의 품질관리가 어려움
- 통제와 조정의 어려움이 상존
- 원리의 다양성

2) 경영체의 특성

- 경영체 특성은 다양한 사업목적을 가진 조직체이고 복잡한 전환과정
- 여러 직종이 유기적으로 협력하며 자본집약적이면서 노동집약적
- 생산된 서비스의 품질관리가 어려움

3) 병원 인사관리상의 특성

- 병원의 인사관리
  - 대상이 되는 근로자들이 일반 기업처럼 동질성이 높은 인력구조로 이루어져 있지 않기 때문에 수행상의 어려움이 있음
- 이질적인 집단의 집합조직
- 노동집약적 조직, 다양한 직종의 집합체
- 동기요인이 다양하며 통제와 조정이 어려움
- 의존적이며 배타적인 인간관계
- 과업(직무)의 특수성

2. | 병원 조직행위 및 환경

2.1 병원 조직행위의 장애요인

- 의사소통장애, 직무스트레스, 직무갈등
- 고통(distress), 갈등

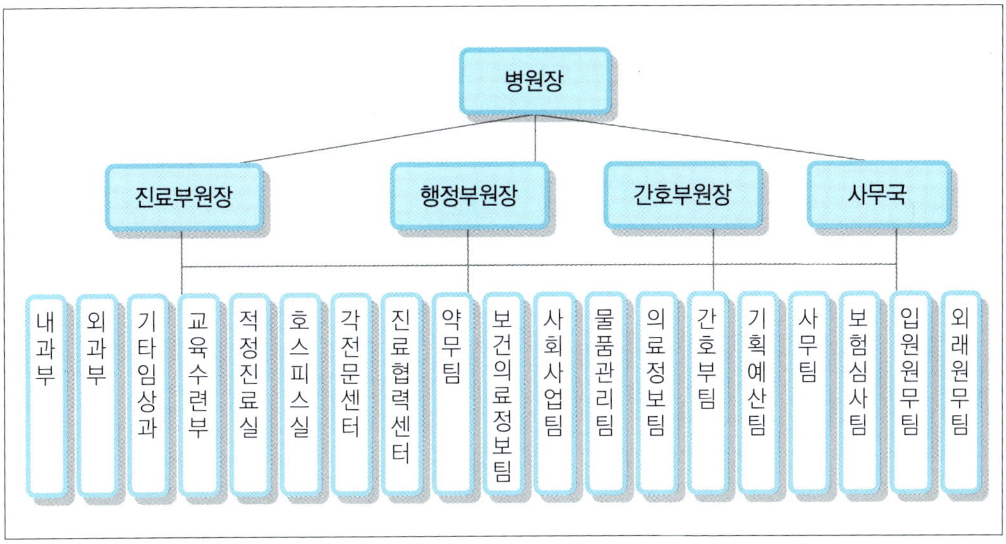

그림 3-1. 승리병원 조직도

2.2 병원조직의 환경

1) 현대 병원환경의 변화

- 소비자 주도시장 전환
- 소비자운동 확대 및 강화
- 의료보장조직의 규제 및 통제 강화
- 대자본의 병원산업 참여 및 경쟁심화
- 외국병원의 진출
- 정부의 경쟁유인책 시도

2) 병원조직의 구비 기술

- 병원조직이 목표달성과 함께 운영의 효과성을 높이기 위한 구비 기술
  - 연속형 기술, 중개형 기술, 일상적 기술

3) 병원조직의 미래조직 모형

- 병원조직이 추구하는 미래조직 모형
  - 팀조직, 프로세스(process) 조직, 네트워크 조직

4) 병원조직의 인적자원 관리의 중요성

- 목표달성을 위한 협력, 조정 및 통제기능의 필요성
- 조직의 대형화 및 복잡화 조직체계
- 인적자원의 가치에 관한 인식변화

중요 내용

◐ 병원조직 직면 환경
▶ 소비자 주도시장 전환 / 소비자운동 확대 및 강화
▶ 의료보장조직의 규제 및 통제 강화
▶ 대자본의 병원산업 참여 및 경쟁심화
▶ 외국병원의 진출 / 정부의 경쟁유인책 시도

◐ 병원조직이 추구하는 미래조직 모형
▶ 팀조직, 프로세스 조직, 네트워크 조직

2.3 병원조직의 인력 및 기능

1) 병원조직의 인력

- 기술 및 기능인력 : 건물, 시설, 설비의 설계, 유지 및 운영에 종사하는 인력
  예) 건물 전기기사, 운전기사 등
- 의료인력 : 의료행위 담당
- 의료지원인력 : 의료행위에 대한 지원
- 행정지원인력 : 병원 운영에 필요한 관리

2) 병원조직의 기능

(1) 진료부서

① 진료기능

- 임상진료과 : 의사가 직접 환자진료 기능 수행
  예) 외래진찰실, 응급실, 병동, 수술실, 분만실, 기타 진단시설

- 진단에 필요한 검사 수행
  예) 임상병리과, 해부병리과, 진단방사선과, 핵의학과
- 수술처치에 필요한 마취 담당
  예) 마취과
- 치료를 요하는 환자의 치료 및 물리치료 담당
  예) 치료방사선과, 재활의학과

② 교육 및 연구기능

- 병원의 교육기능에 따라 수련 및 지도 담당
  예) 의학교육, 학생의 임상실습, 전공의(인턴, 레지던트)
- 임상연구 수행
  예) 의학, 의료기술, 새로운 진단, 치료기법의 개발
- 새로운 의학정보의 교육 : 의학회활동
- 전문 진료 분야별 연구소 : 예) 연구활동

③ 공중보건기능

- 진료실 각 과에서 병원 방침에 따라 지역사회 주민의 건강증진을 위한 각종 활동
  예) ▶지역사회의 진료봉사, 지역주민의 보건교육, 예방접종
  ▶개원의사 및 의료 보조 인력의 재교육 등

(2) 간호부서

① 간호기능

- 의사의 진단 및 치료행위 지원
  예) ▶ 외래, 응급실, 병동 기타 의료시설에서 환자간호 수행
  ▶ 특수진료시설 : 인공투석실, 내시경실, 방사선 치료실 등
- 환자 및 환자 보호자의 건강교육과 원내생활에 관한 안내

② 교육 및 연구 기능

- 병원은 교육범위에 따라 간호직무교육 수행
  예) 간호학과 학생의 임상실습, 간호사, 간호조무사
- 대규모 병원의 경우 연구기능 수행
  예) 간호업무, 간호행정

③ 행정기능

- 환자나 병원에 관한 정보, 행정기능 담당
  예) 간호행정, 진료비 정보, 진료시설의 유지보수, 중앙공급, 진료용품의 수불 등

(3) 진료지원부서

① 중앙공급실

- 린넨류, 피복 및 침구류 등을 공급하고 재생
- 진료용 의료기구, 위생재료를 소독, 멸균하여 공급
- 각종 공급 기자재의 구매, 지불에 관련된 행정기능 수행

② 보건의료정보관리실

- 보건의료정보를 수불, 보존 및 행정 관리
- 각종 질병의 통계, 환자통계를 작성
- 미완성된 보건의료정보를 검색하여 보완토록 조치

③ 영양실

- 환자식이의 식단표를 작성하고 조리 급식
- 환자의 영양 지도 및 상담 수행
- 급식재료의 구매, 수불에 관련된 행정기능 수행

(4) 약제부서

① 조제 및 투약기능

- 의사로부터 처방된 의약품을 조제, 감사 및 환자 투약 담당

- 병원의 약무기능 수준에 따라 약품제제 기능 수행

② 교육 및 연구기능

- 대규모 병원의 경우 연구기능 수행

  예) ▶임상약학의 교육수련, 의약품의 동물실험, 신약개발

  ▶신약정보의 제공 연구

③ 행정기능 수행

- 의약품의 수불, 독(극)약의 행정관리 등

(5) 행정 및 관리부서

① 행정사무기능

- 환자 접수, 진료비 계산, 청구 및 이와 관련된 제반 사무 수행
- 직원의 채용, 배치, 급여, 직원교육 등 인사노무행정 사무 수행
- 현금출납, 수지계산, 자금관리와 이에 관련된 제반 사무 수행
- 재산과 물품의 구입, 수불 및 유지 행정관리 사무 수행
- 전공의 수련, 학생교육 및 의학연구 등 의료진의 교육, 연구활동 지원
- 문서, 직인, 업무연락, 비상계획, 민방위, 예비군 및 소송 등
  - 병원의 운영과 유지에 필요한 제반 행정업무 수행

② 시설행정관리기능

- 건물, 의료기기, 기계, 전기, 통신설비, 구축물 및 조경 등의 유지보수와 운용
- 전력, 유류 등 각종 에너지의 수불과 사용에 관한 업무 수행
- 청소, 경비, 소방 및 기타 관리 업무 수행

③ 기획 및 통제기능

- 장 · 단기사업계획, 예산, 결산 및 경영분석 및 평가 사무 수행
- 회계 업무 수행

- 이사회, 병원장 등 최고관리층의 자문과 최고의사결정기구의 회의운영 사무 담당

3. | 병원 조직구조의 형태 및 SWOT 분석

3.1 계선조직(Line organization)

- 구체적인 결정권이나 집행권이 명확한 수직적이고 책임있는 조직구조
- 조직상 최고책임자를 정점으로 하여 수직적 관계에 있는 집행조직
- 조직의 전체목적의 집행에 대하여 직접책임을 짐
- 조직목적의 수행에 직접 관계하므로 일반인과의 접촉이 밀접하고 직접적인 봉사를 함

3.2 참모조직(Staff orgnaization)

1) 참모조직의 의미

- 계선기관을 위하여 정책목표에 관한 자문 · 권고 · 건의를 행함
- 협의 · 정보판단 · 조사 등을 통해 조직목표를 효율적으로 달성하도록 도와주는 조직. 막료조직이라고도 함

2) 참모조직의 권한

- 조직규모가 확대 · 발전됨에 따라 기획과 조정문제는 수직적으로뿐만 아니라 수평적으로도 커지게 되어 참모조직의 조력이 더욱 커지게 됨
- 참모조직은 계선조직을 통하지 않고서는 직접 명령 · 지휘할 수 없음

3) 참모조직의 기능 및 업무

- 전문적 지식을 가지고 조직체의 목적달성에 간접적으로 참여하고 계선을 돕는 여러 가지 기능을 수행
- 주요업무는 권고 · 조사 · 자문에 응하는 것

표 3-1. 병원조직 및 조직의 특성

병원조직의 특성	조직의 특성
▶ 다양한 인력이 참여 업무 복잡 ▶ 의료와 관리가 추구하는 목표 간 갈등 ▶ 다양한 종류의 인적구조 ▶ 자본집약적, 노동집약적 조직 ▶ 전문 인력과 비전문 인력 구성 ▶ 여성 인력의 구성비가 높음 ▶ 목적의 상충성, 과업구조 복잡 ▶ 생산된 서비스의 품질관리 어려움 ▶ 통제와 조정의 어려움 상존 ▶ 원리의 다양성	▶ 목표지향적 ▶ 인간의 복잡한 집합체 ▶ 합리성 의도 ▶ 한정된 특정목표 갖음 ▶ 하나의 체제로 파악 ▶ 환경과 상호작용 ▶ 보편성 가짐 ▶ 각 구성원과는 별개의 실체 ▶ 큰 사회체제 속에 통합

4) 참모조직의 장 · 단점

(1) 장점

- 계선조직의 상층부에 부설되어 있어 전문적 지식과 기능을 가지고 조직 장의 통솔범위를 확대시킴
- 합리적인 지시와 명령을 내릴 수 있음
- 수평적인 업무의 조정과 협조를 가능케 할 수 있음
- 조직이 신축성을 띨 수 있음

(2) 단점

- 참모기관의 설치로 조직 내의 인간관계가 복잡해짐
- 계선조직과의 알력과 대립이 조성
- 양 조직간에 책임 전가를 할 우려
- 권한이 점차 확대됨에 따라 중앙집권화의 경향이 나타날 우려

3.3 SWOT 분석

- 조직 내부의 강점과 약점, 외부환경의 기회와 위협에 대한 요소를 분석하는 기법

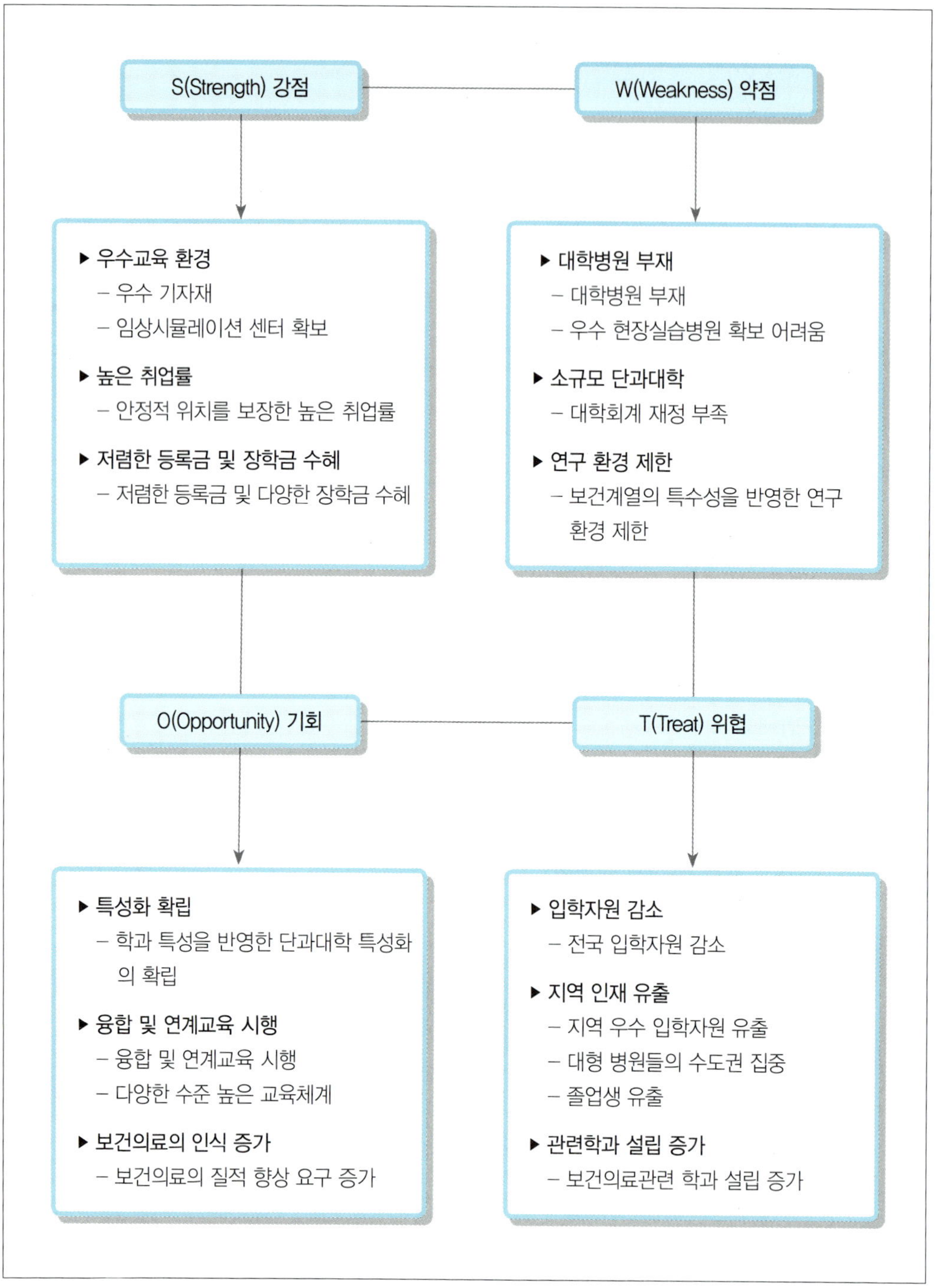

그림 3-2. 황금대학교 SWOT 분석의 예

☞ SWOT 의미

- S(Strength) 강점
- W(Weakness) 약점
- O(Opportunity) 기회
- T(Treat) 위협

표 3-2. SWOT 분석

SWOT	긍정적 평가(유리)	부정적 평가(불리)
내부요인 (통제 가능)	SO(Maxi–Maxi) 모두 권장	WO(Mini–Maxi) 극복/전환
외적요인 (환경/통제 불능)	ST(Maxi–Mini) 최소화/극복	WT(Mini–Mini) 모두 최소화

4. | 조직의 특징 및 정원의 분류

4.1 조직의 특징

1) 조직의 정의

- 목적 달성을 위해 필요한 각종 의무를 2인 이상 협동
  – 이를 통해 능률적으로 집행하고 질서있게 통일되도록 직무를 배분 및 종합하는 체계
- 조직은 계획된 목표를 달성하기 위한 도구
- 2인 이상의 사람이 공동 목적으로 향해 각각의 역할을 결정하고 협동할 때 조직은 움직임

2) 조직의 의미 및 특징

(1) 조직의 의미

- 조직은 체제 즉 시스템으로 파악됨
- 지속가능성이라는 궁극적 목표를 달성하기 위해 환경과 가장 효과적으로 상호작용할 것을 요구받고 있음

(2) 조직의 특징

- 목표지향적
- 인간의 복잡한 집합체
- 합리성 의도
- 한정된 특정목표 가짐
- 하나의 체제로 파악
- 환경과 상호작용
- 보편성 가짐
- 각 구성원과는 별개의 실체
- 큰 사회체제 속에 통합

3) 조직 구성의 특성

- 다수의 구성원으로 구성
- 계층구조
- 공동목표
- 고유한 운영법칙이나 규율
- 수명을 가짐

4) 계층조직의 특징

- 조직이 신축성을 지님
- 명령과 집행권한이 없음
- 정책이나 목표에 관한 자문, 건의를 함
- 수평적인 업무의 조정과 협조를 가능하게 함

4.2 통솔범위 및 명령통일의 원리

1) 통솔범위의 원리(Span of control principle)

- 조직의 원리 중 인간이 기울일 수 있는 주의력의 범위에 한계가 있어
  - 부하의 수와 직무의 양을 적절히 해야 한다는 것을 강조하는 이론
- 통솔범위의 원리는 한 사람의 상관이 감독하는 부하의 수는 그 상관의 통제 능력 범위

내에 한정되어야 한다는 원리
- 조직의 능률성을 확보하기 위해서는 상관이 부하를 효과적으로 통솔할 수 있도록 부하의 수를 일정한 한도로 제한할 필요가 있음
- 계층제의 원리와 통솔의 범위는 상반 관계에 있음
  - 통솔의 범위를 좁게 하면 계층이 늘어나고, 계층 수를 적게 잡으면 통솔의 범위가 확대됨

2) 명령통일의 원리

- 조직의 구성원 모두가 한 사람의 직속상관에게 명령을 받아야 한다는 규범

표 3-3. 통솔범위 및 명령통일의 원리 차이점

통솔범위의 원리	명령통일의 원리
▶ 조직의 원리 중 인간이 기울일 수 있는 주의력의 범위에 한계 ▶ 부하의 수와 직무의 양의 적절성 강조 이론	▶ 조직의 구성원들 – 한 사람의 직속상관에게 명령을 받아야 한다는 규범

4.3 팀제 적용의 조건 및 조직 경영혁신기법

1) 팀제 적용의 전제 조건

- 자율적 팀관리
- 팀제에 대한 경영층의 인지와 의지
- 팀 성과 중심의 보장

2) 조직의 경영혁신기법

(1) 경영혁신의 의미

- 경영혁신이란 기업의 목표달성을 위해 새로운 생각이나 방법
- 기존업무를 다시 계획하고 조직화하여 지휘 · 통제하는 것
- 새로운 계획이나 프로그램을 의도적 실행
- 기업의 가장 중요 부분을 본질적으로 변화시키는 것

(2) 조직의 경영혁신기법

- 조직의 경영혁신기법이란 조직의 목적의 달성을 위함
- 기존의 업무를 다시 계획하고 실행하며 평가하는 것
- 제품, 서비스, 공정기술, 구조, 관리시스템, 구성원

(3) 조직의 경영혁신기법 용어 : 상세 10장 참조

① 리스트럭처링(restructuring)

- 인력 구조조정

② 아웃소싱(outsourcing)

- 기업은 중심업무에만 집중하면서 중요도가 떨어지는 업무는 외부에 위탁하는 기법

③ 다운사이징(downsizing)

- 기업이 환경변화에 능동적으로 대처하기 위해 비대해진 조직을 가볍고 역동적인 조직구조(팀제)로 개편하는 경영기법

④ 벤치마킹(benchmarking) : **우수사례모방**

- 몇 개 회사의 제품, 기술 및 경영방식 등을 면밀히 비교분석
- 가장 뛰어난 성적을 달성한 기업의 경영기법을 배워 자기 회사의 경영과 생산에 합법적으로 응용하는 기법
- 조직의 경영혁신기법에 국한된 것이라고 볼 수 없음

4.4 조직변화의 단계

1) 조직변화의 3단계

(1) 해빙단계

- 변화의 필요성을 인식하는 단계

- 고정된 습관을 녹임
- 내 · 외부의 저항요인 감소

(2) 변화단계

- 실제로 계획된 변화를 실행시키는 단계
- 시스템 및 휴먼 측면의 진화

(3) 재동결 단계

- 새로운 방식이 안정될 수 있도록 정착시키는 단계
- 새로운 시도를 위한 내부적 혁신

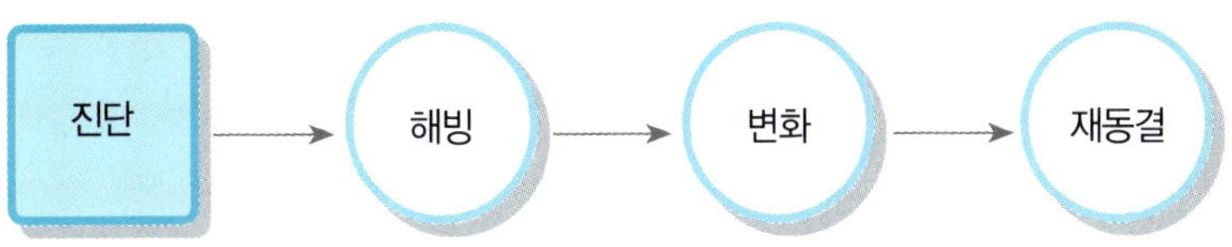

그림 3-3. 조직변화의 과정

중요 내용

◐ 조직의 특징

- ▶ 목표지향적 / 인간의 복잡한 집합체
- ▶ 합리성 의도 / 한정된 특정목표 가짐
- ▶ 하나의 체제로 파악 / 환경과 상호작용
- ▶ 보편성 가짐 / 각 구성원과는 별개의 실체
- ▶ 큰 사회체제 속에 통합

◐ 거버넌스(Governance)의 의미

- ▶ 거버넌스
  - 행정이 시장화, 분권화, 네트워크화, 기업화 및 국제화 등 지향함
- ▶ 기존 행정 이외
  - 민간 부문과 시민사회 포함 다양한 구성원 사이의 네트워크

4.5 성공적 조직변화의 필요한 요소

1) 아이디어

- 새로운 아이디어로 새로운 제품, 서비스 및 행동방식을 칭함

2) 필요성 또는 요구

- 경영자들이 위기감을 느껴 변화의 필요성을 인지해야 함

3) 채택

- 변화의 결정에 대한 이사회의 법적 서명이 있어야 함

4) 실행

- 실행은 조직 구성원 전체가 새로운 아이디어, 기법 또는 행동을 활용하는 것
- 실행은 변화단계에 있어 매우 중요
- 이 단계가 없으면 이전 단계들은 소용이 없음
- 실행은 변화단계들 중 가장 어려운 단계
- 사람들이 새로운 아이디어를 사용(실행)할 때까지 변화는 일어나지 않기 때문

4.6 조직의 유형 및 조직문화

1) 조직의 유형

(1) A. Etzion(애치오니)의 조직 의미

- 미국의 사회학자 에치오니(A. Etzioni)
  - 조직은 사회적 현상을 질서 있게 해결하기 위한 수단
  - 사회에 존재해야 할 조직

(2) A Etzion(애치오니)의 조직 유형

- 에치오니는 조직은 사회 구성원들을 복종하도록 만드는 수단으로 만들어졌음
- 조직의 형성은 사회적 현상의 문제를 해결하는 실마리가 된다고 봄

- 사회적 현상을 질서 있게 해결하기 위해 강제적인 조직, 공리적인 조직, 규범적인 조치를 건설해야 함

2) 유기적 및 기계적 조직

(1) 유기적 조직

- 유기적 조직은 기계적 조직과 대비
- 유연성이 높은 조직
- 유기적 조직은 무엇을 해야 할 지를 구성원 스스로 결정함
  - 권한체계도 명확하지 않음
- 과업에 대한 지식과 통제의 권한이 어느 한 곳에 집중되지 않음
  - 조직의 모든 부분에 분산되어 있음
- 조직 구성원은 부서의 공통과업 달성에 기여
- 수평적 의사소통
- 위계와 통제가 엄격하지 않고 느슨한 규칙

(2) 기계적 조직

- 기계적 조직은 의사결정의 대부분을 최고경영자가 하는 집권적 조직
- 과업에 대한 지식과 통제 권한이 조직의 상층부에 집중

3) 조직문화(Organizational culture)

(1) 조직문화의 의미

- 조직문화는 조직 구성원들의 고유한 가치나 신념의 체계
- 새로 입사하는 신규 직원들
  - 이들에게는 올바른 것으로 전수되는 가치관, 신념 및 규범을 칭함
- 구성원에게 행위기준을 제시함으로써 그들을 결합시키는 접착제 구실
- 조직문화는 조직 구성원들로 하여금 다양한 상황에 대한 해석과 행위
  - 이를 불러일으키는 조직 내에 공유된 정신적인 가치
- 조직 구성원의 행동을 유도하여 구성원들이 서로를 대하는 방식, 의사결정의 질

– 궁극적으로는 조직의 성공 여부에도 영향 줌

(2) 조직문화의 연구 배경

- 조직문화에 대한 연구의 기원은 1970년대 말에서 찾을 수 있음(Pettigrew, 1979)
- 조직에서의 모든 행동은 특정한 문화적 맥락에서 일어남
- 조직문화는 조직의 다양한 행동 양식을 이해하는 중요한 열쇠가 됨

표 3-4. 조직문화의 가치관, 신념 및 표현수단의 사례

조직문화의 내용	표현수단
▶ 공유된 가치관 – 희생을 치르더라도 고객만족 서비스함 – 직원도 내부 고객	▶ 공유된 행사 • 병원의 발전에 공헌한 직원들 – 이들에게는 매년 포상을 함 • 평균 진료수익의 3배를 달성한 의사들 – 포상하기 위해 월례회 개최
▶ 공유된 신념 – 고객에게 각별한 대우를 함 – 우리는 우리 병원을 사랑함 – 병원은 우리에게 많은 배려를 함	▶ 공유된 일화 • 설립자는 병원 경영에 어떤 어려움이 있어도 – 직원을 해고하지 않음 • 영웅적인 간호사가 고객만족을 위해 – 어떤 경우에도 최선의 노력을 다함
	▶ 공유된 상징과 슬로건 • 고객과 친밀한 관계유지를 위해 – 인간적 가교를 놓음 • 원활한 의사소통을 위해 상대방 – 이들에게 하루 3개 이상 질문을 함

4) 조직문화의 유형

- 조직문화는 개인과 부서들이 협력하는 정도, 통제의 중요성과 집중되어 있는 정도
  – 단기적 또는 장기적인 시간성향과 같은 다양한 차원으로 평가될 수 있음
- 조직문화와 조직구조의 설계 사이의 관련성
  – 경쟁적 환경이 유연성 또는 안전성을 요구하는 정도
  – 조직의 전략적 초점과 강점이 내부지향적인지 또는 외부지향적인지의 정도
  – 이에 초점을 둠
- 조직문화는 2개의 차원에 따라 4개의 조직문화 유형이 도출될 수 있는 형태
  – 각각의 유형은 적응문화, 사명문화, 동류문화, 관료문화로 구분

- 4개의 문화유형은 문화적 가치관, 전략, 조직구조, 환경 간의 적합성과 관련됨
  - 각각의 문화의 효과성은 외부환경의 요구와 조직의 전략적 초점에 따라 달라짐

(1) 적응문화(adaptability culture)

- 적응문화는 전략적 초점을 외부 환경에 맞춤
  - 유연성과 변화를 통해 고객의 요구를 충족함

(2) 사명문화(mission culture)

- 외부환경에 민감하게 대응해야 하는 조직일수록 고객관리에 초점을 두고 있음
- 사명문화는 조직의 목적을 담고 있는 명확한 비전과 그 목적을 달성하기 위해
  - 매출액 신장, 수익성, 시장점유율과 같은 목표를 강조함

(3) 동류문화(clan culture)

- 동류문화는 주로 조직구성원의 몰입과 참여, 외부환경의 빠른 기대 변화에 초점 둠
- 이 문화는 높은 성과를 달성하기 위해 구성원들의 요구에 초점을 둠
- 동류문화에서 중요 가치관은 구성원을 소중하게 여김
  - 그들에게 생산적이면서도 만족을 느끼며 일할 수 있도록 필요한 모든 것을 해 줌

(4) 관료문화(bureaucratic culture)

- 관료문화는 전략적 초점이 내부에 있으며 안정된 환경에서 일관성을 지향하고 있음
  - 이러한 조직은 일정한 방식에 따라 사업을 수행
- 이 문화에서 개인의 몰입 정도는 다른 문화보다 낮음
  - 일관성, 순응, 구성원 간의 협력은 높게 형성됨

표 3-5. 환경, 전략 및 조직문화의 관계

구분	환경요구		
전략적 초점	구분	유연성	안정성
	외부지향	적응문화	사명문화
	내부지향	동류문화	관료문화

5) 조직문화의 사례

- 성과급제와 같은 제도가 특정 조직에서는 잘 적용
  - 다른 조직에서는 실패하는 이유를 조직문화를 통해 설명 가능
  - 조직문화는 조직의 성공과 실패를 이해하는 데에도 도움을 줌
- 어떤 조직이 조직 구성원을 서열에 따라 보상과 승진을 결정시
  - 사람들은 그 조직이 충성과 근속에 높은 가치를 부여하는 가치를 지니고 있다고 추론할 수 있음

6) 조직문화의 경영 차원으로 중요 이유

- 조직의 성패를 결정하는 전략의 수립과 진행과정에 영향
- 조직문화는 구성원의 만족도와 생산성에 영향
- 조직문화는 사고팔 수 없는 독특한 경쟁자원

4.7 조직행동의 동기 유발 및 집단적 갈등

1) 조직행동의 동기 유발

(1) D. C. McClelland의 3가지 욕구

- 학습에 의해 후천적으로 습득되는 것이라고 주장
- 인간은 권력욕구, 친교욕구 및 성취욕구를 동시에 가지고 있다고 주장
- 성취욕구가 높은 사람이 강한 수준의 동기를 가지고 직무를 수행
- Maslow는 인간의 욕구는 선천적으로 주어지는 것이라는 주장과 차이

(2) D. C. McClelland의 성취욕구

- 성취욕구는 조직행동의 동기를 유발시키는 데 가장 중요하다고 강조
- 성취욕구가 높은 사람이 가장 경제적으로 성공한다는 것
  - 이를 국가 간 비교를 통해 밝혀냄
- 조직이나 사회가 경제적으로 발전하려면
  - 구성원들의 성취욕구를 높여주어야 한다고 주장

2) 집단적 갈등의 원인별 유형

(1) 기능적 갈등

- 각기 기능이 다른 집단 간에 발생하는 갈등
- 과업이나 목표 또는 역할의 비양립성으로 인해 발생

(2) 계층적 갈등

- 조직에서 각 계층 간에 발생하는 갈등
- 이런 계층적 갈등은 조직의 보상을 둘러싼 이익집단 사이에서 주로 발생

(3) 경쟁적 갈등

- 한 조직 내에서 여러 집단이 유사한 기능을 가질 때 발생

3) 문제해결을 위한 갈등관리 방법

- 상호 공동목표의 설정, 조직구조의 변경
- 상위목표의 도입

표 3-6. 집단적 갈등의 원인별 유형

기능적 갈등	계층적 갈등	경쟁적 갈등
▶ 각기 기능이 다른 집단 간에 발생하는 갈등 ▶ 과업이나 목표 또는 역할의 비양립성으로 발생	▶ 조직에서 각 계층 간에 발생하는 갈등 ▶ 계층적 갈등은 조직의 보상을 둘러싼 이익집단 사이에서 주로 발생	▶ 한 조직 내에서 여러 집단이 유사한 기능을 가질 때 발생

4.8 조직이론관련 용어

1) CRM(Customer Relationship Management) 고객관계관리

- 소비자를 고객으로 만들고 유지하기 위한 전략

2) MBO(Management by Object) 목표관리

- 공동목표 설정 후 이행평가 과정 중에 개인과 목표와의 일관성 있는 관리 방식

3) TOM(Total Quality Management) 종합적 품질경영

- 품질을 최우선으로 하는 고객만족을 통한 기업의 경영전반 활동

4.9 조직 목표의 기능 및 다른 조직

1) 조직 목표의 기능

(1) 조직 목표의 기능 요소

- 효과성, 미래지향성, 평가의 기준, 정당성

(2) 조직환경 내 다른 조직과 연결

- 조직활동과 조직환경 내에 다른 조직, 집단 및 개인 사이의 연결 관계를 명확히 함
  - 이를 통해 조직을 환경에 연결시킬 수 있는 방법에 영향을 미침

(3) 경영자 및 조직구성원의 합리적 방법 제공

- 경영자와 조직구성원에게 과업의 범위, 의사결정의 지침, 동기유발방법, 성과기준 및 조직화를 위한 합리적 방법을 제공
  - 이로써 조직의 내부적 활동을 위한 지침이 됨

(4) 조직목표의 속성

- 조직 구성원의 조직에 대한 몰입(commitment)을 창출
- 조직에 확신을 갖게 함

2) 조직구조 구성의 기본 및 영향 변수

- 조직구조를 구성하는 기본 변수
  - 공식화, 복잡성, 집권화–분권화 등이 있음
- 기본구조에 영향을 미치는 변수
  - 내재적 변수 : 전략, 권력관계
  - 외재적 변수 : 기술, 규모, 환경

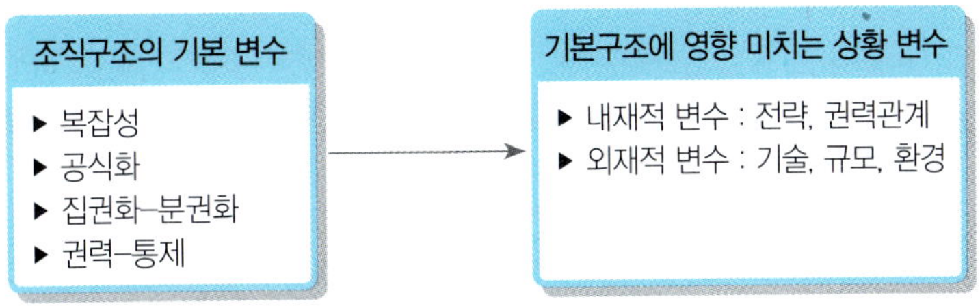

그림 3-4. 조직의 변수관계도

(1) 공식화(Formalization)

① 공식화의 의미

- 공식화는 조직이 종업원들의 행동을 지휘통솔하기 위해
  - 규칙이나 절차에 의존하고 있는 정도
- 공식화는 조직 구조화의 기본적 변수의 일종
- 공식화는 구성원들의 행동을 통일하고 일체화시키기 위한 규칙이나 규정이 얼마나 세밀하게 발달되고 문서화되어 있는지를 의미
- 규칙이나 규정이 세밀하고 정교하고 반드시 문서화되어 있으면 공식화가 높다고 하고 유연성이 크면 공식화가 낮다고 함
- 조직 내의 업무가 얼마나 표준화되어 있는 정도
- 구성원들이 업무를 수행하는 데 취할 수 있는 수단 및 행동과 관련된 사항이 얼마나 구체적으로 제시되어 있는 정도

② 공식화의 기법

- 공식화의 기법 : 모집, 의식, 규칙과 절차

㉠ 선발

- 조직은 그것이 가지고 있는 인재상에 부합하는 인력을 뽑기 위해
  - 거기에 맞는 내용절차를 가지고 있음

㉡ 역할요구

- 개인이 담당하고 있는 직무에 대한 기술서를 정확하게 작성해 둠으로써
  - 행동을 규제

㉢ 규칙과 절차

- 규칙이란 종업원들이 무엇을 해야 하고 해서는 안되는지
  - 명시적으로 진술해 놓은 것
    예) 고객으로부터 수표를 받기 위해 두 가지 이상 신분 확인을 해야 한다는 것
- 절차는 과업을 완성하는데 있어 거쳐야 할 것과 관련된 일련의 연속된 단계
  - 이것을 작업과정의 표준화라고 하며 종업원의 예외적 행동을 방지함

㉣ 훈련

- 조직 내 종업원들은 훈련을 통하여 더 나은 행동을 추구하게 됨
- 신입사원의 오리엔테이션 교육
  - 조직 역사, 이념, 목적 및 규정 등을 주입시킴으로써 변이성을 방지하게 됨

㉤ 의식

- 집단의 성원이 되기 전에 그 신입자가 신임을 받을 만하고
  - 조직에 충성할만한 사람이라는 것을 집단 구성원들에게 먼저 인정을 받아야 한다는 것
- 의식(ritual)이란 인정의 과정임

(2) 집권화, 분권화 및 복잡성

① 집권화(Centralization)

㉠ 집권화의 의미

- 집권화–분권화
  - 조직 내에서 의사결정이 어느 위치에서 일어나는지에 관한 것

- 집권화는 분권화와는 반대 개념
- 의사결정의 권한이 주로 상층부에 집중되어 있는 현상
- 집권화는 창업 초기나 소규모의 조직에서 주로 나타남
- 조직이 커지고 대규모 조직으로 발전, 직원과 부서의 수 많아진 경우
  – 집권화된 방식의 의사결정은 상층부에 많은 부담을 줌
  – 이로 인해 분권화되는 것을 볼 수 있음
- 조직 내 자원배분에 관련된 의사결정의 집중도 및 직무수행에 관계된 의사결정의 집중도를 포함하는 직위 간 권한의 분배 정도

㉡ 집권화 조건

- 특정인의 강력한 리더십
- 업무 또는 경영방침의 통일성 유지
- 하위자의 능력 부족

㉢ 집권화 장점

- 행동 통일성 촉진
- 높은 통합적 조정
- 업무에 대한 신속한 대처
- 개인적 리더십 발휘의 용이

㉣ 집권화의 단점

- 조직 내 권위주의 만연
- 형식주의 만연
- 획일주의
- 의사소통 문제의 유발
- 자발적 혁신의 어려움

② 분권화(Decentralization)

- 의사결정의 권한이 하위기관, 지방에 위임되어 있는 것

㉠ 분권화의 장점

- 고객접점 근무자의 신속한 의사결정
- 보다 많은 정보의 투입으로 정확한 선택 가능
- 전문가들에 의한 정보해석의 정확성
- 관리자의 종업원에 대한 Y 이론관으로 신뢰 형성
- 하위계층을 강하게 훈련시키는 효과 초래

㉡ 분권화의 단점

- 전체를 종합적으로 보지 못함
- 조직 전체의 이익을 도모하기 어려움
- 비용의 낭비를 초래
- 하위계층의 권력화 초래 가능성

③ 복잡성(Complexity)

- 조직이 하위단위로 세분화되는 과정이나 상태

㉠ 수평적 분화

- 조직 내 단위부서간의 횡적분리를 의미
- 단위부서들이 구성원의 지향성, 과업의 성질, 구성원들의 교육과 훈련의 특성을 기준으로 분화되고 있는 정도
- 수평적 분화 측면에서 볼 때 직무의 수가 많으면 복잡성은 더욱 증대

㉡ 수직적 분화

- 조직구조의 깊이를 가리킴
  - 권한계층의 최상층부에서 시작하여 최하층에 이르는 계층의 수를 말함
- 최고경영층과 최하층 사이에 계층의 수가 많아질수록
  - 의사소통의 왜곡 가능성은 커지며 의사결정 또한 더 어려워짐
- 감독의 범위는 조직의 성과와 중요한 관계가 있음
- 계층의 수가 많고 적은 것이 조직의 성과에 영향을 미치는 것은 아님
  - 직무형태와 직원의 개인적 특성이 감독의 범위와 조직 성과와의 관계 사이에서 조절변수 역할을 함

감독의 범위와 조직성과와의 관계도 : 회귀식

◐ Yi(성과) = $\alpha + \beta Xi + \mu_1 + \mu_2 \cdots$

▶ 회귀선의 지점 Xi : 감독의 범위 μ_1 : 직무의 형태 μ_2 : 개인적 특성

1) 직무의 형태가 조절변수 역할 내용
- 어떤 직무는 완성도를 높이는데 더 많은 지시를 필요로 함
- 어떤 직무는 반드시 그렇지 않음

2) 개인의 특성이 조절작용 내용
- 개인의 성격적 특질이나 교육수준, 기술수준과 같이
- 한 개인에게 고유하게 귀속되어 있는 특징들이 감독의 폭과 조직의 성과 관계
- 이들을 다르게 만들 수 있음

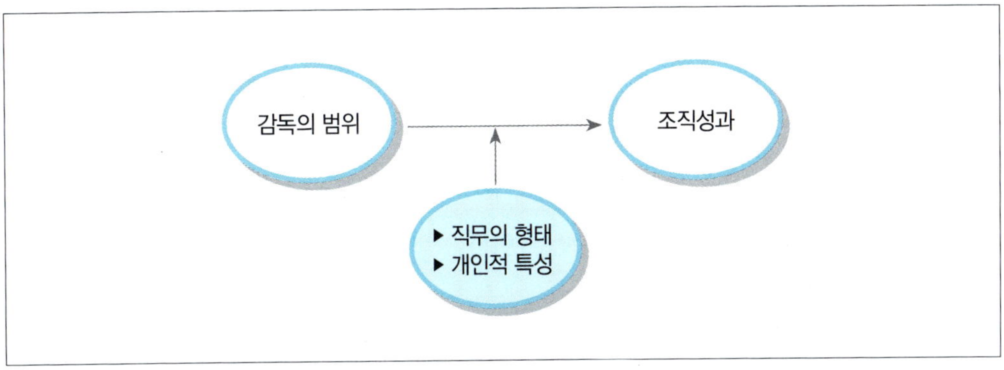

그림 3-5. 수직적 분화 : 감독의 범위와 조직성과와의 관계도

3) 조직의 기능

- 개개인의 자질보다는 부서의 기능을 위주로 조직
- 최소의 비용으로 최대의 효과를 내면서 공동목표를 달성할 수 있도록 함
- 계획된 목표를 달성하기 위하여 인원을 배치하고 업무를 배정하는 기능
- 직원 개개인이 한 상위자에게만 속하는 명령통일의 원칙이 업무처리의 일관성을 가져옴

표 3-7. 계선 및 참모조직

계선조직	참모조직
▶ 구체적인 결정권이나 집행권이 명확한 수직적이고 책임있는 조직구조 ▶ 조직상 최고책임자를 정점으로 하여 수직적 관계에 있는 집행조직 ▶ 조직의 전체목적에 집행에 대하여 직접책임을 짐 ▶ 일반인과의 접촉이 밀접	▶ 계선기관을 위하여 정책목표에 관한 자문 · 권고 · 건의를 행함 ▶ 협의 · 정보판단 · 조사 등을 통해 조직목표를 효율적으로 달성하도록 도와주는 조직 ▶ 막료조직이라고도 함

4.10 정원관리의 의미 및 조직 정원의 분류

1) 정원의 의미

- 정원이란 현재의 조직구조, 설비 및 작업방식
  - 필요한 업무를 가장 효율적으로 수행하기 위한 적정인원을 칭함
- 설비정원은 병원의 설비 규모, 수준 및 수량 등에 의해 정해지는 인원
- 방침정원이란 경영자의 경영방침에 의해 결정되는 정원

중요 내용

◐ 공식화 기법
- ▶ 모집, 의식, 규칙과 절차
- ▶ 규칙이나 규정이 세밀하고 정교하고 문서화되어 있는 경우
  - 공식화가 높음
  - 유연성이 크면 공식화가 낮음

◐ 유기적 조직
- ▶ 유연성이 높은 조직
- ▶ 유기적 조직은 무엇을 해야 할 지를 구성원 스스로 결정함
  - 권한체계도 명확하지 않음
- ▶ 과업에 대한 지식과 통제의 권한이 어느 한 곳에 집중되지 않음
  - 조직의 모든 부분에 분산되어 있음
- ▶ 조직 구성원은 부서의 공통과업 달성에 기여
- ▶ 수평적 의사소통
- ▶ 위계와 통제가 엄격하지 않고 느슨한 규칙

2) 정원관리의 의미

- 정원관리란 경영활동의 효과적인 수행과 노동력의 경제적인 활용을 위해
  - 단위조직 또는 업무별로 필요한 인원을 결정
  - 이를 유지, 운용 및 통제하는 활동
- 경영능률의 향상, 인건비의 절약, 선발계획 등을 위해
  - 단위조직, 직무 및 직종별로 필요한 적정인원을 산정
  - 다양한 조건의 변화에 따라 정원을 수정하고 적절하게 유지시키는 활동

3) 조직 정원의 분류

(1) 법정정원

① 법정정원의 의미

- 조직의 정원을 구분함에 있어 의료관계 법령 등에 의해 설정된 정원
- 법령에 의해서 기준이 정해짐

  예) ▸ 의료법 시행규칙에 의한 의료인 수

  ▸ 산업안전보건법령의 안전보건관리자
- 병원의 정원을 의료법이나 관계 법령에 의해 강제하는 이유
  - 일반 기업 조직과는 다르게 병원의 임무가 사람의 생명을 다루는 일과 관련이 있기 때문

③ 의료법의 병원 법정정원의 내용

- 의료법에서 정하고 있는 병원 법정정원에 관한 주요 내용
  - 정원관리에 있어 가장 어렵고 중요한 문제는 정원산정결과
  - 과잉 인력이 존재하고 있을 때 이를 어떻게 관리하느냐 하는 것

④ 법정정원 : 과잉 인력시 방안

㉠ 배치전환

- 과잉 인력의 해소방안으로 가장 용이하게 실시할 수 있는 것이 배치전환

- 이를 위해 먼저 직무별로 과잉 인력과 부족 인력의 수를 명확히 파악
- 각 부문에서 과잉 인력으로 추출된 개별 근로자들의 능력을 고려
- 담당할 수 있는 직무를 결정하고 인력이 부족한 부문으로 배치전환을 실시

㉡ 채용 억제

• 채용을 억제함으로써 과잉 인력을 흡수하는 방안
  - 이것은 어느 정도 시간을 두고 과잉 인력을 해소하는 방법
  - 채용을 적극 억제하는 방법

표 3-8. 의료법의 병원 법정정원

직종	법정정원 내용
의사	▶ 연평균 1일 입원환자를 20명으로 나눈 수 ▶ 외래환자 3명은 입원환자 1명으로 환산
간호사	▶ 1일 입원환자 5인에 대해 2명, 단수에서 1인 추가 – 외래환자 12인은 입원환자 1인으로 환산
영양사	▶ 입원시설을 갖춘 종합병원, 병원, 치과병원, 한방병원 및 요양병원 – 1인 이상의 영양사 둠
의료기사	▶ 의료기관에는 보건복지부장관이 정하는 바에 따라 – 진료과목별로 필요한 수의 의료기사를 둠
보건의료정보관리사 (의무기록사)	▶ 종합병원에는 보건복지부장관이 정하는 바 – 필요한 수와 보건의료정보관리사(의무기록사)를 두도록 함(세칙은 없음)
간호조무사	▶ 의료기관에는 보건복지부장관이 정하는 바 – 필요한 수의 간호조무사를 둠 단) 간호사나 치위생사의 인력수급상 필요하다고 인정시 – 간호사 등의 정원의 일부를 간호조무사로 충당 가능
사회복지사	▶ 종합병원에는 사회복지사업법에 의거 – 사회복지사 자격을 가진 자 중 – 환자의 갱생, 재활, 사회복귀를 위한 상담 및 지도 담당요원 – 1인 이상 둠

(2) 기구정원

• 조직기구의 변경으로 인한 인원의 증감
• 조직도상 부, 과, 실 및 계 등을 설치함에 따라 필요한 정원

(3) 설비정원

- 시설, 장비 및 설비의 신설에 따라 운영할 기술직을 채용하는 것

(4) 산정정원

- 업무량(환자수 등), 질적 측면을 분석하여 정원관리를 하는 곳
- 업무량에 비례하여 필요로 하는 인원

3) 정원수 측정시의 영향

- 병원에서 정원 관리시 정원의 수를 측정하는데 미치는 영향
  - 병상규모
  - 입원 및 외래 환자수
  - 의료서비스 및 전문화수준

중요 내용

◐ 팀제 적용의 전제 조건
- ▶ 자율적 팀관리
- ▶ 팀제에 대한 경영층의 인지와 의지
- ▶ 팀 성과 중심의 보장

◐ 조직의 경영혁신 기법 용어
- ▶ 리스트럭처링(restructuring)
  - 인력 구조조정
- ▶ 아웃소싱(outsourcing)
  - 기업은 중심업무에만 집중
  - 중요도가 떨어지는 업무는 외부에 위탁하는 기법
- ▶ 다운사이징(downsizing)
  - 기업이 환경변화에 능동적으로 대처하기 위해
  - 비대해진 조직을 가볍고 역동적인 조직구조(팀제)로 개편하는 경영기법
- ▶ 벤치마킹(benchmarking) 우수사례모방
  - 몇 개 회사의 제품이나 기술, 경영방식 등을 면밀히 비교분석
  - 가장 뛰어난 성적을 달성한 기업의 경영기법을 배워
  - 자기 회사의 경영과 생산에 합법적으로 응용하는 기법

4.11 조직구조의 요인 및 선택시 영향

1) 조직구조의 요인

(1) 조직환경

- 조직이 자원을 획득하고 사용할 수 있는 능력을 제한하는 조직을 둘러싼 모든 세력

(2) 기술

- 과업의 성격과 그 과업을 위해 사용되는 기술과 이를 위한 조직의 구조(분업화, 표준화, 전문화) 사이에는 서로 상관관계가 있음

(3) 전략

- 조직이 달성할 목표가 무엇이냐에 따라 전략이 결정되는 것
  - 이로 인해 전략과 조직구조는 상호 밀접한 관련
- 과거의 생산자 중심 전략에서 오늘날은 고객 중심 전략

(4) 문화

- 조직은 시간의 흐름에 따라 시장, 상품 및 기술과 같은 환경의 변화로 인해 활동내용이 바뀌고 문제해결 원칙도 시대의 변동에 따라 바뀜

2) 조직구조 선택시 정치권력 영향 조건

(1) 조직구조의 정치권력 개입여부

- 조직의 불확실성이 높고 목표와 우선순위에 대한 의견이 다양
  - 합의가 이루어지지 않는 경우에 합의에 도달하기 위해 활용하는 메카니즘이 정치적 행동
- 의사결정과정이 매우 명확할 경우
  - 합리적으로 이루어지기 때문에 정치권력이 개입할 여지가 없음

(2) 조직구조 선택시 정치권력의 영향 조건

- 조직의 목표가 다수일 경우
- 대안의 선택에 있어 인간의 능력에 한계가 있을 경우
- 선택된 대안이 실패할 가능성을 가지고 있을 경우

중요 내용

◐ 집단적 갈등의 원인별 유형

1) 기능적 갈등
▶ 과업이나 목표 또는 역할의 비양립성으로 인해 발생

2) 계층적 갈등
▶ 조직에서 각 계층 간에 발생하는 갈등

3) 경쟁적 갈등
▶ 한 조직 내에서 여러 집단이 유사한 기능을 가질 때 발생

◐ 갈등관리 방법
▶ 상호 공동목표의 설정
▶ 조직구조의 변경
▶ 상위목표의 도입

5. | 조직화의 의미, 추세 및 단계

5.1 조직화의 의미

- 조직화란 수행되어야 할 과업은 무엇인지 사항
- 그런 수행을 누구에게 맡겨야 할 것인지 사항
- 과업을 어떠한 방법으로 한데 묶어야 할 것인지 사항
- 누가 누구에게 보고하게 할 것인지 사항
- 특정한 의사결정을 어느 위치에서 이루어지게 할 것인지 사항
- 상기 사항들을 선택하는데 관련된 관리의 기능

5.2 조직화의 추세

- 최근 조직화의 추세는 짧아지는 명령체계
- 넓어지는 관리의 폭
- 권한위임의 확대
- 느슨해지는 명령일원하 원칙
- 분권화와 집권화의 동시추구
- 축소되는 스텝부분

조직변화의 순서 및 단계

1) 조직변화의 순서

▶ 해빙단계 → 변화단계 → 재동결단계

2) 조직변화 단계

◐ 해빙단계

- 변화의 필요성을 인식하는 단계
- 고정된 습관을 녹임
- 내 · 외부의 저항요인 감소

◐ 변화단계

- 실제로 계획된 변화를 실행시키는 단계
- 시스템 및 휴먼 측면의 진화

◐ 재동결단계

- 새로운 방식이 안정될 수 있도록 정착시키는 단계
- 새로운 시도를 위한 내부적 혁신

5.3 조직화의 단계

1) 업무의 분화

- 조직목표를 달성하기 위해
  - 필요한 업무와 활동이 어떤 것이 있는가를 확인하고 특성을 고려

2) 업무 및 자원할당

- 상기에 분류된 업무나 활동을 세분화하여 각 개인에게 할당
- 가용자원을 할당

3) 부문화

- 유사한 업무를 묶어서 동일한 부서에 배치하는 것
  - 조직은 부문화를 통하여 합리적이고 효율적인 직무수행이 가능

4) 조정화

- 조직구성원의 다양한 직무를 조직의 궁극적 목표에 통합하기 위해 취하는 일련의 조직

조직 정원의 분류

◐ 법정정원
- ▸ 조직의 정원을 구분함에 있어 의료관계 법령 등에 의해서 설정된 정원
- ▸ 의료법 시행규칙에 의한 의료인 수
- ▸ 산업안전보건법령의 안전보건관리자

◐ 기구정원
- ▸ 조직기구의 변경으로 인한 인원의 증감
- ▸ 조직도상 부, 과, 실 및 계 등을 설치함에 따라 필요한 정원

◐ 설비정원
- ▸ 시설, 장비 및 설비의 신설에 따라 운영할 기술직을 채용하는 것

◐ 산정정원
- ▸ 업무량(환자수 등), 질적 측면을 분석하여 정원관리를 하는 곳
- ▸ 업무량에 비례하여 필요로 하는 인원

5.4 통제의 폭 결정시 고려사항

1) 조직방침의 명확성

- 조직의 계획이 명확하게 수립되어 있고 방침이 잘 규정되어 있음

- 권한 위양도 잘 되어 있어 부하가 무엇을 해야 하는지를 명확히 이해시
  - 관리자는 의사결정에 많은 시간을 쓰지 않으므로 관리 폭은 넓어짐

2) 부하의 과업성격

- 부하의 과업이 일상적이고 반복적이며 비전문적인 것일수록
  - 관리 폭은 넓어짐
  - 그 과업을 수행토록 하는 데 관리자가 부하들을 직접 접촉해야 할 필요성이 적기 때문

3) 객관적 표준의 이용 가능성

- 부하의 업무수행 결과의 객관적 평가기준이 명확할수록
  - 감독의 필요성이 적어지므로 관리 폭은 넓어짐

4) 부하의 능력

- 부하들이 유능하고 경험이 많으며 훈련이 잘 되어 있을 경우
  - 권한위임이 용이하고 관리자의 지도도 많이 요구하지 않으므로
  - 관리 폭이 넓어짐

5) 정보전달 능력 및 기법

- 모든 계획, 지시, 명령 또는 조직의 모든 문제를 구두로 직접 전달할 경우
  - 관리자는 과중한 시간부담을 갖게 되어 관리 폭이 좁아짐

6) 전문스태프의 이용 가능성

- 스태프에게서 업무상의 조언과 지원을 많이 받을수록
  - 보고서 작성과 같은 일상적인 작업에서 벗어날 수 있으므로
  - 관리자의 관리 폭은 넓어짐

7) 지역적 위치

- 부하들이 지역적으로 분산된 경우
  - 의사소통문제 때문에 지역적으로 동일 장소에 집중된 경우보다

– 관리 폭을 넓게 가질 수 없음

8) 기획조정 기능

- 목적설정, 예산편성, 실적평가 및 관련부서와의 업무조정 등
  – 관리자의 경영관리 기능이 많고 복잡할수록 관리 폭이 좁아짐

5.5 조직도의 의미 및 정보

1) 조직도(Organization chart)의 의미

- 조직구성원이 조직구조의 체계를 알 수 있도록 함
- 조직의 직위, 업무부서, 업무의 기능 및 업무의 제 관계를 표시하여 체계화한 것

2) 조직도의 파악 정보

- 분업, 직무유형
- 상사와 부하와의 관계, 의사소통의 경로
- 하위집단의 구성, 관리계층

6. | 조직형태 및 병원 상호의존의 기술 분류

6.1 조직형태의 의미 및 형태

1) 조직형태의 의미

- 조직의 형태는 자의적으로 만들어지는 것이 아님
- 조직이 가지고 있는 기본변수의 수준에 따라 형태가 만들어짐
  – 그 결과로써 조직의 효과성이 도출되는 것
- 조직의 기본변수
  – 상황변수인 규모, 기술, 환경, 전략, 권력관계의 영향을 받아 구성

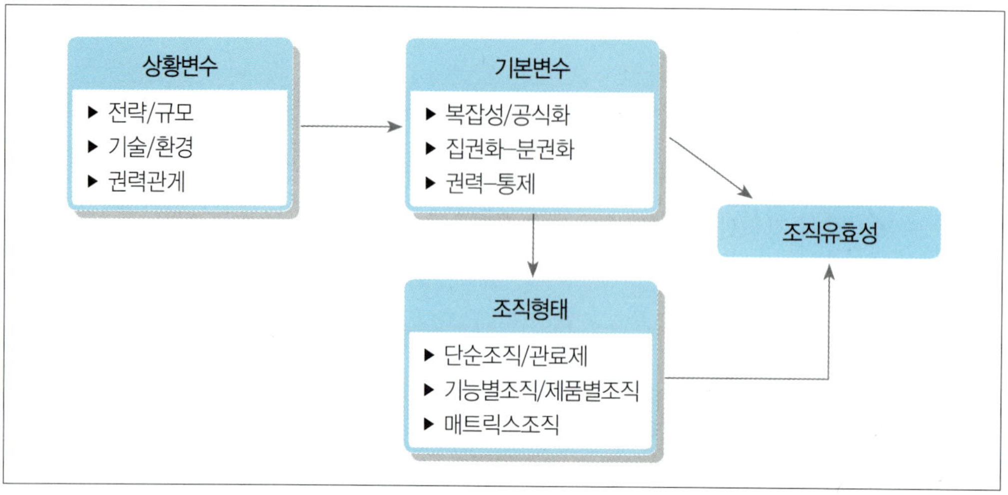

그림 3-6. 조직형태의 영향 요인

2) 조직의 형태

(1) 프로젝트(project) 조직

- 고도의 산업에서 일정기간 내에 특정의 과제에 많은 기술과 자원을 집중시키기 위한
  - 구조적 수단으로 사용하는 조직
- 여러 분야의 전문가로 구성되어 있음

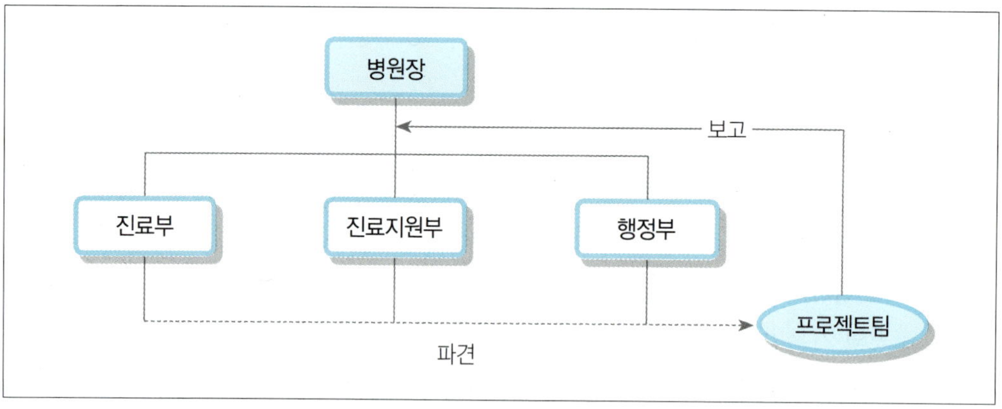

그림 3-7. 프로젝트 조직구조도

(1) 프로젝트 조직의 의미

- 프로젝트 조직(project structure)은 기능식 조직구조의 바탕 위에
  - 특정 임무나 과제가 주어지면 그 일을 해결하기 위해
  - 관련 기술을 지닌 사람들을 각 부서에서 선발
  - 문제를 해결하는 일정 시점까지 운영하는 조직
- 정해진 기간 동안 특수 업무를 부여받아 해결하기 위해 임시로 운영되는 방식
- 문제해결을 위하여 조직이 유연성을 확보하는 것이 필수
  - 임무를 완수하면 팀이 해체되고 구성원들은 다른 프로젝트 팀으로 이동
  - 또는 원래 소속된 부서로 돌아감
- 프로젝트 조직은 고도의 산업에서 일정기간 내에 특정의 과제에 많은 기술과 자원
  - 이를 집중시키기 위한 구조적 수단으로 사용하는 조직
- 여러 분야의 전문가로 구성되어 있음
- 고전적 조직구조와는 달리 전문가 사이에 직접적인 수평관계를 강조하는 조직
- 조직과 기능식 조직을 절충하는 조직

(2) 프로젝트 조직의 사례

- 최근 국내 병원들은 각종 인증이나 평가에 대비
  - 프로젝트팀을 운영하는 사례가 빈번해지고 있음

2) 매트릭스(matrix) 조직

(1) 매트릭스 조직의 의미

- 매트릭스 조직은 기능식 구조와 사업부제 구조를 결합시켜 놓은 형태
  - 수평적 연결이 강한 것이 특징
- 기술적 전문성과 제품혁신이나 변화가 조직의 목표를 달성하는데 중요할 경우에 사용될 수 있음
- 조직 구성원은 기능부서의 장과 사업부서의 장이라는 두 명의 상사를 상대해야 함
- 보통 연구소와 종합병원과 같은 전문적 조직에서 사용하는 조직형태
  - 외부환경 적응과 내부 효율성을 최대화시키려는 구조

  예) 병원 간호사들은 병원 전체적으로는 간호부서 소속이면서 특정 진료부서에 소속

– 특정 진료부서에 소속되어 근무하게 될 때 간호부장과 진료과장인 의사
– 이들 두명의 지휘자를 두게 됨

(2) 매트릭스 조직의 특징

- 분화와 통합을 조화시킬 수 있음
- 조직의 환경영역이 복잡하여 불확실할 때 유용
- 기능부서와 사업부서간의 갈등 조정 가능
- 병원조직은 다양한 전문인력으로 구성되어 있음
- 조직구조가 복잡
- 일괄적인 통제와 조정이 어렵다고 볼 수 있는 조직의 조직구조로 적당한 형태
- 프로젝트 조직이 기능적, 계층적 조직에 추가되었을 때 나타나는 조직
- 전통적 기능조직은 상하관계이나 수평적(측면적), 수식적(계층적) 조직
  예) 병원

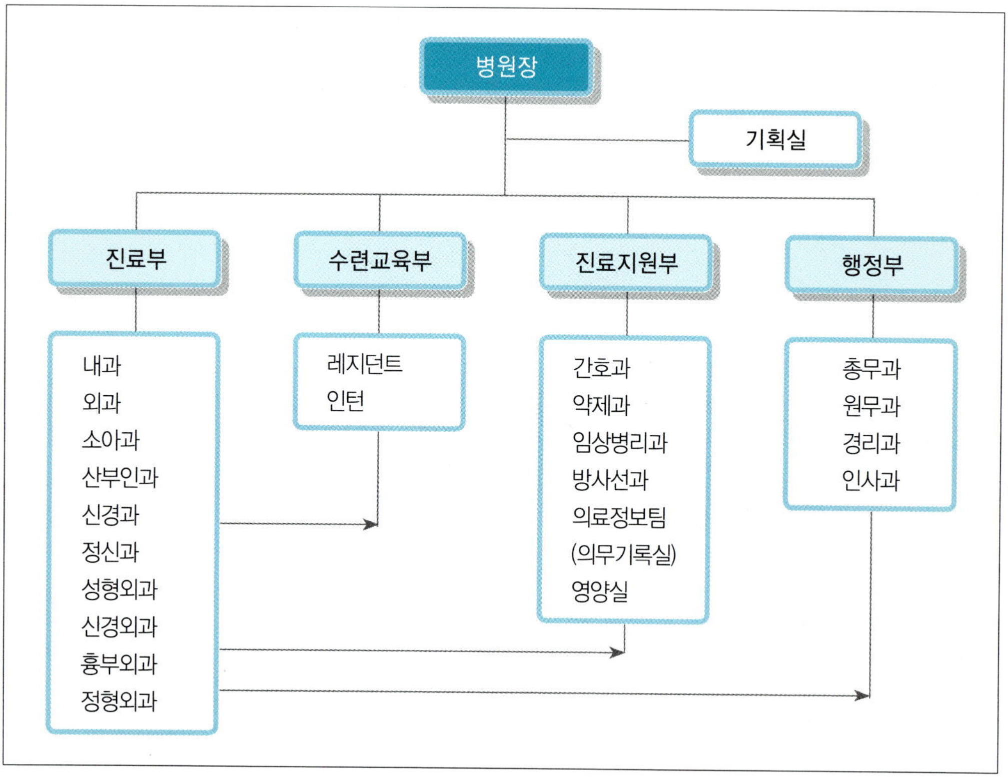

그림 3-8. 매트릭스 조직구조도

(3) 매트릭스 조직의 장점

- 매트릭스 조직의 장점은 필요한 조정을 통해 이중적인 고객의 요구에 대응 가능
- 여러 제품 라인에 걸쳐 인력을 유연하게 공유하거나 활용할 수 있음
- 불완전한 환경에서 요구되는 복잡한 의사결정을 원활히 할 수 있음

(4) 매트릭스 조직의 단점

- 이중보고체계로 직원들이 혼란을 겪을 수 있음
- 다양한 인간관계로 인한 갈등과 스트레스가 큼
- 빈번한 회의와 갈등 조정으로 시간낭비가 커짐

(5) 소시오 매트릭스(Sociomatrix)

- 소시오 매트릭스
  - 소집단의 구성원들 사이에서 일어나는 흡인, 무관심 또는 거부의 유형을 알아내는데 쓰이는 사회심리학적 인간관계연구의 한 기법
  - 일정범위의 사람들의 집합 내에서 상호적인 선택이나 배척의 배치
- 조직 내 직원들 간의 상호관계를 말해주는 척도
- 관찰, 면접 및 검사 등 여러방법을 사용
- 직원들 간의 선호와 우호관계에서 나타나는 구조를 평가하는 방법
- 각종 조직에서는 인간관계관리 기법 중의 일종인 소시오 매트릭스
  - 이를 통해 가장 친밀한 사람들끼리 함께 작업할 수 있는 기회를 제공
  - 성과를 높일 수 있을 것임

3) 기능식 조직

- 기능적 조직구조는 연구개발, 생산, 마케팅, 관리 등
  - 공통적인 기능을 중심으로 활동이 부서화되는 구조
- 병원조직이 기본적으로 진료부서, 진료지원부서, 행정부서와 같이 기능별로 분화되어 있는 것
- 과업활동과 관련된 모든 지식과 기술을 결합하여 깊이 있는 지식을 제공
- 강점은 기능부서 내에서 규모의 경제효과를 보임
- 기능별 목표를 달성하기가 용이하고 소수의 제품만을 생산하는 조직에서 유리

- 약점으로는 환경변화에 대한 반응이 느리고 의사결정이 최고경영층에서 집중됨
  - 과부하 문제가 발생하며 부서간 갈등 시에 조정이 어려움
  - 혁신이 잘 이루어지지 못함

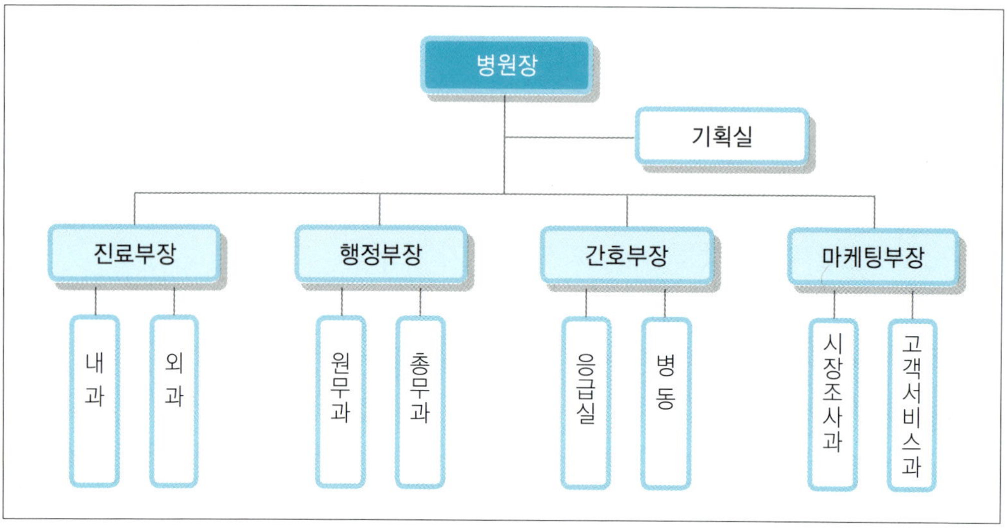

그림 3-9. 기능식 조직구조도

4) 개방체계 조직

- 개방체계 조직
  - 조직 구성의 모든 요소들사이에서 상호관련성과 상호의존성을 강조하는 조직체계
  - 하위체계 등으로 이루어지는 조직체계

5) 사업부 조직

- 사업부 조직은 고도의 사업에서 일정기간 내에 특정의 과제
  - 이에 많은 기술과 자원을 집중시키기 위한 구조적 수단으로 사용하는 조직
- 프로젝트 조직과 유사한 개념

6) 관료제 조직

(1) 관료제 조직의 모형

- 관료제 조직구조에 대한 관점은 독일 사회학자 Max Weber에 의해 제시

- 완벽하게 합리적이고 작업 또는 사물능률을 극대화할 수 있는 조직을 구상
- 이상적인 조직을 만들고자 했음

• 병원도 관료제적 특성을 지니고 있는 조직

(2) 관료제 조직의 특징

• 목표는 분명하게 외부로 드러남
• 조직 내 직위들은 피라미드 모형의 계층으로 배열됨
  - 권한은 조직계층을 따라 올라갈수록 증대됨
• 구성원의 선발은 사적인 관계보다 그들의 자질에 근거함
• 그 직위에 필요한 자격요건을 근거로 하여 누구를 채용할지를 결정

표 3-6. 조직의 분류 및 병원조직 상호의존 기술

조직의 분류	병원조직 상호의존 기술
◐ 프로젝트(project) 조직 ▶ 특정의 과제에 많은 기술과 자원을 집중시키기 위한 구조적 수단으로 사용하는 조직 ▶ 여러 분야의 전문가로 구성 ▶ 전문가 사이에 직접적인 수평관계 ▶ 조직과 기능식 조직 절충 ◐ 매트릭스(matrix) 조직 ▶ 분화와 통합을 조화시킬 수 있음 ▶ 조직의 환경영역이 복잡하여 불확실할 때 유용 ▶ 기능부서와 사업부서간의 갈등 조정 ▶ 일괄적인 통제와 조정이 어려움 ▶ 프로젝트 조직이 기능적, 계층적 조직에 추가 시 나타나는 조직 ▶ 수평(측면적), 수식(계층적) 조직 ◐ 개방체계 조직 ▶ 조직 구성의 모든 요소들 사이의 상호관련성과 상호의존성 강조 ▶ 하위체계로 구성되는 조직체계 ◐ 사업부 조직 ▶ 일정기간 내에 특정의 과제에 많은 기술과 자원을 집중시키는 구조적 수단으로 사용하는 조직 ▶ 프로젝트 조직과 유사한 개념	◐ 집약형 기술 ▶ 병원조직이 목표달성과 함께 운영의 효과성 높이기 위해 기본 구비 기술 ◐ 순차적 상호의존성(연속형 기술) ▶ 한 부서의 활동이 다른 부서의 활동에 직접적 관련된 상호의존성 ▶ 상호의존성 정도가 집합적 상호의존성 정도보다 높음 ◐ 교호적 상호의존성(집약형 기술) ▶ 하나의 과업을 수행하기 위해 여러 부서의 활동이 동시에 상호 관련 ▶ 부서간 상호의존성 가장 높은 상태 ◐ 집합적 상호의존성(중개형 기술) ▶ 부서간의 상호의존성이 거의 없는 형태 ▶ 각 부서는 독립적으로 조직의 공동 목표에 공헌

(3) 관료제 조직구조

- 관료제 조직의 구조에는 기계적 관료제 조직구조와 전문적 관료제 조직구조가 있음
- 기계적 관료제 조직구조
  - 고도로 일상적인 운영상의 과업과 매우 공식화된 규칙이나 기능별 부서로 나누어진 과업을 수행
  - 의사결정이 집권화되어 있고 공식적인 명령의 연쇄에 따른 의사결정
  - 고도로 정교하게 만들어진 라인계층과 참고계층으로 나누어 일이 수행되는 조직

6.2 병원조직의 상호의존의 기술 분류

1) 교호적 상호의존성 : 집약형 기술

- 병원조직이 목표달성과 함께 운영의 효과성을 높이기 위하여 기본적으로 갖추고 있어야 할 기술
- 하나의 과업을 수행하기 위하여 여러 부서의 활동이 동시에 상호 관련되어 있는 것
- 관련 부서간 상호의존성이 가장 높은 상태

중요 내용

◐ 조직구조 구성의 기본 변수
▶ 복잡성, 공식화, 집권화–분권화, 권력–통제 등

◐ 조직문화의 의미
▶ 조직 구성원들의 공유된 가치나 신념의 체계
▶ 구성원에게 행위기준을 제시함으로써 그들을 결합시키는 접착체 구실을 함

◐ 병원에서 정원관리시 정원의 수 측정시 미치는 영향
▶ 병상규모, 의료서비스 및 전문화 수준
▶ 입원 및 외래 환자수

◐ 조직의 목표 기능
▶ 효과성, 미래지향성, 평가의 기준, 정당성

2) 순차적 상호의존성 : 연속형 기술

- 한 부서의 활동이 다른 부서의 활동에 직접적으로 관련되어 있는 상호의존성
- 상호의존성 정도가 집합적 상호의존성 정도보다 높음

3) 집합적 상호의존성 : 중개형 기술

- 부서간의 상호의존성이 거의 없는 형태
- 각 부서는 독립적으로 조직의 공동목표에 공헌

6.3 병원조직 구조 및 설계 시 고려사항

1) 병원조직의 구조 및 설계의 영향

- 조직 사명의 구체성 여부
- 복잡하고 변동이 심한 보건의료시장
- 조직 내부의 정치권력 역학관계 등 각종 변화

2) 병원조직의 환경

(1) 외부환경

- 오늘날 보건의료시장 환경은 복잡하고 변동 심함
  예) 노인인구 증가에 따라 급성기 병원들이 요양병원으로 대거 전환되었음
- 소비자들의 권한이 강회되고 소비자운동이 활성화됨
  – 이에 따라 상담이나 법률서비스 부서가 새로 생기거나 커지게 됨
  – 법률의 개정이나 정부의 정책 또한 병원 경영에 중요하게 영향을 미치고 있음

(2) 조직의 사명

- 시대가 변하면서 병원들은 영역 변화에 따른 영향을 받고 있음
  예) 성형외과의 경우
    – 진료의 기준이 미적인 요소로 변화되고 있음
    – 과거 원상회복 진료 위주의 사명보다 미적 요소 추구 사명 중시

(3) 조직요소

- 조직문화의 변화는 조직구조의 변화에 중요한 영향을 미침
  - 팀제의 도입 : 조직을 수평으로 만듦
  - 지주회사 설립 : 지배구조의 변화를 가져옴

    ☞ • 지주회사 : 타회사 주식의 보유로 그 회사를 독점적으로 지배하는 회사
    • 자회사 : 지배를 받는 회사를 자회사라고 함

(4) 조직문화

- 조직문화의 변화는 조직구조의 변화에 중요한 영향을 미침
- 직원들의 가치관 변화, 고객만족도 조사와 대응, 지역사회와의 연계 강화전략
  - 조직구조의 변화를 가져옴
- 직원들의 가치관이 고객 중심이 되면 조직구조는 수평적이 되어야 할 것임
- 지역사회와의 관계의 중요성이 강조될 경우
  - 경계관리가 강조되는 개방형 조직구조가 되어야 할 것임

(5) 정치권력

① 정치권력의 의미

- 조직 내에 상존하는 정치권력의 역학관계는 조직구조를 바꾸게 만드는 중요 요인
- 피라미드형 조직구조로는 동기유발을 시킬 수 없음
- 병원 조직 내에 자원은 한정되어 있음
  - 그 자원을 쟁취하기 위한 권력투쟁은 항상 있기 마련
- 최근 한국의 경우 간호사를 비롯한 전문가 집단의 자기 몫 찾기가 가열됨
- 과거 의사 중심의 조직구조가 다원화 체제로 변해 감
- 병원에는 불확실성이 존재하고 이것의 해결을 위해 다양한 전문가집단이 관계함
  - 이로 인해 비공식 집단의 활동이 활발하게 이루어짐
- 비공식 리더의 협조여부는 조직운영에 중요한 영향을 미침

② 정치권력의 개입 이유

- 조직의 불확실성이 높고 목표와 우선순위에 대한 의견이 다양
  - 합의가 이루어지지 않을 경우
  - 합의에 도달하기 위해 활용하는 매커니즘이 정치적 행동임
- 의사결정과정이 매우 명확할 때는 합리적으로 이루어짐
  - 이로 인해 정치권력이 개입할 여지가 없음

③ 조직구조 선택시 정치권력의 영향 조건

- 조직의 목표가 다수일 경우
- 대안의 선택에 있어 인간의 능력에 한계가 있을 경우
- 선택된 대안이 실패할 가능성을 가지고 있을 경우

(6) 인적자원

- 인적자원은 조직구조에 중요한 영향을 미치는 요소
- 피라미드형 조직구조로는 동기유발을 시킬 수 없음
- 고도의 전문성을 가지고 있는 의사들이 직원처럼 고용되는 경향이 커짐
  - 그에 따라 병원조직 역시 이원적 권위구조에서 점차 벗어나게 될 것임

병원조직 중요 내용

◐ 병원조직의 환경

▶ 과거 공급자 주도 시장의 접근방법 혁신
- 지속가능성 보장받을 수 있는 당위성 부여

▶ 모든 조직 소비자 주도 시장으로 경영환경 변화
- 소비자 운동의 확대 및 강화

▶ 의료보장조직의 규제와 통제 강화

▶ 대자본의 병원산업 참여와 경쟁심화

◐ 병원조직의 구조적 설계시 고려 요인

▶ 조직 사명의 구체성 여부

▶ 복잡하고 변동이 심한 보건의료시장

▶ 조직 내부의 정치권력 역학관계 등 각종 변화

▶ 직원들의 가치관의 변화, 고객만족도 조사와 대응
- 더불어 지역사회와의 연계 강화 전략은 조직구조 변화 가져옴

▶ 조직에 진입하고 있는 영상세대 또는 게임세대
- 전후세대와는 다른 인식구조를 가지고 있음

실전문제

* 가장 맞는 것에 번호를 기재하시오.

1. 전문직이나 고위층을 선발시 여러 명의 면접자가 한사람의 지원자를 상대로 면접하는 방법은?

① 스트레스(stress) 면접
② 집단(group) 면접
③ 개별(individual) 면접
④ 보오드(board) 면접
⑤ 실무(practical) 면접

2. 조직 내부의 4가지 요소로 강점과 약점 및 외부환경의 기회와 위협의 분석 기법은?

① QA
② SWOT
③ MBO
④ CQl
⑤ TQM

3. 병원조직의 특성으로 옳은 것은?

① 다양한 직종의 인력 참여로 과업구조의 복잡
② 수익성을 추구하며 노동집약적 요소가 많은 조직
③ 지배권위의 일원성으로 목적의 상충성이 발생
④ 자본집약적이면서 생산된 서비스의 품질관리가 용이
⑤ 의료와 관리가 추구하는 목표 간의 조화되는 구조

4. 인적자원 관리가 병원조직에서 중요시되는 것으로 옳지 않은 것은?

① 인적자원 가치의 인식 변화
② 복잡한 조직체계
③ 목표달성을 위한 협력 및 조정 필요
④ 노동자 정책의 약화
⑤ 조직의 대형화

정답 1. ④ 2. ② 3. ① 4. ⑤

실전문제

5. 병원조직의 환경으로 옳지 않은 것은?

① 의료보장 통제의 강화　② 대자본의 병원참여
③ 외국병원의 진출　④ 소비자운동 제한
⑤ 정부의 경쟁유인책 시도

6. 구성원에게 행위기준을 제시함으로써 결합시키는 접착제 구실을 하는 구성원들의 고유 가치 및 신념 체계는?

① 조직문화　② 조직생활
③ 조직단결　④ 조직언어
⑤ 조직영역

7. 병원 조직행위의 장애요인으로 옳은 것은?

① 동료평가　② 의사소통장애
③ 업무집중　④ 직무불이익
⑤ 업무제거

8. 조직구조가 복잡하고 통제와 조정이 어렵고 다양한 전문인력 구성의 병원조직은?

① 매트릭스 조직　② 기능적 조직
③ 사업부 조직　④ 구조 조직
⑤ 산업 조직

9. 한 부서의 활동이 다른 부서의 활동에 직접적으로 관련되어 있는 상호의존성 기술은?

① 중개형 기술　② 단속형 기술
③ 연속형 기술　④ 집약형 기술
⑤ 직무형 기술

정답　5. ④　6. ①　7. ②　8. ①　9. ③

실전문제

10. 조직화의 추세로 옳지 않은 것은?

① 넓어지는 관리의 폭 ② 권한위임의 확대 ③ 짧아지는 명령체계
④ 축소되는 스탭부분 ⑤ 조직의 질서 강화

11. 정원 중 조직도상 부, 과, 실 및 계 등을 설치함에 따라 필요한 정원은?

① 산정정원 ② 법정정원 ③ 기구정원
④ 설비정원 ⑤ 조직정원

12. 병원조직이 추구하는 미래조직 모형으로 옳은 것은?

① 피라미드 조직 ② 전산조직 ③ 계열조직
④ 프로세스 조직 ⑤ 개별조직

13. 인간이 기울일 수 있는 주의력 범위에 한계가 있어 부하수와 직무량의 적절성을 강조하는 조직이론은?

① 조직의 원리 ② 통솔범위의 원리
③ 경영의 원리 ④ 권한 책임의 일원화 원리
⑤ 계층제의 원리

14. 조직의 경영혁신기법 중 인력 구조조정에 해당되는 것은?

① outsouricng ② benchmarking ③ restructuring
④ downsizing ⑤ benchmarking

15. 팀제 적용의 전제조건으로 옳은 것은?

① 팀 성과 중심의 보상 ② 팀 성과저하의 처벌
③ 팀원의 의지 ④ 타율적 팀조절
⑤ 계층의 수직화

정답 10. ⑤ 11. ③ 12. ④ 13. ② 14. ③ 15. ①

실전문제

16. 시스템 및 휴먼 측면의 진화에 해당되는 조직변화의 단계는?

① 해빙단계
② 재동결 단계
③ 변화단계
④ 체계단계
⑤ 혁신단계

17. 각기 기능이 다른 집단 간에 발생하는 갈등의 유형은?

① 계층적 갈등
② 이질적 갈등
③ 수평적 갈등
④ 경쟁적 갈등
⑤ 기능적 갈등

18. 갈등관리 방법으로 문제해결을 위한 것은?

① 조직구조의 일관성
② 상호 공동목표의 설정
③ 하위목표의 도입
④ 수평목표의 도입
⑤ 진료와 행정의 이원 구조 형성

19. 병원조직이 추구하는 미래조직 모형으로 연결된 것은?

① 팀 조직-프로세스 조직-네트워크 조직
② 팀 조직-피라미드 조직-네트워크 조직
③ 팀 조직-프로세스 조직-피라미드 조직
④ 수직조직-프로세스 조직-네트워크 조직
⑤ 수평조직-피라미드 조직-네트워크 조직

20. 병원에서 정원 관리시 정원의 수를 측정할 경우 가장 영향 요인이 아닌 것은?

① 입원 환자 수
② 외래 환자 수
③ 일반특성 수준
④ 병상규모
⑤ 의료서비스 및 전문화 수준

정답 16. ③ 17. ⑤ 18. ② 19. ① 20. ③

실전문제

21. 기능식 조직의 특징으로 옳지 않은 것은?

① 기능부서 내에서 규모의 경제효과를 보인다
② 부서간 갈등조정이 어렵고 혁신이 잘 이루어지지 못한다.
③ 지식과 기술의 결합으로 깊이 있는 지식을 제공한다.
④ 기능부서 내에서 규모의 경제를 이룩할 수 있다.
⑤ 환경변화의 반응이 신속하고 의사결정이 분산되어 있다.

22. 병원조직의 구조와 설계에 영향을 미치는 상황으로 옳지 않은 것은?

① 병원 조직 구성원의 가치관의 고수
② 복잡하고 변동이 심한 보건의료시장
③ 조직 사명의 구체성 여부
④ 고객만족도 조사와 대응의 조직구조 변화
⑤ 조직 내부의 정치권력 역학관계 등 변화

23. 조직구조를 구성하는 기본 변수로 옳지 않은 것은?

① 집권화-분권화 ② 환경 ③ 복잡성
④ 권력-통제 ⑤ 공식화

24. 공식화의 기법으로 옳지 않은 것은?

① 규칙과 절차 ② 역할요구 ③ 의식
④ 의사결정 ⑤ 훈련

25. 관찰, 면접 및 검사 등을 사용하여 직원들 간의 선호와 우호관계에서 나타나는 구조를 평가하는 방법으로 조직 내 직원들 간의 상호관계를 말해 주는 척도는?

① 제안제도 ② 프로젝트 조직 ③ 소시오 매트릭스
④ 개방체계 조직 ⑤ 사업부 조직

정답 21. ⑤ 22. ① 23. ② 24. ④ 25. ③

실전문제

26. 기계적 조직의 특징으로 옳은 것은?

① 과업의 지식과 통제 권한이 조직의 상층부에 집중
② 수평적 의사소통
③ 조직 구성원은 부서의 공통과업 달성에 기여
④ 위계가 엄격하지 않음
⑤ 과업의 지식 권한이 조직의 모든 부분에 분산

27. 성공적 조직변화에 필요한 요소 중 채택에 대한 설명으로 옳은 것은?

① 조직 구성원 전체가 새로운 아이디어를 활용
② 경영자들이 위기감을 느껴 변화의 필요성을 인지
③ 변화의 결정에 대한 이사회의 법적 서명이 있어야 함
④ 경영자들이 새로운 기법 또는 행동을 활용하는 것
⑤ 새로운 아이디어로 새로운 제품, 서비스 및 행동방식

정답 26. ① 27. ③

4

교육훈련

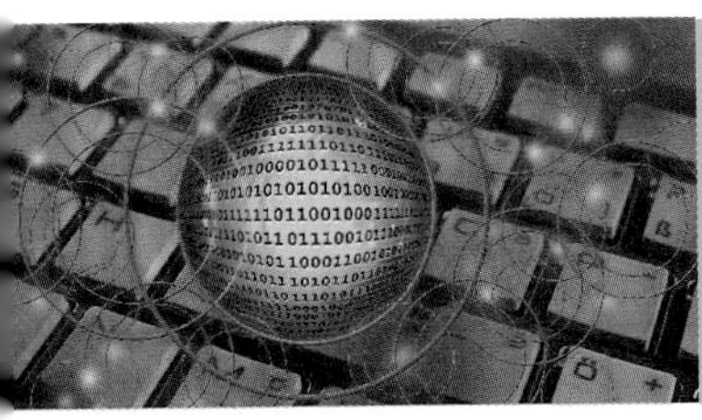

1. 교육훈련의 의미, 목적 및 기본원리
2. 직장 내 · 외 교육훈련방식
3. 교육훈련의 종류
4. 교육훈련방법의 유형 및 내용
5. 감수성 훈련(Sensitivity training)

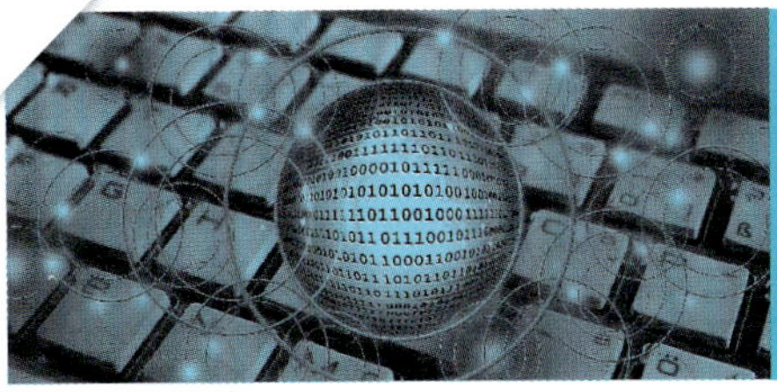

제4장

교육훈련

1. | 교육훈련의 의미, 목적 및 기본원리

1.1 교육훈련(Education training)의 의미

- 교육훈련은 새로 채용된 직원들이 현장에 배치된 후
  - 그들 각자가 지닌 자격과 능력을 직무환경에 맞도록 개발함
  - 직무수행의 효과를 극대화함
- 현재 근무하고 있는 직원들 역시 새로운 기술과 능력을 갖도록 함
  - 변화하는 환경에 능동적으로 대처하고 자신의 조직의 발전
  - 이에 기여토록 하기 위한 학습행위

1.2 교육훈련(Education training)의 목적

- 교육훈련은 새로 채용된 직원들이 현장에 배치된 후
  - 그들 각자가 지닌 자격과 능력을 직무환경에 맞도록 개발함
  - 직무수행의 효과를 극대화함
- 현재 근무하고 있는 직원들 역시 새로운 기술과 능력을 갖도록 하여 변화하는 환경에 능동적으로 대처하고 자신의 조직의 발전에 기여토록 하기 위한 학습행위
- 인재육성을 통한 조직의 기술축적

- 의사소통의 원활화를 통한 조직협력
- 자기발전의 욕구충족을 통한 동기유발

1.3 교육훈련의 기본원리

1) 교육훈련 기본원리의 의미

- 교육훈련은 학습이론에 그 기반을 두고 있음
- 학습(learning)이란 훈련이나 경험의 결과로 발생하는 비교적 영구적인 행동의 변화를 뜻함
- 조직 안에서 이루어지는 개인의 학습은 경험, 피드백 및 의도적 관행(전해 내려오는 기술과 원리에 대한 이해 등)으로부터 영향을 받음

2) 학습곡선(Learning curve)

(1) 학습곡선의 의미

- 효과적인 교육훈련을 위해서는 학습과 기본원리를 이해하는 것이 중요
  - 이것을 그래프로 표시한 것이 학습곡선
- 교육훈련 담당자는 학습곡선에 대한 지식과 그 의미를 잘 인식하고 있어야 함
- 학습곡선은 개인에게서 학습이 항상 일어나는 것이 아님
- 일정한 비율이나 양으로 증가하지도 않는다는 것을 보여 주고 있음
- 피훈련자는 일정한 과제를 익히는데 시간이 너무 오래 걸리기도 함
- 도중에 학습을 중지할 수도 있음
- 교육훈련 담당자는 학습곡선의 원리에 의하여 피훈련자가 낙심하지 않도록
  - 격려해 줄 수 있음

(2) 학습곡선의 내용

- 학습곡선에서 피훈련자는 처음에는 매우 느리게 배움
- 피훈련자가 학습 환경에 적응하도록 하기 위하여 관리자의 역할이 중요시 됨
- 관리자는 피훈련자가 학습의 필요성을 인식하도록 동기유발을 높여야 함
- 다음으로 피훈련자가 학습에 대한 필요성을 인식하게 되면

– 자신감이 생기고 동기유발이 이루어져 학습에 가속이 붙고

– 강화작용에 의하여 학습의 효과도 나타나게 됨

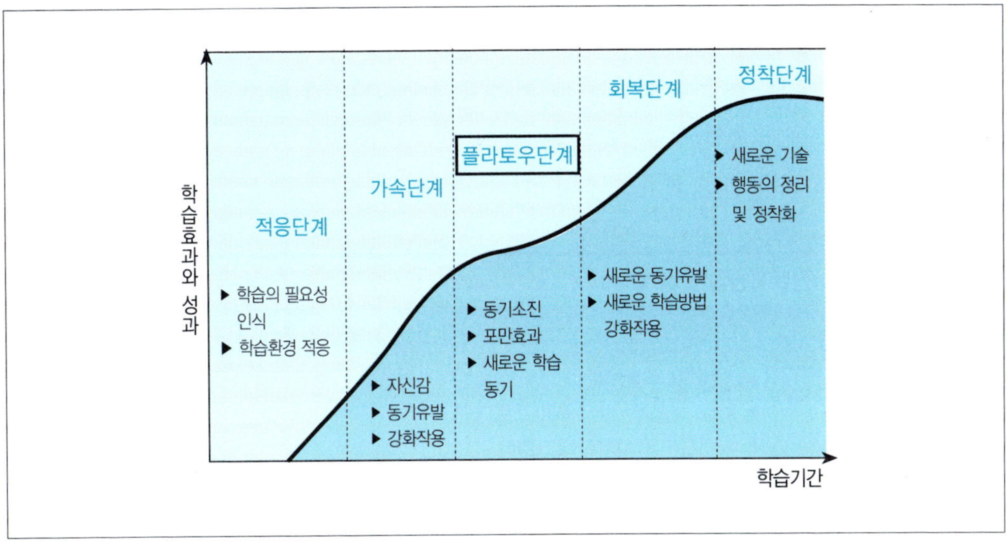

그림 4-1. 학습곡선

(3) 플라토우(Plasteau)의 의미

① 플라토우의 의미

- 학습곡선은 일반적으로 피훈련자들은 처음에는 더디게 배움
- 훈련에 대한 동기부여가 이루어지기 위해서는 학습의 필요성을 인식하도록 하는 것이 중요
- 학습이 이루어지는 중간 단계점에서 발전이 정체되는 현상을 보임
  – 이와 같은 현상을 플라토우라고 함

② 학습곡선의 플라토우 단계

- 플라토우에 이른 피훈련자들은 새로운 학습동기와 방법을 모색
  – 의욕을 회복함으로써 결국 정상에 도달할 수 있음
- 일정한 시간 후에는 플라토우라고 하는 고원지대에 도달하게 됨
- 이 단계는 학습의 효과가 거의 나타나지 않는 일종의 휴지기임

- 기존 학습방법의 효율성에 한계가 나타남
- 피훈련자의 학습의욕이 소진되기 때문에 나타나는 현상

• 이 시점에서는 새로운 학습 추진 동기와 방법이 모색되어야 함
• 새로운 학습동기가 부여되고 학습방법도 새롭게 개발되어 적용됨
  - 따라서 학습효과가 재생되어 회복단계를 거치게 됨
• 결국에는 정상에 도달하게 됨
  - 이때 성과도 최고 수준에 다다르게 됨

표 4-1. 교육내용 : 진료지원업무 사례

구분	교육내용	교육대상	교육기간
의무기록관리	▶ 질병 및 수술분류 ▶ 챠트 색출 및 반납관리 프로그램 ▶ 퇴원챠트 Assembling scan ▶ 누락검사지 부착 및 관리 ▶ 의무기록사본 발급업무	의무기록팀	7일
임상병리관리	▶ 장비 사용법 ▶ 검사결과입력 및 data 관리 ▶ 출력물 사용법 ▶ 실습	임상병리과	2개월
기능검사관리	▶ 단말기조작 및 응급처치법 ▶ Order 접수관리 ▶ 검사결과 처리	기능검사담당	3개월
방사선관리	▶ 단말기조작법 및 응급처치법 ▶ 각 촬영실 직장훈련(OJT) ▶ PACS 관리 및 운영 ▶ 감염관리 ▶ 화재 및 전기 안전 관리	방사선	1개월
약품조제관리	▶ 약품별(경구/주사/외용) 조제관리 ▶ 약품정보실 관리 ▶ 향정신성 및 마약 관리 ▶ 처방출력관리 ▶ 투약번호관리	약제과	7일
종합검진 및 신경관리	▶ 단말기 조작업 및 응급처치법 ▶ 예약접수 관리 ▶ 결과표 관리 ▶ 발송 Data 관리 ▶ 기타 화면처리 운영방법 ▶ 실습	검진 및 신검담당	1개월

2. | 직장 내 · 외 교육훈련방식

2.1 직장 내 교육훈련(On the job training, OJT)

1) 직장훈련(OJT)의 의미 및 모델

(1) 직장훈련(OJT)의 의미

- 직장 내 훈련은 흔히 OJT라고 칭함
  - 이것은 부서 내에서 일을 해 나가는 과정에서 상사가 훈련을 시키는 것을 말함
  - 직장에서 구체적인 임무에 접하여 상사가 부하에게 직접적으로 개별지도를 함
  - 더불어 교육훈련을 하는 방법
- 직장훈련(OJT)은 장소에 따른 교육훈련 분류시
  - 직장 내에서 실시하는 교육훈련
- 교육훈련에 있어 OJT가 차지하는 비율이 약 80% 이상 해당

(2) 직장훈련 : 기업 내 교육훈련

- 기업 내에서의 종업원 교육 훈련방법의 일종
- 직장에서 직무를 수행하는 과정에서 직속 상사가 부하직원을 직접적으로 개별지도하는 교육훈련방식
- 피교육자인 종업원은 직무에 종사하면서 지도교육을 받게 됨
- 업무 수행이 중단되는 일이 없는 교육훈련방식
- 표준화된 지도 매뉴얼 사용 가능

2) 직장 내 교육훈련의 장점

- 교육훈련이 실제적
- 상사나 동료의 이해와 협조를 강화 및 촉진시킴
- 훈련을 하면서 직무를 수행
- 교육훈련의 비용 절감

3) 직장훈련(OJT) 성공을 위한 동기부여 모델

- 병원 현장에서 OJT가 성공하기 주요 조건
  - 직원의 자기개발 욕구를 어떻게 불러일으킬 것인가 하는 것
- 이 문제를 해결하기 위한 OJT 동기유발 유인 모델 제시함(그림 4-2)
  - 내적 및 외적 동기부여 → 학습의욕의 증대 → 자기개발 및 OJT의 욕구

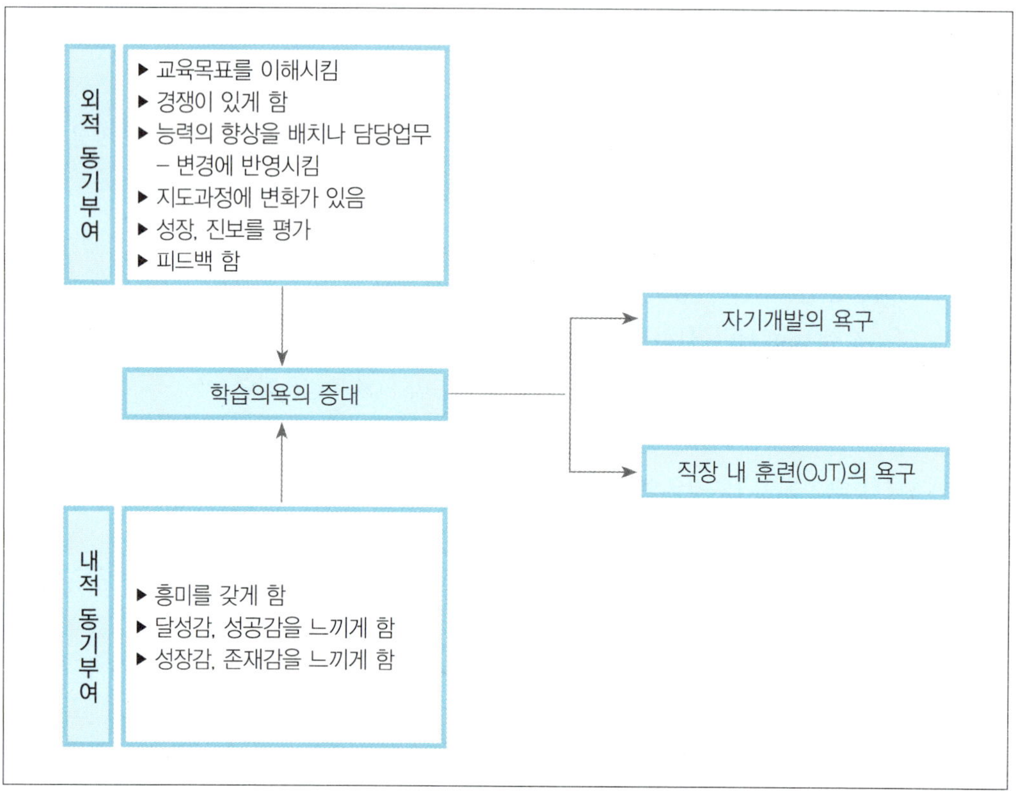

그림 4-2. 직장 내 훈련(OJT) 성공을 위한 동기부여 모델

2.2 직장 외 교육훈련(Off the job training, OFF JT)

- 직무 외 교육훈련은 직장 내 교육훈련(OJT) 외 모든 교육훈련을 칭함
- 상사 외 다른 사람에 의해서 이루어지는 직무 외 훈련
- 조직 내에 있는 연수원과 같은 특정교육시설을 통한 교육훈련은 물론
  - 대학이나 각종 국내외 연수기관과 같은 직장외부의 전문적 훈련기관

– 여기서 단계적 실시하는 교육훈련도 모두 포함

- 현장 외 교육 또는 집합교육이라고 함
- 업무를 실시하는 장소를 떠나서 직무수행에 공통적으로 필요한 지식, 기술 및 태도에 대해 시행되는 교육훈련
- 업무수행과정 외에 각별히 시간과 장소를 선택해 행하는 업무 외 훈련 또는 연수

표 4-2. 직장 내 및 직장 외 교육훈련

직장 내 교육훈련(OJT)	직장 외 교육훈련(OFF JT)
▶ 기업 내 종업원 교육 훈련방법 ▶ 부서 내 상사가 일을 해나가는 과정에서 상사가 직접 교육 ▶ 개별지도의 특성이 강함 ▶ 표준화된 지도 매뉴얼 사용 가능 ▶ 업무 수행이 중단되는 일이 없는 교육훈련방식	▶ 현장 외 교육 또는 집합교육 ▶ 업무를 실시하는 장소를 떠나 직무수행에 공통적으로 필요한 지식, 기술 및 태도에 대해 시행되는 교육훈련 ▶ 업무수행과정 외에 각별히 시간과 장소를 선택해 행하는 업무 외 훈련

3. | 교육훈련의 종류

3.1 감독자 훈련(Training within industry, TWI)

- 감독자 교육훈련은 병원의 부장, 팀장 및 파트장 등
  – 감독직위에 있는 사람을 대상으로 한 것
- 이 계층은 직접 업무도 수행하면서 상하급자간의 교량역할을 담당
  – 이 때문에 업무와 관련된 전문지식은 물론 인간관계 기술 및 리더십의 양성도 필요
- 감독자 대상 교육훈련은 제2차 세계대전 중 도입된 방법
- 전쟁으로 인한 현장 감독자의 부족현상에 따라 직장에서 중심인물이라는 것이 인정
  – 이들을 대상으로 산업 내 훈련이 실시
  – 이후 감독자를 대상으로 한 중요한 교육훈련 기법으로 자리 잡게 됨
- 감독자 훈련은 미국에서 노동력 부족의 보완책
- 생산성 향상을 목적으로 전시 노동력위원회 훈련국이 개발한 기업내 훈련법

3.2 감수성 훈련(Sensitivity training, ST)

- 조직발전(Organization development) 기법의 일종
- 구성원 간의 접촉을 통해 타인을 이해하는 방법

3.3. 중간관리자 훈련(Management training program, MTP)

- 기업의 중간관리자에 대한 교육훈련의 대표적 방식
- 중간관리자들을 대상으로 하는 교육훈련 프로그램 중
  - 가장 널리 알려진 것이 MTP(Management training program)
- 이는 주일 미 공군에서 일본인 중간관리자들을 대상으로 실시한 것
  - 총 40시간에 관리기초, 작업개선, 작업관리, 부하훈련, 인간관계기술 등
  - 교육하는 것으로 되어 있음
- 최고관리계층을 대상으로 한
  - ATP(Administrative training program)나 AMP(Advanced management program)
  - 널리 활용되고 있음

관리자 대상 교육훈련의 내용

- ▸ 관리자의 역할과 책임
- ▸ 관리의 기초(관리 프로세스/관리의 변천사/관리의 원칙/조직 관리 등)
- ▸ 동기(motivation)와 리더십
- ▸ 부하 육성과 조직분위기의 활성화
- ▸ 문제해결과 혁신
- ▸ 자기개발

3.4. 관리자 대상 교육훈련

- 관리자 대상 교육훈련은 관리 계층에 따라 요구되는 관리기술이 모두 다름
  - 그에 따라 교육훈련의 내용도 차이가 남
- 일선경영자 계층에서는 전문적 기술과 관련된 교육이 필요

- 중간경영층은 인간적 기술을 필요로 함
- 최고경영층에서는 개념적 기술을 필요로 함

표 4-3. 관리계층별 요구 기술

구분	요구되는 기술
▶ 최고관리자 ▶ 중간관리자 ▶ 일선관리자	▶ 개념적 기술 ▶ 인간적 기술 ▶ 전문적 기술

4. | 교육훈련방법의 유형 및 내용

4.1 교육훈련방법의 유형

1) 강의식방법

- 일반적인 수업은 설명식 강의법
- 강의식 교육훈련은 한 사람의 전문가가 다수의 피교육자들에게
  - 일시에 새로운 지식을 비교적 쉽게 전달 가능

2) 실지교시 및 실연

- 배우가 무대에서 실제로 연기함

3) 시청각방법

- 학습 능률을 높이기 위하여 시청각 자료를 활용하는 교육
  예) 학습에 실물, 지도, 표본, 모형 등

4) 비즈니스 게임(Business game)

(1) 비즈니스 게임의 의미

- 비즈니스 게임은 가상의 경영상황을 시나리오로 만듦

  - 5인 또는 10인의 피교육자로 구성된 가상의 회사들이 상호 경쟁하게 만드는 기법
- 참가자들은 회사별로 제품가격, 원료구매, 광고비 지출 등
  - 같은 중요한 의사결정을 행하고 그 자료들을 입력시키면
  - 컴퓨터로 작성된 게임에 의해 이익 등이 산출되고 이를 회사별로 비교하게 됨
- 참가자들은 이 과정에서 실제의 의사결정을 모의로 해보게 됨
  - 이로 현실적인 경영의사결정의 경험을 얻게 됨
- 모델을 사용하여 경영이나 관리를 하여 연습하는 방법
- 피교육자의 의사결정 분석력을 배양시킬 수 있음
- 비즈니스 게임이란 의사결정과 관련되는 주요한 부분을 보다 간단한 형식으로 표현
  - 교육훈련을 받는 사람들이 쉽사리 기업상황을 이해하고 의사결정할 수 있도록 마련
- 일종의 사례연구법이라 할 수 있음

(2) 비즈니스 게임의 사례

① 사례 1

- 게임에 참가하는 사람들을 몇 개의 반 또는 집단으로 분류
  - 이들로 하여금 모델로 설정한 모의회사의 경영진이 되게 함
- 생산비, 생산설비의 시설 및 판매원의 시장배치 등에 대해 각기 의사결정을 함

② 사례 2

- 비즈니스 게임은 각 경영활동 비용을 어떻게 할당할 것인지
- 얼마만큼 생산할 것인지
- 어느 수준에서 재고량을 유지할 것인지 등
- 피교육자의 의사결정 분석력 배양

5) 사례연구(Case study)

- 대량 관찰이나 대표 표본에 의하지 않고 하나의 사례 또는 여러 사례를 집중적으로 연구하는 방법

- 사례연구는 경영교육에서 많이 사용하는 방법
- 미국 하버드 경영대학원에 의해 일반화된 기법
- 조직의 흥망과 관련된 사건을 사례로 작성하여 피교육자들에게 제시
  - 피교육자들은 이를 토대로 문제에 대해 생각하고 해결안을 찾아가는 방식
- 사례연구의 장점은 현실과 밀접하게 관련된 문제에 대한 해결 능력을 키워준다는 데 있음
- 피교육자들은 이러한 구체적인 여러 사례들을 접하면서
  - 경영의 일반론을 자연스럽게 습득하게 됨

6) 역할연기법(Role playing)

- 역할연기법은 정신병 치료를 위한 진단요법의 일종인 심리극(psychodrama)
  - 여기서 유래한 것으로 오늘날은 다양한 종류의 교육에서 활용되고 있음
  - 이는 실제상황에서 특정 인물의 역할을 연기하도록 하여 직무 역할 및 상황
  - 이에 대한 인식 능력을 높이고자 하는 것
- 인간관계 등에 관한 사례를 몇 명의 피훈련자가 나머지 피훈련자들 앞에서 실제의 행동으로 연기
- 사회자가 청중들에게 그 연기 내용을 비평 · 토론하도록 한 후 결론적인 설명을 하는 교육훈련

7) 감수성 훈련

- 직무에 대한 가치관을 높이기 위해 교육

8) 직무순환방법(Job rotation)

- 경력 발전 등을 위해 한 구성원이 여러 직무를 차례로 경험하도록 함
  - 능력과 자질을 높이고자 하는 인사관리 방법

9) 인 바스켓법(In-basket method)

(1) 인 바스켓법의 의미

- 미결재함에 있는 서류를 일정시간 내 의사결정, 사무처리하여 지시하도록 하는

것을 외부전문가가 관찰하는 방법

- 관리자의 결재능력을 높이기 위한 훈련방법
- 관리자의 일상 상황과 유사한 장면을 설정
  - 결재서류를 인바스켓(미결함)에 넣어 둠
  - 수강자는 그러한 서류에 대하여 차례로 의사결정을 실시
  - 아웃바스켓(기결함)으로 옮겨 넣음

(2) 인 바스켓법의 특징

- 비교적 단시간(30~45분)에 다량(20~30통)의 서류를 처리하게 함
- 독해력 · 판단력 · 결단력 등을 높이고자 함
- 우선 훈련받는 사람이 개인으로서 서류를 처리
  - 다음에는 그것에 근거하여 집단으로 토의한 후
  - 그 결과를 전체토의에 회부하는 방식을 취하여 상호계발을 촉진

10) 인 바스켓훈련(In-basket techniques)

- 인 바스켓훈련은 실제상황을 연출하여 피교육자의 상황대처능력을 평가
  - 육성하는 기법

예) 화가 난 환자나 그 가족으로부터 전화가 오거나
  - 어떤 자선단체로부터 기부 요청하는 전화가 올 경우
  - 피교육자는 자신이 생각하는 우선순위를 기준으로 해서 대안 제시
  - 그 결과를 평가받게 됨

11) 멘토링(Mentoring)

- 최근 간부들이나 신입사원을 대상으로 한 교육방법으로 멘토링이 활용되고 있음
- 멘토링은 경험이 많은 경영자들이 후임 간부들을 도와줌
  - 뿐만 아니라 산업자가 후임자를 이끌어 주는 관계
- 이 관계는 직장 내에서 각종 경험이 더 많은 사람들이 멘토가 됨
  - 경험이 덜한 직원들에게 기술적인 것에서부터 대인관계 및 조직적인 기술들
  - 전수하고 안내해 주는 환경의 조성을 칭함
- 멘토가 바쁘면 교류가 없고 서로의 관계가 소원해짐

– 멘토링이 본래의 목적대로 수행되기 어려움

12) E–learning

- 온라인교육으로 불리는 E–learning은 다양한 인터넷 포털이나 병원의 인프라넷
  – 이를 이용하여 온라인으로 교육을 수행하는 방법
- 오늘날 인터넷과 친밀해지면서 비즈니스, 정보검색 및 의사소통의 방법
  – 극적으로 바뀌고 있음
- 병원이나 기업의 조직운영에 기여하고 있는 인트라넷은 승인된 사용자만 접속 가능
  – 이로 인해 직원 개별적으로 다양한 E–learning의 수행이 가능
- E–learning 교육방식은 현대인들이 물리적 재화보다는 서비스를 더 많이 구입
  – 구매패턴의 변화를 반영하고 있음
- 요가와 같은 개인적인 건강관리 프로그램에서부터 자격증 취득과 같은 교육서비스
  – 인터넷을 통한 판매가 크게 증가하고 있는 것과 무관하지 않음

4.2 교육훈련의 세부 내용 및 장·단점

1) 강의(Lecture) : 강좌

(1) 교육내용

- 한 명의 강사가 여러명을 대상으로 말로 정보전달하는 방법
- 일반적, 전통적 및 경제적 방법
  예) 신규 채용자 적용

(2) 장점

- 훈련내용의 신축성 조정
- 체계적, 논리적 정보전달
- 일시에 많은 인원 교육

(3) 단점

- 수강자의 이해 정도 파악 모호

• 수강자의 피동적 참여, 흥미상실

2) 회의(Meeting)

(1) 내용

- 12-25명의 참가자가 사회자의 사회에 의해 토의하는 형태
  예) 사회자의 역할, 의제 소개, 토의진행, 결론 도출

(2) 장점

- 의견 교류가 활발하고 집중 가능
- 화이트보드에 그림 즉 다이어그램으로 정리해 전체 내용 쉽게 파악
- 다양한 방법으로 참여자들과 소통가능

(3) 단점

- 참여자의 사전지식 필요
- 참여자 제한(숫자적)
- 새로운 정보전달 어려움
- 시간이 많이 소요
- 논제 초점상실 우려

중요 내용

◐ **교육훈련방법의 유형**

▶ 강의, 회의, 토론회(패널 및 심포지움/포럼/분임연구)
▶ 사례연구/역할연기/모의연습
▶ 현장훈련/전보/순환보직/실무실습
▶ 시찰/시청각훈련

◐ **교육훈련방법의 성격**

▶ 심포지움 : 토론회 / 좌담회
▶ 포럼 : 비판, 비평
▶ 콜로퀴(colloguy) : 대담

3) 토론회(좌담회)

(1) 패널 및 심포지움

① 내용

- 피훈련자를 대상으로 토론 교육
- 패널(Panel)
  – 몇 사람 토론자가 하나의 주제에 공동 토론
- 심포지움(Symposium)
  – 여러 연사가 각각 별개 주제를 발표

② 장점

- 대규모집단의 피훈련자를 대상으로 실시
- 연사가 많아 다른 지식습득 용이
- 참가자 흥미 유발 가능

③ 단점

- 주제 논의가 연사의 의견에 한정
- 피훈련자의 토론 참가 제약의 한계

(2) 포럼(Forum) : 비판, 비평

① 내용

- 특정 주제에 관해 피훈련자에 새자료와 견해를 제공해 관심을 높임
- 문제를 명확히 한 후 의견표명을 하도록 하는 방법

② 장점

- 강의, 패널 및 심포지엄과 달리 피훈련자의 질문, 토론허용 및 권장

③ 단점

- 학습자들이 충분히 이야기할 시간이 어려워 참여 요구를 충족시키지 못함

(3) 분임토의

① 내용

- 10명 내외의 분반으로 동일 문제 토의 후 해결방안
- 분반이 모여 발표 후 최종 합리적 안을 작성하는 훈련
- 고급관리자 교육

② 장점

- 참여자의 의견수렴이 효율적
- 정책대안 모색에 유용

③ 단점

- 주제를 한정하는 방안
- 동질의 것끼리 선택하여 소재별로 구분 정리하여 요약

(4) 사례연구(Case study)

① 내용

- 사전에 선정된 특수사례를 사회자의 지도로 여러 사람이 토의
- 중간관리자 교육

② 장점

- 능동적 참여
- 주입식이 아닌 독립적, 분석적 및 문제해결력 배양
- 인간관계 훈련

③ 단점

- 적은 집단 내에서만 가능
- 시간이 많이 소요
- 적절한 사례 선정 어려움

(5) 역할연기

① 내용

- 어떤 사례(인간, 상하관계)를 타인 앞에서 행동 연기
  - 청중이 이를 비평, 토론하게 한 후 결론을 사회자가 설명
- 대인관계, 인간관계

② 장점

- 집단 구성간의 친근감 증대
- 역할 연기로 심리적 억압 해소

교육훈련방법 내용

◐ 강의(Lecture) : 강좌
▶ 한 명의 강사가 여러명을 대상으로 말로 정보전달하는 방법

◐ 회의
▶ 12-25명의 참가자가 사회자의 사회에 의해 토의하는 형태

◐ 토론회/좌담회

1) 패널 및 심포지움
▶ 피훈련자를 대상으로 토론 교육
▶ 패널(panel) : 몇 사람 토론자가 하나의 주제에 공동 토론
▶ 심포지움(symposium) : 여러 연사가 각각 별개 주제를 발표

2) 포럼(Forum) : 비판, 비평
▶ 특정 주제에 관해 피훈련자에 새자료와 견해를 제공해 관심을 높임

3) 분임토의
▶ 10명 내외의 분반으로 동일 문제 토의 후 해결방안

③ 단점

- 역할극의 기획과 연출에 상당한 준비와 기술이 필요
- 시간과 노력이 많이 소요

(6) 모의연습(시뮬레이션 Simulation)

① 내용

- 실제와 유사한 가상상황에서 피훈련자가 대처하도록 하는 방법
- 사례, 역할, 감수

② 장점

- 대민창구 직원의 태도 훈련 및 하급자 지도통솔에 유효

(7) 감수성 훈련(Sensitivity training) : 실험실훈련

① 내용

- 외부환경으로부터 차단된 상황에서 피훈련자간의 비공식적인 접촉
- 토론, 상호작용이 이루어지는 과정을 통하여 집단 내에서의 자기의 입장과 대인관계를 이해하게 됨
- 인간관계의 개선과 태도변화를 이룩하려는 훈련방법
- 10여 명 피훈련자가 자유토론을 거쳐 문제해결, 상대방 이해를 얻도록 함
- 대인관계 이해 및 인간관계 개선 목적
- 조직발전 대표기법
- 직무에 대한 가치관을 높이기 위해 교육

② 장점

- 집단 내 감수성 향상
- 집단 내에서 자신 및 타인 이해
- 인간관계의 태도, 행동 변경에 도움

③ 단점

- 경영에 무관심한 인간상이 다루어질 위험이 있음
- 동일조직 내 실시 어려움

(8) 현장훈련

① 내용

- 직장훈련, 견습으로 실제 직무를 수행
- 감독, 선임자에게 직무수행 지식, 기술 학습

② 장점

- 직책의 성격이 고도의 기술, 전문성, 정밀성에 적합

③ 단점

- 많은 시간에 적은 인원 훈련

교육훈련방법의 핵심 내용

◐ 사례연구
▶ 사전에 선정된 특수사례를 사회자의 지도로 여러 사람이 토의

◐ 역할연기
▶ 어떤 사례(인간, 상하관계)를 타인 앞에서 행동 연기

◐ 모의연습(Simulation)
▶ 실제와 유사한 가상상황에서 피훈련자가 대처하도록 하는 방법

◐ 감수성 훈련(Sensitivity training)
▶ 10여 명 피훈련자가 자유토론을 거쳐 문제해결

◐ 현장훈련
▶ 직장훈련, 견습으로 실제 직무를 수행

◐ 전보 및 순환보직
▶ 피훈련자를 일정한 시일의 간격을 둠
▶ 다른 직위, 직급에 전보, 순환보직을 통해 훈련하는 방법

◐ 실무수습
▶ 실제 조직상황에서 업무수행 지식, 기술습득 방법

◐ 시찰

▶ 피훈련자가 현장에서 어떤 일이 어디서 어떤 상황에서 발생의 직접 관찰

◐ 시청각 훈련

▶ 피훈련자에 영화, 사진, 만화 및 도표 등 시청각 자료 제시 방법

◐ 인바스켓법(In-basket method)

▶ 미결재함에 있는 서류를 일정시간 내에 의사결정
 - 사무처리하여 지시하도록 하는 것을 외부전문가가 관찰

◐ 비스니즈 게임

▶ 모델을 사용하여 경영이나 관리를 위하여 연습

(9) 전보 및 순환보직

① 내용

- 피훈련자를 일정한 시일의 간격을 두고 다른 직위, 직급에 전보, 순환보직을 통해 훈련하는 방법

② 장점

- 여러 보직에 의한 시야, 경험 축적이 가능
- 관리능력 향상이 가능

③ 단점

- 전보가 빈번한 경우 전문성, 능력성의 저하
- 행정일관성 결여

(10) 실무수습

① 내용

- 실제 조직상황에서 업무수행 지식, 기술습득 방법
- 현장훈련과 유사하나 실제 직무 수행은 안함

② 장점

- 채용 여부 결정평가 도움
- 학생 본인의 능력 평가
- 실 지식, 기술 평가

③ 단점

- 승진에 소요되는 최저 근무 일수(경력) 인정 안됨
- 복지포인트, 정근 수당없음

(11) 시찰(Observation)

① 내용

- 피훈련자가 현장에서 어떤 일이 어디서 어떤 상황에서 발생의 직접 관찰

② 장점

- 사실 관찰로 흥미 유발

③ 단점

- 시간과 비용 부담이 큼
- 사전준비가 없으면 효과가 반감

(12) 시청각 훈련

① 내용

- 피훈련자에 영화, 사진, 만화 및 도표 등 시청각 자료 제시 방법

② 장점

- 흥미 유발
- 독서가 약한 사람에게 유효

③ 단점

- 훈련이 오락화될 가능성 많음
- 설비비용 부담 큼
- 적절한 자료확보 곤란

표 4-4(A). 교육훈련방법의 장 · 단점

교육훈련방법		장점(strengths)	단점(Weaknesses)
강의 (lecture)		▶ 훈련내용의 신축성 조정 ▶ 체계적, 논리적 정보전달 ▶ 일시에 많은 인원 교육	▶ 수강자의 이해 정도 파악 모호 ▶ 수강자의 피동적 참여 ▶ 흥미상실
회의 (meeting)		▶ 의견 교류가 활발하고 집중 가능 ▶ 화이트보드에 그림 즉 다이어그램 정리 – 전체 내용 쉽게 파악 가능 ▶ 다양한 방법으로 참여자들과 소통 가능	▶ 참여자 사전지식 필요 ▶ 참여자 숫자 제한 ▶ 새로운 정보전달 어려움 ▶ 시간 소요 많음 ▶ 논제 초점상실 우려
토론회 · 좌담회	패널 (pannel)/ 심포지움	▶ 대규모집단의 피훈련자를 대상으로 실시 ▶ 연사가 많아 다른 지식습득 용이 ▶ 참가자 흥미 유발 가능	▶ 주제 논의가 연사의 의견에 한정 ▶ 피훈련자의 토론 참가 제약의 한계
	포럼 (forum)	▶ 피훈련자의 질문, 토론허용 및 권장	▶ 학습자들이 충분히 말할 시간이 어려움 – 참여 요구를 충족시키지 못함
	분임토의	▶ 참여자의 의견수렴이 효율 ▶ 정책대안 모색에 유용	▶ 주제를 한정하는 방안

(12) 시청각 훈련

① 내용

- 피훈련자에 영화, 사진, 만화 및 도표 등 시청각 자료 제시 방법

② 장점

- 흥미 유발
- 독서가 약한 사람에게 유효

③ 단점

- 훈련이 오락화될 가능성 많음

- 설비비용 부담 큼
- 적절한 자료확보 곤란

표 4-4(B). 교육훈련방법의 장 · 단점

교육훈련방법	장점(strengths)	단점(Weaknesses)
사례연구	▶ 능동적 참여 ▶ 주입식이 아닌 독립적, 분석적 및 문제 해결력 배양 ▶ 인간관계 훈련	▶ 적은 집단 내에서만 가능 ▶ 시간이 많이 소요 ▶ 적절한 사례 선정 어려움
역할연기	▶ 집단 구성원간의 친근감 증대 ▶ 역할 연기로 심리적 억압이 해소 ▶ 특정 문제 명료화함으로써 이에 대한 관심 촉발 및 해결책 제시	▶ 역할극의 상당한 준비와 기술이 필요 ▶ 시간과 노력이 많이 소요 ▶ 의도했던 교육 효과 대신 다른 결과 나타날 수 있음 ▶ 참여자 능력에 맞지 않은 역할 부여시 역효과 초래
모의연습/ 시뮬레이션 (Simulation)	▶ 대민창구 직원의 태도 훈련 ▶ 하급자 지도통솔에 유효	▶ 일정한 실현상, 체계, 행태 및 과정 인간 그대로 동일하게 할 수 없음 ▶ 단순화, 추상화된 것을 가지고 실현상 파악 시 과오 가능성 ▶ 폐쇄 체제의 메카니즘으로 상호작용의 결여 문제
감수성 훈련 (Sensitivity training)	▶ 집단 내 감수성 향상 ▶ 집단 내에서 자신 및 타인 이해 ▶ 인간관계의 태도, 행동 변경에 도움	▶ 경영에 무관심한 인간상이 다루어질 위험이 있음 ▶ 동일조직 내 실시 어려움
현장훈련	▶ 직책의 성격이 고도의 기술, 전문성, 정밀성에 적합	▶ 많은 시간에 적은 인원 훈련
전보 및 순환보직	▶ 여러 보직에 의한 시야, 경험 축적이 가능 ▶ 관리능력 향상이 가능	▶ 전보가 빈번한 경우 전문성, 능력성의 저하 ▶ 행정일관성 결여
실무수습	▶ 채용 여부 결정평가 도움 ▶ 학생 본인의 능력 평가 ▶ 실 지식, 기술 평가	▶ 실무수습은 경력에는 불인정 ▶ 승진최저연수에 안 들어감
시찰	▶ 사실 관찰로 흥미 유발	▶ 시간과 비용 부담이 큼 ▶ 사전준비가 없으면 효과가 반감
시청각 훈련	▶ 흥미 유발 ▶ 독서가 약한 사람에게 유효	▶ 훈련이 오락화될 가능성 많음 ▶ 설비비용 부담 큼 ▶ 적절한 자료확보 곤란

4.3 교육훈련의 기대효과

1) 경영자 입장

- 인재육성을 통한 기술축적(technical accumulation)
- 커뮤니케이션을 통한 조직협력(consensus)

2) 직원입장

- 자기개발 욕구 충족
- 동기유발(motivation) 도모

5. | 감수성 훈련(Sensitivity training)

5.1 감수성 훈련의 개념

1) 감수성 훈련의 의미

- 직장동료 간 리더가 없는 집단훈련상의 지속적인 토론을 통하여 본인과 타인의 감수성을 증대
- 대인능력의 향상
- 집단 내의 다른 구성원들로부터 어떻게 인지되고 있는가를 감지하는 능력을 개발하는데 중점을 둔 인간관계 훈련
- 사전에 과제나 사회자를 정해 주지 않음
- 이질적이거나 동질적인 피훈련자끼리 자유로운 토론을 통해 어떤 문제의 해결 방안이나 상대방에 대한 이해를 얻도록 하는 훈련방법
- 전인격적인 통찰의 체험 학습으로 태도와 행동의 변화를 노리는 방법

2) 감수성 훈련의 목적

- 직원의 태도 및 행동변화
- 본인의 직무에 대한 가치관이나 사명감을 불러일으키기 위해 미리 계획된 교육프로그램을 통해 감성을 자극하는 교육방법

5.2 감수성 훈련의 장·단점

1) 감수성 훈련의 장점

- 집합훈련과 실무를 연결할 수 있음
- 리더십 함양 가능
- 자기발현 능력을 체득할 수 있음
- 경영에 무관심한 인간상이 다루어질 위험이 있음
- 동일조직 내에서 실시하기 힘듦

2) 감수성 훈련의 단점

- 경영에 무관심한 인간상이 다루어질 위험이 있음
- 동일조직 내 실시 어려움

5.3 감수성 훈련의 방법

1) 감성을 자극하는 교육방법

- 본인의 직무에 대한 가치관이나 사명감을 불러일으키기 위해 미리 계획된 교육프로그램을 통해 감성을 자극하는 교육방법

2) 토론을 통해 대인능력 향상

- 직장동료 간 리더가 없는 집단훈련상의 지속적인 토론을 통하여 본인과 타인의 감수성을 증대 대인능력의 향상

3) 인간관계 훈련

- 집단 내의 다른 구성원들로부터 어떻게 인지되고 있는가를 감지하는 능력을 개발하는데 중점을 둔 인간관계 훈련

4) T-그룹 훈련

- 조직과 관련된 문제를 중심으로 개선한 T-그룹 훈련도 있음

5) 훈련 후 본인 인지

- 훈련 후 참석자들은 본인의 감정, 선호 및 편견과 다른 사람이 본인을 어떻게 생각하는지에 대해 알게 됨

6) 타인 경청 기술 증가

- 타인의 이야기를 경청하는 기술이 증가하고 좀 더 개방적

감수성 훈련(Sensitivity training)

◐ 의미
- ▶ 사전에 과제나 사회자를 정해 주지 않음
- ▶ 피훈련자끼리 자유로운 토론을 통해 문제의 해결 방안
- ▶ 상대방의 이해를 얻도록 하는 훈련방법

◐ 목적
- ▶ 직원의 태도 및 행동변화

◐ 장점
- ▶ 집합훈련과 실무를 연결할 수 있고 리더십 함양
- ▶ 자기발현 능력 체득

◐ 단점
- ▶ 경영에 무관심한 인간상이 다루어질 위험이 있음
- ▶ 동일조직 내 실시 어려움

7) 갈등 해결 기술 증진

- 개인간의 차이에 대해 좀 더 너그러워지고 갈등을 해결하는 기술이 증진

8) 사회적 감수성 학습

- T-group 이라고 하는 소집단 내의 체험을 토대로 사회적 감수성을 학습하는 방법

9) 지도성 목표

- 개인의 심리적 효과를 노리는 경우와 집단이나 조직의 운영 또는 변혁을 위한 지도성을 목표로 함

10) 본인과 타인 인지 훈련

- 본인이 타인에게 어떠한 영향을 받고 있으며 본인과 타인에게 어떻게 인지되고 있는지를 이해하게 하는 훈련방법

11) 훈련의 다목적 활용

- 국내 산업계에서는 이 훈련을 조직개발, 인간관계개선, 지도성 개발 및 창조성 개발 등 다목적으로 활용

교육훈련방식 약어

- ▶ 직장외 교육훈련(Off the job training, OFF J. T)
- ▶ 직장내 교육훈련(On the job training, OJT)
- ▶ 감독자훈련(Training within industry, T.W.I)
- ▶ 경영자훈련(Administrative training program, ATP)
- ▶ 조직발전 = 집단훈련(Organization development, OD)
- ▶ 중간관리자훈련(Management training program, MTP)

실전문제

* 가장 맞는 것에 번호를 기재하시오.

1. 교육훈련방법 중 관련 내용이 옳은 것은?

① 포럼(forum) – 비평　② 콜로퀴(colloguy) – 강좌　③ 강의 – 좌담회
④ 심포지움 – 대담　⑤ 회의 – 비판

2. 교육훈련방식 중 직무수행 과정에서 직속 상사가 부하직원을 직접 개별지도하는 방식은?

① 경영자훈련(ATP)　② 집단훈련(OD)
③ 중간관리자훈련(MTP)　④ 직장내 교육훈련(OJT)
⑤ 직장외 교육훈련(OFF. J.T)

3. 감수성 훈련의 목적에 해당되는 것은?

① 심리적 안정 및 훈련 강화　② 조직내 직원간 갈등의 해결
③ 집단내 직무의 교육　④ 정보 입수 및 지식 습득
⑤ 직원의 태도 및 행동변화

4. 감수성 훈련에 대한 내용으로 옳은 것은?

① 직장 동료간 리더가 없는 집단훈련상의 지속적 토론을 통해 대인능력 향상
② 실제와 유사한 가상상황에서 피훈련자가 대처하도록 하는 방법
③ 사전에 선정된 특수사례를 사회자의 지도로 여러 사항 토의
④ 피훈련자를 일정한 시일의 간격을 두고 다른 직위에 전보시키는 방법
⑤ 어떤 사례를 타인 앞에 행동 연기하고 청중이 비평 후 결론을 사회자 설명

5. 교육훈련방법 중 피훈련자의 참여가 가장 적은 것은?

① 사례연구법　② 심포지움　③ 포럼
④ 패널　⑤ 시청각 강의

정답　1. ①　2. ④　3. ⑤　4. ①　5. ⑤

실전문제

6. 직장 내 교육훈련의 장점으로 옳은 것은?

① 집합교육이라고도 하며 현장 외 교육을 수행할 수 있음
② 업무를 실시하는 장소를 떠나 직무수행에 필요한 지식 습득
③ 훈련을 하면서 직무를 수행하고 상사나 동료의 이해와 강화
④ 타기관의 전문가의 지식을 전수받을 수 있는 기회가 많음
⑤ 업무수행과정 외에 시간을 선택해 행하는 업무 외 훈련 가능

7. 교육훈련의 목적으로 옳은 것은?

① 사회발전을 위한 개인의 도전의식
② 선택직원의 조정과 배치전환
③ 인재육성을 위한 경쟁력 강화
④ 국가발전을 통한 개인의 기술축적
⑤ 자기발전의 욕구충족을 통한 동기유발

8. 교육훈련의 경영자 입장에서 기대효과로 옳은 것은?

① 커뮤니케이션을 통한 조직협력을 기대
② 잉여직원의 조정과 문제해결
③ 자기개발을 통한 미래 발전 도모
④ 조직의 이익을 위해 동기유발
⑤ 직무에 가치관을 높이기 위해 감성 자극

9. 미결재함에 있는 서류를 일정시간 내에 의사결정, 사무처리하여 지시하도록 하는 것을 외부전문가가 관찰하는 방법은?

① 사례연구 ② 회의
③ 인바스켓법(In-basket method) ④ 현장훈련
⑤ 시찰

정답 6. ③ 7. ⑤ 8. ① 9. ③

실전문제

10. 학습곡선 중 중간단계에 발전이 정체되는 현상을 보여 새로운 학습동기와 방법이 모색되어야 하는 단계는?

① 적응단계
② 가속단계
③ 플라토우단계
④ 회복단계
⑤ 정착단계

11. 효과적인 교육훈련을 위해 학습과 기본원리를 이해하는 것을 그래프로 표시하는 것은?

① 이론곡선
② 교육관리
③ 훈련단계
④ 학습곡선
⑤ 기초학습

12. 조직 내에 있는 특정교육시설을 통한 교육훈련 뿐만 아니라 국내외 연수기관과 같은 직장외부의 전문적 훈련기관에서 단계적으로 실시하는 교육훈련은?

① 직무 내 훈련
② 직무 외 훈련
③ 감독자 대상 훈련
④ 관리자 대상 훈련
⑤ 중간대상자 훈련

정답 10. ③ 11. ④ 12. ②

5

인사관리 및 인사고과

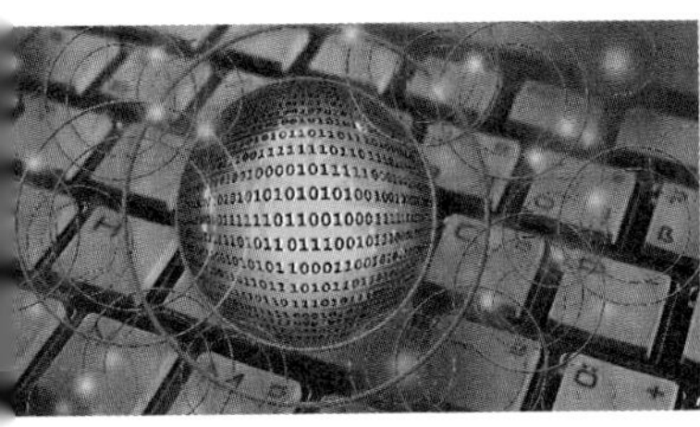

1. 인사관리의 개념
2. 경력개발제도(Career development program)
3. 병원인사관리의 환경변화 및 배경
4. 병원 인사관리의 특성 및 역할
5. 병원의 경영전략 및 인사정보시스템
6. 인사고과의 개념, 내용 및 평정
7. 인사고과 오류, 종류 및 인사이동

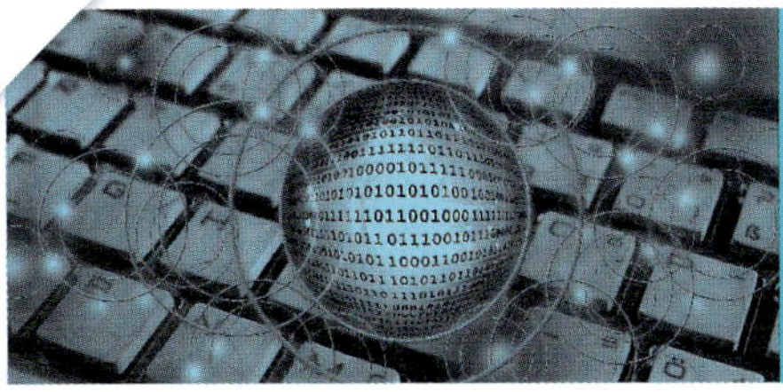

제5장

인사관리 및 인사고과

1. | 인사관리의 개념

1.1 인사관리의 의미 및 목적

1) 인사관리(Personnel management)의 의미

- 인사관리란 각자의 능력을 최대로 발휘하여 좋은 성과를 거두도록 관리
- 조직에서 개인의 목표와 조직의 목표가 조화되도록 하는 인적관리 제도
- 조직체가 보유한 인적자원의 효율적 이용을 위해 수행하는 일련의 계획적, 체계적 시책

2) 인사관리의 목적

- 인사관리는 개인의 성취동기 유발과 조직의 효율성을 목적

1.2 전통적인 인사관리 및 병원인사관리의 기능

1) 전통적 인사관리의 기능

- 조직의 목표 달성에 필요한 인력의 확보
- 교육훈련을 통한 자원의 능력 개발
- 근로의 대가로 보상의 지급 및 동기유발

2) 병원인사관리의 기능

- 병원에서 이루어지는 인사관리활동의 기능
  - 조직의 목표를 달성하는데 필요한 인력을 확보하는 것
- 확보된 인력에 대해서는 필요한 교육훈련을 실시하여 활용
- 그에 대한 보상을 제공
- 이들의 신체적, 정신적 유지를 도모해야 함

1.3 병원인사관리의 기능 및 업무

1) 인사관리의 기본 기능

- 조직의 목적을 달성하는데 필요한 인력을 확보
- 교육훈련을 통하여 직원들의 능력을 개발시킴
- 근로에 대한 대가로 보상을 줌으로써 동기를 유발시키는 것
- 육체와 정신이 손상되지 않고 건강을 유지토록 함
- 개인 간, 부서 간, 노사간 통합을 통하여 시너지 효과를 내도록 하는 것
- 정신적, 신체적 기능이 현저히 저하된 인력을 일정한 절차를 거쳐
  - 조직 밖으로 내보내는 이직관리 기능이 있음

2) 인사관리의 세부적인 기능

(1) 확보관리(Procurement management)

- 인사관리에 있어 확보관리는 채용할 사람을 결정하는 직무분석과 정원관리
  - 이를 바탕으로 필요한 사람을 구체적으로 선정하는 선발관리로 구성
  - 인사관리의 출발점은 무엇보다도 사람을 선발하는 업무

  예) ▶ 효과적 의사소통을 통한 사기의 진작

  ▶ 직무분석, 정원관리, 선발관리 및 배치

(2) 개발관리(Development management)

- 개발관리는 선발한 사람들을 조직의 필요에 맞게 육성하는 것
- 개발관리는 교육훈련부터 시작하여 승진관리 및 승진의 기초가 되는 평가를 포함

- 평가는 인사고과 또는 사정이라는 이름으로 시행
- 개발관리는 경력의 발전이나 직무순환과 같은 육성을 포함

  예) ▶ 병원이 채용할 사업에 대한 직무의 분석과 정원관리

  ▶ 교육훈련, 경력관리 및 평가관리 등 육성

(3) 통합관리(Integration management)

- 통합관리는 직원 개인과 조직 및 사회 사이에 이해관계와 합리적 조화를 이루도록 하는 것
- 통합관리는 사회가 이해관계로 얽혀 있다는 전제로부터 비롯됨
- 조직에서 관리자가 직원의 감정과 태도를 잘 다루지 못하면
  - 직원은 조직에 대하여 적대적이 됨
  - 그 결과 조직은 큰 혼란에 빠지게 되는 경우도 있음
- 특히 조직 내부통합의 미숙으로 발생한 노사갈등과 같은 문제
  - 사회적으로도 중요한 영향을 미치게 됨
- 인사관리부서에서는 조직에 대한 원칙을 확립
  - 고충처리, 징계 및 노사관계 등의 관리에 접근해야 함
- 조직을 목표에 맞도록 통합하지 못할 경우 조직 운영에 큰 시련이 될 수 있음

  예) 이해관계의 합리적 조화, 고충처리 및 노사관계관리 등

4) 이직관리(Separation management)

- 이직은 고용관계를 종결하는 것
  - 근로자들이 주도하면 사직이라고 함
  - 사용자가 주도할 때 해고 또는 퇴직의 형태로 나타남
- 어떤 조직에서든지 근로자들의 이직
  - 개인의 자긍심과 심리적 안정에 중요한 영향을 미칠 수 있음
- 조직은 비용적인 측면에서는 효율성을 동기유발 측면에 있어
  - 형평성을 고려하여 이직관리를 해야 함

  예) 전직상담, 징계에 의한 해고 및 경영상 해고

5) 보상관리(Compensation management)

- 조직의 목표를 달성하기 위해 인력을 활용하였을 경우
  - 적정하고 공정한 보상을 해 주어야 함
- 좁은 의미
  - 기본급, 수당, 인센티브 등의 '임금' 개념
- 넓은 의미
  - 복지후생, 퇴직금 등의 넓은 의미의 '보상' 포함
- 임금결정은 본인의 승격, 승진 내지 고과와 중요하게 관련
  - 개발관리와 밀접하게 관련되어 있다고 볼 수 있음

  예) ▶ 고충처리, 징계 및 노사관계의 관리

  ▶ 임금관리, 복리후생관리 및 퇴직금 관리 등

  ☞ 복리후생관리(Employee benefit and service program)

6) 유지관리

- 병원 경영자 입장
  - 조직에서 확보한 인재를 육체적으로나 정신적으로 잘 유지시킴
  - 유능한 노동력을 잘 유지시킬 때 성과의 향상을 기대할 수 있음
- 유지관리는 금적적 보상인 임금만의 문제로 해결되는 것만은 아님
- 근로자들의 정신적으로 만족하고 의욕을 갖고 일할 수 있는 여건
  - 이를 마련해 줄 때 가능

  예) 육체적, 정신적 유지 및 의사소통관리

1.4 인사관리활동 기능 및 전개

1) 인사관리활동 기능

(1) 인사관리 흐름

- 조직에서 인력을 확보하고 활용하며 조직발전을 위해 인사관리를 위한 흐름은 다음과 같음
- 확보 → 개발 → 활용 → 보상 → 유지의 단계로 활동

(2) 인사관리의 세부적 구성

- 인사관리의 세부적 구성은 다음과 같음
- 인력 선발 확보 → 선발한 인력을 조직에 부합할 수 있도록 개발 → 조직에 기여하도록 활용 → 성과에 따른 보상 → 조직 내에 정착시키기 위한 유지로 이루어짐

2) 인사관리활동의 전개 순서 및 내용

- 인사관리활동의 세부적인 전개 순서 및 내용은 다음과 같음

(1) 확보

- 확보는 제일 먼저 수행하는 기능으로 적절한 인력의 내용과 수를 예측하고 확보하는 과정

(2) 개발

- 개발은 확보된 인력이 최대한 자신의 능력을 발휘하게 함으로써 사회복지 조직의 유효성을 높이는 과정

(3) 활용

- 활용은 조직의 유효성에 중대한 의미를 가짐

(4) 보상

- 보상은 그들의 공헌도에 따라 화폐적 보상을 제공하는 과정

(5) 유지

- 유지는 조직에서 사람들이 직무를 수행하는 과정에서 최대한의 능력을 발휘하도록 인적자원을 유지하는 과정

2. | 경력개발제도(Career development program)

2.1 경력개발제도의 의미

- 조직구성원이 자기발전을 위해서 장기적으로 경력목표를 세움
  - 이런 목표를 달성하기 위해 경력계획을 수립해 자신의 능력개발을 해 나가도록 인적자원관리를 하는 제도
- 개인과 조직의 목표가 조화를 이루는 가운데 근로자들의 능력개발을 꾀하도록 하는데 목적
- 경력개발제도는 오늘날 인사관리에 있어 조직과 개인의 관계를 새롭게 조명하도록 하는 중요한 요소

2.2 경력관리(Career management)

- 개인의 성취동기 유발과 조직의 효율성 목적
- 조직에서 개인의 목표와 조직의 목표가 조화되도록 하는 인사관리제도

2.3 성공적 경력개발의 조건

1) 최고경영층의 관심과 지원

- 최고경영자가 경력개발의 목적과 의의를 명확히 인식
  - 이 활동에 대한 물질적, 정신적 관심과 배려가 매우 중요
- 최고경영자의 관심은 중간관리자들에게 영향을 미치게 됨
  - 그 결과 중간관리자들은 자기 부하직원들의 경력개발문제에 관심을 기울임

2) 종합적이고 체계적인 접근 필요

- 경력개발은 비교적 수준 높은 현대적인 인사관리기능
  - 인력계획, 직무분석, 인적자원 평가, 교육훈련, 인사고과, 인적자원 정보시스템 등
- 여러 기능과 밀접한 상호관계를 맺고 서로 지원하는 종합적 시스템으로 발전해야 함

3) 점진적 도입 요구

- 경력개발제도를 도입하여 단번에 효과를 보려고 하면 오히려 부작용 우려
- 장기적으로 2년 내지 3년 정도의 기간을 두고 경력개발제도의 도입
  - 이로 인해 야기될 다양한 문제들을 신중하게 고려하면서 점진적으로 정착할 것

4) 경력개발업무를 독립적으로 수행할 부서 필요

- 경력개발업무는 조직의 위계상 명확한 책임과 권한을 갖는 부서에 소속
  - 이에 업무의 독립성을 지켜야 함
- 경력개발계획이 효과적으로 운영되기 위한 방안
  - 인사관리 담당자와 경력 상담 전문가 등 관계 전문가의 직원이 중요
  - 현장에서 직접 대면하고 있는 실무관리자의 직접 상담과 지도역할이 중요
  - 실무관리자와 구성원, 전문 스태프 간에 협조와 의사소통의 원활한 신뢰와 개방적인 조직분위기 조성

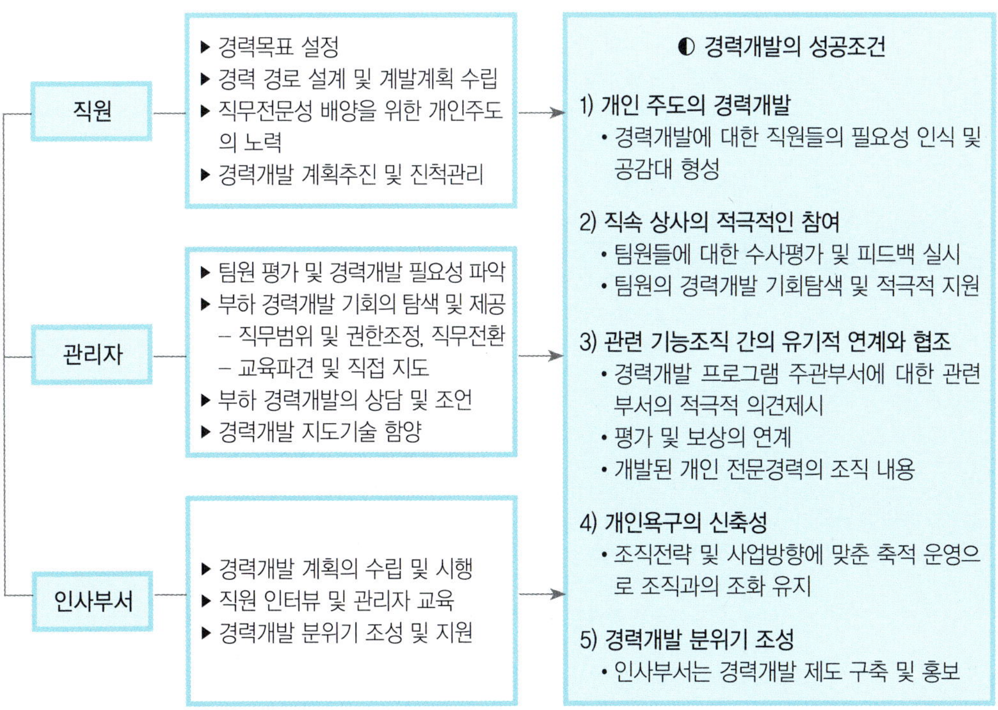

그림 5-1. 경력개발의 성공 조건 : 직원, 관리자, 인사부서의 역할

표 5-1. 경력개발 프로그램 실시의 효과적 고용유지 전략

항목	경력개발 전략
보수교육	▶ 임상지식과 관련 추론기술을 향상시키기 위한 기회 제공 ▶ 분야별 차별화된 전문가로 성장할 수 있도록 지원 ▶ 중간 관리자들에게 감염교육과 고급훈련 기회 제공
생산성 향상을 위한 지원	▶ 일-보상 사이의 질과 양의 균형을 이해하도록 지원 ▶ 급격한 변화가 있을 때 직원들의 생산성 기대치 재조사 ▶ 타당성 있는 순환 근무
경쟁적 연봉	▶ 지역 내 경쟁병원의 연봉 조사 및 비교 ▶ 경쟁적 보상시스템의 유지
직원 대 환자 비율의 예측 및 조정	▶ 환자숫자의 변화를 예측하여 필요 직원 충원 ▶ 급성환자 수준 변화에 주의 ▶ 비상시 대비 예비 풀 확보 ▶ 직원의 합리적 이동 보장 ▶ 직무 공유의 활성화
전문가적 성장	▶ 부서에서 임상적 경력단계를 만들어 제시 ▶ 전문적 연구와 발표를 지원 ▶ 임상연구의 지원 ▶ 직원과 부서 양쪽에 이로운 특별 프로젝트 연구 기회 제공 ▶ 적절한 분야의 멘토 장려 ▶ 승진과는 별개로 직원이 전문적 성장 인식 기회 제공 ▶ 다기능분야 성장 프로그램 제공 ▶ 넓은 분야의 기술개발 촉진을 위해 직원 이동
인간관계의 활성화	▶ 팀워크 활성화 ▶ 상호간에 지식을 나눌 수 있는 기회 제공 ▶ 모든 수준의 직원이 참여하는 사회모임을 위한 시간 배정 ▶ 특별 이벤트 계획 및 수행 (예 : 생일파티, 퇴임식) ▶ 역할모델 행동의 장려로 각자의 업무 중요성 인식 ▶ 전 부서나 다른 부서가 참여하는 특별한 팀 구축 회의
경영의 개방과 반응의 유인	▶ 열린 정책 유지 ▶ 민감한 과제의 문제 해결과 토론의 활성화 ▶ 관심과 불평의 환기를 위한 기회 제공 ▶ 모든 직원이 인식한 문제점 신속한 해소 ▶ 모든 수준에서 열린 소통체계 유지 ▶ 정기적인 직원회의와 대화를 효과적으로 이용하여 정보 제공 ▶ 직원들에게 개별적으로 관심을 가짐 ▶ 의사결정과 목표설정에 직원이 참여 ▶ 과제에 대한 직원들의 피드백을 모으는 전문위원회를 구성 ▶ 프로그램 개발 아이디어를 나눌 기회를 제공
긍정적 인식의 확산	▶ 직원들의 노고를 공개적으로 칭찬 ▶ 사내보와 같은 상징을 이용한 부서 참여와 협동 장려 ▶ 직원들이 자신을 가치있는 존재로서 자부심을 가질 기회 제공 ▶ 조직과 부서의 옹호자가 되도록 유인

3. | 병원인사관리의 환경변화 및 배경

3.1 병원인사관리의 환경변화

1) 경제적 환경변화

- 병원인사관리에 영향을 미치는 경제적 환경변화의 내용은 다음과 같음

(1) 공급자 증가의 병원간 경쟁

- 공급자 숫자가 증가함에 따라 병원간 경쟁이 격화되고 있음
- 그 결과 병원들이 경쟁력을 강화시킴

(2) 경영의 효율성 : 단기 고용 형태

- 경영의 효율성을 향상하려고 함
- 그에 따라 기존의 장기 고용의 관행이 단기 고용의 형태로 바뀌고 있음

(3) 잉여인력 문제 및 인재 확보 어려움

- 경제성장의 정체로 인한 잉여인력 문제발생 및 젊은 인재확보의 어려움
- 시장 특성의 소비자 중심으로의 변화에 따른 고객 확보의 어려움

(4) 구직자 능력 개발 책임

- 구직을 원하는 개인들은 병원조직이 원하는 기술과 능력의 자체 개발 책임

2) 법률 및 제도의 변화

(1) 정부 개입 증가

- 현대 자본주의 체제 하에서는 사경제 부분이라고 할지라도 공공의 이익 확보라는 명분하에 정부의 개입이 증가
- 병원은 법률상 비영리조직으로 일반 사조직보다 정부의 통제를 더 많이 받음

(2) 채용 및 승진 차별없는 정책 시행

- 채용, 승진의 경우 조직의 자의적 요소를 규제하며 성별, 종교, 학력 등에 의한 차별을 없애는 방향으로 정책이 시행되고 있음

(3) 비정규직보호법 및 노동위원회법 개정 통과

- 2007년 4월에 비정규직보호법이 국회 통과하여 그해 7월 1일부터 시행
- 비정규직보호법이란 기간제 및 단시간 근로자 보호 등에 관한 법률의 제정과 파견근로자 보호 등에 관한 법률 및 노동위원회법 개정

병원인사관리의 기능 및 업무

◐ 확보관리
- ▶ 효과적 의사소통을 통한 사기의 진작
- ▶ 직무분석, 정원관리, 선발관리 및 배치

◐ 개발관리
- ▶ 병원이 채용할 사업에 대한 직무의 분석과 정원관리
- ▶ 교육훈련, 경력관리 및 평가관리 등 육성

◐ 보상관리
- ▶ 고충처리, 징계 및 노사관계의 관리
- ▶ 임금관리, 복리후생관리 및 퇴직금 관리 등

◐ 유지관리
- ▶ 육체적, 정신적 유지 및 의사소통관리

◐ 통합관리
- ▶ 이해관계의 합리적 조화, 고충처리 및 노사관계관리 등

◐ 이직관리
- ▶ 전직상담, 징계에 의한 해고 및 경영상 해고

3) 노동시장 특성의 변화

(1) 노동시장 성격

- 노동시장 성격이 판매자 중심의 시장이냐 구매자 중심의 시장이냐에 따라
  - 조직의 인사관리 정책은 달라질 수밖에 없음
- 판매자 중심 시장
  - 노동의 수요가 공급을 초과하는 시장에서는 일손 부족, 채용난, 인건비 상승 및 노동 이동성이 활발하게 일어남
- 노동력의 공급이 부족하여 인건비가 상승하는 경우
  - 조직은 상시고용보다는 아르바이트나 파견노동 등 인력의 유동성을 확보하려고 함
  - 이 경우 정규직원과 다른 임시직 관리를 위한 별도 인사관리가 필요

(2) 노동력 구성 고령화로 변화

- 최근 노동력의 구성에 있어 중요한 변화가 일고 있음
- 고령화가 급속히 진행되면서 2017년에는 65세 이상 인구가 14.2% 기록
  - 고령사회로 진입했고 출산율은 1.05%로 감소하여 생산노동인구 확보에 비상
- 인사관리 분야에 있어 인건비 상승, 능률의 하락, 복지제도의 정비 등 문제 발생

(3) 교육수준의 향상

- 사회 전반의 고학력 추세에 따라 노동력의 교육수준도 향상
  - 이는 직무능력의 향상이라는 긍정적 측면과 직무와 능력의 불일치
  - 고학력에도 단순 직무를 담당
  - 개인의 고임금에 대한 기대와 조직의 대응의 불일치에 따른 갈등

(4) 여성 인력 증가

- 남녀 간에 임금격차가 전통적 관습으로 남아 있는 가운데 여성 사회 진출 활발하게 증가
- 조직의 인사관리에 있어 새롭고 다양한 과제

4) 기술의 발달

(1) 지식근로자 수요 증대

- 기술의 발달은 지식근로자에 대한 수요를 증대시킴
- 고기술산업에 대한 취업비중을 증가시킴
  - 고숙련사무 및 전문직 비중을 증가시켜 다양한 노동 형태의 출현

(2) 전자의무기록(EMR) 도입의 정보기술 경영혁신 압력 가중

- 전자의무기록(Electronic Medical Record, EMR)의 도입
  - EMR 도입 같은 정보기술의 발달은 병원에 경영혁신 압력을 가중시킴
  - 병원에서 의무기록실의 축소를 가져옴
  - 이런 경영혁신이 근로자 수를 감소하며 인사관리 차원 대응 요구

5) 가치관 변화

(1) 개인의 평등요구의 증대

- 현대식 교육을 받은 젊은 계층은 개인과 개인 간의 관계
  - 과거의 수직적 관계보다는 수평적 관계에 대한 열망이 강함
- 조직에서는 전제성이 사라지고 민주성과 자율성이 자리를 메우고 있음
  - 이는 사회의 변화뿐만 아니라 국민 개인의 생활수준과 교육수준의 향상과도 관계 있음

(2) 노동윤리관의 변화

- 과거 근로자들에게 있어 일은 생계수단인 동시에 자기실현의 중심
- 오늘날 다양화된 사회 속에서는 일 이외 대상으로부터 자아실현 추구
  - 기회가 증가하고 있음
- 이것은 근로자들의 욕구가 상승하여 보다 높은 수준의 욕구를 추구하게 됨

(3) 근로자 개인들의 개성 추구

- 승진과 같은 명예보다는 전문적 능력의 향상을 원하는 경우도 있음

- 평생고용을 원하기 보다는 자신의 취미생활을 즐기면서 파트타임 또는 프리랜서로 직장생활을 선호하는 경향도 증가
- 오늘날 젊은 인재들은 이와 같은 개성 추구에 열을 올림

(4) 근로자 주관적인 공정성 의식 변화

- 젊은 인력들은 능력에 따라 차별적으로 대접받는 것을 당연시
- 과거의 사회적 태만(social loafing) 행위는 잘 용납하지 않으려고 함
- 노동에 대한 가치관의 변화와 개인주의적 성향의 태도변화는 전통적 인사관리에 대한 불만 가능성이 큼
- 인사관리에 있어 집단보다는 개인의 중시, 작업의 개인화 직무설계
  - 인간관계개선 방안의 도입, 공정한 평가제도의 확립, 승진 및 보상기준의 재정립이 필요

6) 국제화

(1) 병원 운영의 국외 수준으로 발전

- 해외로부터 환자들이 치료를 위해 방문
- 국내 병원들이 해외에 지점이나 분점을 신설
- 외국 병원들이 국내로 진출하는 것과 같은 현상
- 국제화는 병원 경영의 경계관리 영역을 확장
  - 그에 따라 조직 및 인사관리에 있어서도 많은 변화를 가져옴

(2) 외국인 환자 증가로 외국어 구사 인력

- 외국인 환자의 증가 추세에 따라 외국어로 진료상황 설명 필요
- 접수창구나 안내에서부터 외국어를 충분히 구사할 수 있는 인력의 보완이 요구

3.2 병원 인사관리의 배경

1) 병원 인사관리의 배경

- 병원에서 인사관리가 활성화되게 된 배경은 다음과 같음

(1) 병원 대형화의 구조 복잡

- 소비자의 욕구변화에 부응하여 병원들이 대형화하는 추세에 있음
- 그에 따라 구조도 복잡해지고 있음

(2) 구성원들 의식의 목표 수렴

- 다양한 부서에 산재해 있는 구성원들의 의식을 목표 지향적으로 수렴
- 이를 위해 인사기능의 중요성이 부각되고 있음

2) 병원 인사관리의 대두 배경

(1) 병원노동조합의 발전

- 1987년 전국병원노조회의가 발족하여 전국에 142개의 지부를 설치
- 2006년에는 전국단위의 전공의노동조합까지 출발
- 국내 병원은 전국보건의료노동조합인 산별노조와 복수노조의 시대
- 단체교섭에서 병원노조 측이 가장 큰 관심 분야는 임금, 고용 및 복지
- 근로조건의 개선에 대해 전문적으로 대응할 수 있는 인력은 인사, 노무 전문가
- 병원조직에서 인사관리를 중요한 전문분야로 확립시키는 계기

(2) 병원조직규모의 확대

- 사회 요구에 따라 병원 규모가 대형화됨
- 수많은 직종의 구성원들이 집합적으로 일하게 됨
- 병원 조직은 더욱 복잡하게 됨
- 병원 조직은 목표에 대해 구성원들이 수렴적인 사고방식을 가질 것을 요구
- 조직의 대규모화는 분업화를 촉진시키게 됨
- 환경변화에 적응 및 경쟁력 강화 차원에서 병원들이 규모를 키우는 과정
  - 기능의 분화도 활발하여 인사부서가 독립적으로 구성

(3) 국가의 개입과 환경변화

- 사회 진보와 함께 정부는 각종 조직에 대해 원칙 없는 자의적인 인력관리를 금지
  - 인사관리에 있어 일정 수준 이상의 대우를 하도록 강제하게 됨

- 인사관리 기능을 논의할 때 국가적 차원의 입법관계 배제하기 어려움
- 노동조합법과 노동쟁의조정법은 1997년 3월 폐지
- 노동조합 및 노동관계조정법으로 새로 제정

표 5-2. 병원인사관리의 환경변화

병원인사관리의 환경변화	
1) 경제적 환경변화 ▶ 공급자 증가의 병원간 경쟁 ▶ 경영의 효율성 : 단기 고용 형태 ▶ 잉여인력 문제 및 인재 확보 어려움 ▶ 구직자 능력 개발 책임	4) 기술의 발달 ▶ 지식근로자 수요 증대 ▶ 전자의무기록(EMR) 도입의 정보기술 경영혁신 압력 가중
2) 법률 및 제도의 변화 ▶ 정부 개입 증가 ▶ 채용 및 승진 차별없는 정책 시행 ▶ 비정규직보호법 및 노동위원회법 개정	5) 가치관 변화 ▶ 개인의 평등요구의 증대 ▶ 노동윤리관의 변화 ▶ 근로자 개인들의 개성 추구 ▶ 근로자 주관적인 공정성 의식 변화
3) 노동시장 특성의 변화 ▶ 노동력 구성의 고령화로 변화 ▶ 교육수준의 향상 ▶ 여성 인력 증가	6) 국제화 ▶ 병원 운영의 국외 수준으로 발전 ▶ 외국인 환자 증가로 외국어 구사 인력

3.3 병원 인사관리 패러다임의 변화

1) 병원 인사관리 패러다임의 변화

- 최근 인사관리는 과거의 인사관리에 비해
  - 수시채용, 채용방법의 다양화, 현장조직 중심채용
  - 학력보다 능력에 따른 관리를 하고 있음
- 집단 중심의 정기채용에서 개별 중심의 수시채용
- 채용방법의 다양화

2) 병원 인사평가의 접근방식 변천

- 과거지향적, 사정형 → 미래지향적, 육성형으로 변천
- 비공개적 → 공개적으로 변천

- 상대평가적 → 절대평가적으로 변천

3) 인적자원 관리 중요성의 배경

- 병원조직에서 인적자원 관리의 중요성이 강조되는 배경
  - 목표달성을 위한 협력, 조정 및 통제기능의 필요성
  - 조직의 대형화 및 복잡한 조직체계
  - 인적자원의 가치에 관한 인식변화

4. | 병원 인사관리의 특성 및 역할

4.1 병원 인사관리의 특성

- 인사관리상 특성은 이질적인 집단의 집합조직
- 이질적 전문직종의 협동집약적 산업
- 노동집약적인 조직
- 다직종의 독립적인 비영리단체
- 동기요인의 다양성, 통제와 조정의 어려움
- 의존적이면서 배타적인 인간관계
- 전문의 등 여러 직종의 공급이 직종단체에 의해 규제됨
- 직종, 교육수준 및 전문분야 등이 달라 각 직종을 만족시키는 보수체계를 만드는 것이 어려움
- 여러 직종으로 나뉘어져 있어 다른 부서나 다른 직종으로 이동이 제한되어 있음

4.2 병원 인사담당자의 역할

1) 지원자 역할

- 최고경영자 및 일선관리자에 대한 지원
- 인사전문가는 일선관리자들이 인사활동을 잘 할 수 있도록 서비스 역할을 해 주는 것
- 본인들의 전문성을 이용하여 조직의 모든 관리자들에게 서비스 제공

2) 보호자 역할

- 보호자 역할은 직원들의 불안감을 해소
- 회사 내의 모든 구성원들이 공정한 대우를 받고 원만한 경영활동에 참여할 수 있도록 보호자 역할을 해야 하는 것이 인사담당자의 역할

3) 변화 담당자 역할

- 변화 담당자 역할은 구조조정과 분위기 쇄신
- 인사담당자는 인사담당, 임금계산, 근로기준법 등과 같은 기본지식
- 기본지식 뿐만 아니라 회사 제품의 내용, 사업방향, 고객상황, 미래 전망 등까지 꿰뚫고 있어야 함

4) 주도자 역할

- 과거에는 인사담당 부서에서 인적자원관리에 관한 모든 사항을 결정
  - 일선 관리자들에게 일방적으로 지시하고 그 실천과정을 통제
- 중앙의 인사 부문 스탭이 주도권을 쥐고 조정, 통제하는 것이 효율적

표 5-3. 병원 인사담당자의 역할

지원자 역할	보호자 역할
▶ 최고경영자 및 일선관리자에 대한 지원 ▶ 인사전문가는 일선관리자들이 인사활동을 잘 할 수 있도록 서비스 역할	▶ 직원들의 불안감을 해소 ▶ 회사 내의 모든 구성원들이 공정한 대우 받고 경영활동에 참여
변화 담당자 역할	**주도자 역할**
▶ 구조조정과 분위기 쇄신 ▶ 인사담당자는 인사담당, 임금계산, 근로기준법 등의 기본지식 ▶ 회사 제품의 내용, 사업방향, 고객상황, 미래 전망까지 포함하여 꿰뚫어야 함	▶ 과거에는 인사담당 부서에서 인적자원관리에 관한 모든 사항을 결정 ▶ 현대는 중앙의 인사 부문 스탭이 주도권을 쥐고 조정, 통제

5. | 병원의 경영전략 및 인사정보시스템

5.1 병원의 경영전략

- 마일즈와 스노우(Miles & Snow, 1978)
- 기업이 환경에 어떻게 대응하는가에 따라 4가지로 분류
- 방어형 전략, 진취형 전략, 분석형 전략, 반응형 전략으로 구분

1) 방어형(Defender) 전략

- 방어형 전략을 추구하는 기업은 총체적인 잠재 시장에서 세분된 시장의 협소하고 안정된 사업영역을 운영하는 기업
- 경영자들은 전형적으로 그들의 조직환경내에서 상당한 정도의 안정성을 지각

  예) 내부자 육성, 과정지향 평가, 직위 중심 보상

2) 공격형(Prospectors) 전략

- 신제품 및 신시장 기회를 적극적으로 찾아내고 이용하는 기업군
- 고도의 전문지식을 필요로 하고 분권적 조직과 수평적 의사소통이 필수
- 창의성이 중시되는 동태적이고 급변하는 환경에 적합

  예) 인재의 외부 획득, 결과지향 평가, 성과 중심 보상

3) 분석형(Analyzer) 전략

- 먼저 진입하지 않고 혁신형을 관찰하다 성공 가능성이 보일 경우
  - 신속하게 진입하고 공정상 또는 마케팅상의 이점을 살려 경쟁하는 전략

    예) • 내부자 육성 및 외부 인재 획득

    • 과정지향 평가, 직위 중심 보상

4) 반응형(Reactor) 전략

- 효과적인 인사관리 방안은 상황 적응적으로 인력을 선발
  - 비공식적이고 광범위한 훈련을 실시하는 것이 효과적

- 상황에 맞추어 과정 및 결과 지향적으로 평가를 실시
  예) 보상은 성과를 중심으로 제공하는 것이 효과적인 방안

표 5-4. 병원의 경영전략

방어형 전략	공격형 전략
▶ 총체적인 잠재 시장에서 세분된 시장의 협소 및 안정된 사업영역 운영 예) ▶ 내부자 육성, 과정지향 평가 ▶ 직위 중심 보상	▶ 신제품 및 신시장 기회를 적극적으로 찾아내고 이용하는 기업군 예) ▶ 인재의 외부 획득 ▶ 결과지향 평가, 성과 중심 보상
분석형 전략	**반응형 전략**
▶ 성공 가능성이 보일 경우 – 신속하게 진입하고 공정상 또는 마케팅상의 이점을 살려 경쟁 예) 내부자 육성 및 외부 인재 획득	▶ 상황에 맞추어 과정 및 결과 지향적으로 평가를 실시 예) 보상은 성과를 중심으로 제공하는 것이 효과적인 방안

5.2 병원인사관리와 일반기업 특성과의 차이

1) 병원인사관리의 특성

- 병원인사관리는 대상이 되는 근로자들이 일반 기업처럼 동질성이 높은 인력구조로 이루어져 있지 않음
- 수행상의 어려움이 있음

2) 병원인사관리의 일반 기업과 특성 차이

- 과업(직무)의 특수성
- 동기요인의 다양성
- 다양한 직종의 집합

5.3 인사정보시스템

1) 인사정보시스템(Personnel information system)의 의미

- 인사정보시스템이란 조직에서 경영자가 인사관리와 관련된 업무처리 또는 의사결

정시에 유용한 정보를 제공할 수 있도록 설계

- 인간과 기계시스템을 의미
- 오늘날 인사정보관리에 있어서 인사정보시스템이 차지하는 비중이 급격히 증가하고 있음
- 인사관리부문에 있어서도 체계적인 정보와 그의 과학화를 통한 인력의 최적활용이 필요
- 종래 인간의 제한된 자료에 의한 주관적 판단에서 탈피
  - 인사관리의 각종 자료를 시스템적으로 처리, 보다 정제된 정보를 통해 효과적인 인사관리를 수행

2) 인사정보시스템의 필요성

- 모든 조직에서 인사관리 활동을 효율적으로 수행
  - 이를 정확하고 신속한 인사정보의 활용이 절대적
  - 인사정보시스템이 정확하게 구축
  - 필요에 따라 언제든지 활용 가능할 것이 요구
- 오늘날 신속하고 정확한 인사관리 의사결정을 지원하기 위해 절실히 요구

3) 인사정보시스템의 구성

- 인사정보시스템의 구성 = 투입시스템-과정시스템-산출시스템

(1) 투입시스템 : 자료시스템

① 투입시스템의 의미

- 투입시스템은 일종의 자료시스템
- 직원 개인의 인적사항 포함
  - 기초자료, 확보관리, 개발관리, 보상 및 유지관리 등에 관련된 자료로 이루어져 있음
- 정보가 중요하며 그것은 인사관리 의사결정에 유용한 것이어야 함

② 투입시스템의 사례

㉠ 사례 1

• 병원에서 직원의 경력에 관한 자료는 중요한 의사결정 정보
• 키나 몸무게 등 정보는 가치가 없음

㉡ 사례 2

• 성명, 성별, 연령, 근속년수

(2) 과정시스템 : 의사결정 모델 및 시뮬레이션 모델

① 과정시스템의 의미

• 과정시스템은 투입된 1차적 자료를 각종 관리 활동에 적절하게 이용
• 의사결정 모델과 시뮬레이션 모델
• 각종 프로그램을 활용하여 투입 자료들을 목표에 맞게 처리
• 1차 정보자료가 유용한 것이 되도록 처리하는 2차 정보를 산출하는 메커니즘

② 과정시스템의 사례

• 병원 직원의 임금 수준을 변경하기 위한 의사결정을 함
• 자사와 다른 병원과의 임금을 비교할 수도 있고
  – 현재의 임금 수준에 대한 직원들의 만족도 조사결과를 통계적으로 제시할 수 있음
• 임금을 10% 인상하면 직원의 만족도는 몇 퍼센트가 높아짐
  – 그에 따라 생산성이 얼마나 상승하는 지의 관계 확인 가능
  – 임금 수준 인상이라는 경영의사결정에 도움을 주게 됨
• 사례 : 직위 중심 보상

(3) 산출시스템 : 목표시스템

• 산출시스템은 일명 목표시스템
• 확보관리, 개발관리, 보상관리, 유지관리
  – 이를 위한 각종 자료의 집계 정보, 직무순환 대상자, 승진 대상자

- 호봉승급 대상자, 정년 예정 대상자 등
- 검색 정보와 종합적 인력계획의 예측 정보의 산출

표 5-5. 인사정보시스템의 운용과정

투입시스템	과정시스템	산출시스템
▶ 자료의 투입 ▶ 직원 개인의 인적사항 포함 예) ▶ 이름, 성별 ▶ 연령, 근속년수	▶ 의사결정 및 시뮬레이션 모델 ▶ 각종 프로그램을 활용 ▶ 1차 자료를 목표에 유용하도록 처리 예) 직위 중심 보상	▶ 목표시스템 ▶ 인사관리 목표 및 의사결정 활동과 관련 ▶ 요구된 자료의 산출 예) ▶ 직무순환 대상자 ▶ 승진 대상자

6. | 인사고과의 개념, 내용 및 평정

6.1 인사고과의 개념 및 목적

1) 인사고과(Personnel rating)의 개념

- 인사고과란 조직의 고위관리자가 일정한 기준에 따라 종업원의 업무실적, 수행능력 및 근무태도 등을 종합적으로 평가하는 일
- 인사고과는 직원의 상대적 가치를 결정하는 제도
  - 인사고과는 직원 개인이 지니고 있는 태도, 능력, 자질 및 근무성적과 같은 요소를 평가함으로써 사람의 상대적 가치를 평가
- 일명 근무평정, 종업원평정 및 능률평정이라고도 함

2) 인사고과의 세부적 의미

- 인사고과란 인원 배치, 임금 책정 및 교육 훈련 등을 위해
  - 종업원이나 직원의 능력 · 성적 · 태도를 종합적으로 평가하는 일
- 직능자격제도에 있어서는 당해 기업의 직무수행능력이 먼저 직무(사무직, 기능직, 관리전문직 등)로서 분류된 후
  - 각 직무 중에서 여러가지 자격으로 계열적으로 유형화되며 나아가 각 자격 중에서 등급화됨

3) 인사고과의 목적

- 인사고과란 조직의 관리자가 인사관리의 합리화, 능률화 및 공정화를 기하기 위한 목적
- 종업원들에 대해 인사이동, 임금 책정 및 능력개발 등을 행하기 위해 종사자 개개인의 업무실적, 수행 능력 및 근무태도 등을 평가

4) 인사고과의 평정

- 인사고과에서는 일반적으로 임금관리나 인사이동의 기초자료 또는 종업원의 잠재능력 발견, 교육훈련 및 지도의 기초 자료 등을 확보하여 평정

6.2 인사고과의 내용 및 변천

1) 인사고과의 내용

- 인사고과는 목적상 선발의 기능이 있음
- 피고과자 상호간 상대적인 차이를 나타낼 수 있는 변별력이 있어야 함
- 신뢰성 있는 인사고과는 객관성과 향상성이 있어야 함
- 인사고과의 평가요소는 성과, 목적과 밀접한 관계를 가지고 있어야 함

2) 병원 인사평가의 접근방식 변천

- 과거지향적, 사정형 → 미래지향적, 육성형으로 변천
- 비공개적 → 공개적으로 변천
- 상대평가적 → 절대평가적으로 변천

6.3 인사고과의 방법

- 도식척도법, 중요사건서술법
- 서열책정법, 행동기준고과법
- 평가센터법, 대조리스트법
- 강제할당법, 목표관리법

1) 행동기준고과법

(1) 행동기준고과법의 의미

- 중요사건법과 도식척도법의 장점을 결합하고 단점을 보완
- 인사고과의 정확성을 높일 뿐만 아니라 인사고과의 개발적 기능도 강화하기 위해 개발된 인사고과 방법

(2) 인사고과 방법의 예

- 직무기술서를 바탕으로 사무를 구성하는 핵심과업 설정
- 설정된 핵심과업별로 과업수행수준을 10개의 척도로 구분
- 각각의 척도에 해당하는 과업수행상의 기준행동을 구체적으로 기술
- 고과자가 피고과자의 과업행동을 평가
- 미리 설계된 기준행동 중에 가장 가까운 행동을 선택
- 고과가 이루어짐

표 5-6. 직무평가와 인사고과의 차이

직무평가	인사고과
▶ 직무평가는 직무의 상대적 가치를 결정하는 제도 ▶ 직무가 갖는 곤란성, 책임감, 중요도 및 숙련도 등을 통하여 그 상대가치를 평가	▶ 인사고과는 직원의 상대적 가치를 결정하는 제도 ▶ 인사고과는 직원 개인이 지니고 있는 태도, 능력, 자질 및 근무성적 등 요소 – 평가로 사람의 상대적 가치 평가

2) 평가센터법

- 인사고과의 정확성을 최대한 높이기 위해 여러 가지 평가도구와 기준들
- 복수의 평가자들을 한꺼번에 활용하여 피고과자의 자질과 능력을 보다 집중적이고 종합적으로 평가하는 방법

3) 강제할당법

- 전체평정등급을 나누어 미리 정한 비율에 맞춤
  – 피고과자를 강제로 할당하는 방법
- 고과자의 관대화 및 중심화 경향을 방지할 수 있음

- 팀원들 사이 지나친 경쟁을 유발
  예) A(10%), B(20%), C(40%), D(20%), E(10%)

인사고과의 방법

◐ 행동기준고과법
- ▶ 인사고과의 정확성을 높이고 인사고과의 개발적 기능도 강화

◐ 평가센터법
- ▶ 인사고과의 정확성을 최대한 높이기 위해 다양한 평가도구와 기준들
- ▶ 복수의 평가자들을 한꺼번에 활용
  - 피고과자의 자질과 능력을 보다 집중적이고 종합적으로 평가하는 방법

◐ 강제할당법
- ▶ 전체평정등급을 나누어 미리 정한 비율에 맞춤
  - 피고과자를 강제로 할당하는 방법
  - 팀원들 사이 지나친 경쟁을 유발
    예) A(10%), B(20%), C(40%), D(20%), E(10%)

7. | 인사고과 오류, 종류 및 인사이동

7.1 인사고과 오류

- 인사고과는 직원의 업무성과, 업무수행태도, 업무수행능력을 공정하게 평가
  - 직원의 특성을 파악하고, 직원의 가치에 맞는 보상을 지급
  - 인력개발 시스템을 발전시켜 나가는 것
- 인사고과의 오류
  - 특정한 사람에 대한 경직된 고정관념이 평가에 영향을 미침

7.2 인사고과 오류의 종류

1) 중심화 경향

- 평가결과가 평균치에 집중하는 현상

예) ▸ 인사고과를 극단적으로 좋게 또는 나쁘게 평가하려는 것을 피함
▸ 평가결과의 평균치에 가깝게 평가

2) 관대화 경향

- 근무성적평정 등에서 평정 결과의 분포가 우수한 쪽에 집중되는 경향
- 폐단을 막기 위해 강제 배분법을 활용
- 피고과자의 실제능력, 실적보다 더 높게 평가하려는 경향
- 인사고과 평가오차 중 고과자가 피고과자를 아끼는 경우
  - 낮게 평가하면 상사 지휘력이 부족하다고 오해 받을 염려가 있을 경우
  - 피고과자의 능력이나 실적을 보다 더 높게 평가하려는 경향

  예) 근무자가 명문대 출신이고 언변이 논리적이라는 인정을 받아 온 경우
    - 고과자는 인사평가시 직무 수행도 당연히 좋다고 생각
    - 우수한 평가점수를 주었을 경우

3) 평가표준

- 도식척도법에서 많이 나타나는 것
- 평가척도의 기준이나 용어에 대해 이해를 달리해 고과를 잘못 부여하는 것

4) 후광효과(Halo effect) : 현혹효과

- 후광효과에서 후광이란 부처 상 뒤에서 피어오르는 광채를 의미
- 전반적으로 인물이 잘 생겼으면 정확하게 측정을 해 보지도 않음
  - 공부도 잘 할 것으로 짐작하는 것과 같은 오류
- 어떤 대상으로부터 얻은 일부의 정보를 가지고 다른 부분의 여러 특성을 추론
- 인사고과에서 어떤 대상이나 사람에 대한 일반적인 견해가 그 대상이나 사람의 구체적인 특성을 평가하는 데 영향을 미치는 현상
- 전반적인 인상에 의해 개별 특성을 평가하는 것
- 한 분야에 어떤 사람의 호의적 또는 비호의적인 인상이 다른 분야에 영향
- 인사고과의 평정오차 중
  - 피평가자의 한 특성을 중심으로 피평가자 전체를 평가하려는 경향

예) 어떤 여성이 아름답다는 정보만 가지고 그녀의 심성, 지적 능력 및 부모 효도 등
  – 모든 것을 긍정적일 것이라고 지각하는 오류

5) 편견

- 피평가자의 출신지역, 학교 및 직종 등에 따라 평가에 영향을 받는 오류

6) 최근결과의 편중성

- 피평가자의 과거 성과나 행동보다 최근의 일에 집착해 평가하는 현상

7) 첫인상 효과(first impression effect)

- 첫 인상이 이미지 상으로 큰 영향을 미치는 것을 말함
  예) 신입사원 면접 후 오랜 세월이 흘렀음에도 첫 인상에서 형성된 좋은 이미지
    – 이로 인해 그를 판단하여 새 정보가 기존정보에 일치하면 역시 맞았다고 생각함
    – 어긋나는 정보가 추가되면 추가 정보가 틀렸을 것이라고 생각하게 됨

8) 피그말리온 효과(pygmalion effect)

- 희랍신화에 나오는 조각가 피그말리온은 본인이 제작한 아름다운 여인상 작품
  – 이를 사랑하게 되고 그가 실제 사람이 되기를 바람
  – 이를 안 아프로디테 여신이 그의 소망대로 인간으로 만들어 주었음
  – 그의 기대가 이루어진 것
  – 이처럼 자기 충족적 예언을 "피그말리온 효과'라고 함
- 어떤 개인의 업적에 대한 높은 기대는 높은 업적으로 이어짐
  – 낮은 기대는 낮은 업적으로 이어지는 경향이 있는데 피그말리온 효과 때문

9) 대조효과(contrast effect)

- 대조효과는 시간적으로 최근에 지각된 것, 공간적으로 가까운 곳에 있는 것
  – 이것과 비교하면서 대상을 파악하려는 것
  예) 스튜어디스 선발을 위한 면접시 바로 앞에 정말 예쁘게 생긴 피면접자 있을 경우
    – 그 다음의 평범한 면접자는 손해를 볼 수 있음

10) 스테레오타입(stereotype)

- 원래 스트레오타입이란 인쇄를 하기 위한 동판을 칭함
- 사람은 경험에서 만들어진 수많은 원판을 머릿속에 가지고 다니다가
  - 하나라도 비슷한 사람이 생기면 그 사람에게 자신이 갖고 있는 원판을 찍게 됨
  - 그 원판에 의해 해석하게 됨
  - 이를 스테레오타입 또는 상동적 태도라고 함

11) 최근 효과(recency effect)

- 인간은 망각의 동물
- 지각(perception)을 할 때도 최근에 얻어진 정보에 더욱 비중을 두어 평가하게 됨
- 인사고과 철이 되면 직원들의 행동이 빨라지고 더욱 열심히 일하는 것을 볼 수 있음
  - 바로 최근효과를 의식한 행동일 것임

표 5-7. 인사고과와 인사관리의 차이

인사고과	인사관리
◐ 인사고과의 의미 ▶ 조직 고위관리자가 일정 기준 토대 – 종업원의 업무실적, 수행 능력 및 근무태도 등을 종합적 평가 ▶ 일명 근무평정, 종업원평정, 능률평정	◐ 인사관리의 의미 ▶ 각자의 능력을 최대로 발휘 – 좋은 성과를 거두도록 관리 ▶ 조직에서 개인의 목표와 조직의 목표가 조화되도록 하는 인적관리 제도
◐ 인사고과의 목적 ▶ 조직의 관리자가 인사관리의 합리화, 능률화 및 공정화를 기함	◐ 인사관리의 목적 ▶ 개인의 성취동기 유발과 조직의 효율성

7.3 고과관련 용어

1) 고과 및 고과자의 의미

(1) 고과

- 업무수행능력을 평가하는 것

(2) 고과자

- 고과자는 평가를 하는 사람

2) 피고과자 및 고과기법의 의미

(1) 피고과자

- 피고과자는 평가를 받는 사람

(2) 고과기법

- 고과기법은 평가방법을 의미

3) 고과방법

(1) 자기신고법

- 피고과자가 자기의 능력, 기술 및 지식 등과 희망(직무, 환경 및 훈련 등)을 기술한 내용을 대상으로 고과하는 방법

(2) 중요사실 서술법

- 목표달성과 관련이 큰 사실 발생시 기록하였다가 후에 평가

(3) 목표관리법

- 달성할 목표를 정해 놓고 일정기간 후에 성과와 목표를 비교 후 측정 평가

(4) 면접법

- 업무수행 능력과 잠재력을 면접을 통해 발견
  – 작업개선, 책임의 명확화 및 직무요소 우선순위 등을 결정하는 방법

인사고과의 오류

◐ **중심화 경향**
▶ 평가결과가 평균치에 집중하는 현상
예) • 인사고과를 극단적으로 좋게 또는 나쁘게 평가를 피함
• 평가결과의 평균치에 가깝게 평가

◐ **관대화 경향**
▶ 피고과자의 실적보다 더 높게 평가하려는 경향
예) 근무자가 명문 S대 출신이고 언변이 논리적이라 인정되어 온 경우
– 고과자는 인사평가시 직무 수행도 당연히 좋다고 생각
– 우수한 평가점수를 주었을 경우

◐ **평가표준**
▶ 도식척도법에서 많이 나타나는 것
▶ 평가척도의 기준이나 용어에 대해 이해를 달리
▶ 고과를 잘못 부여하는 것

◐ **후광효과(Halo effect)**
▶ 한 분야에 호의적 또는 비호의적 인상이 다른 분야에 영향
▶ 인사고과의 평정오차 중 피평가자의 한 특성을 중심
– 피평가자 전체를 평가하려는 경향

◐ **편견**
▶ 피평가자의 출신지역, 학교 및 직종 등의 편견이 영향을 주는 현상

◐ **최근결과의 편중성**
▶ 피평가자의 과거 성과나 행동보다 최근 일에 집착해 평가하는 현상

7.4 인사고과의 종류 및 인사이동

- 인사고과에는 상대 및 절대고과, 다면평가가 있음

1) 상대 및 절대고과

(1) 상대고과

- 일반적으로 기업체에서 채택할 수 있는 인사고과의 방법
- 사원을 상호 비교할 때 평가하는 상대고과
예) 상대고가는 “누가 더 나은가?”에 대한 관심

(2) 절대고과

- 사원을 일정한 기준과 비교하여 그것의 소유여부 또는 정도를 평가
  예) "작년보다 얼마나 더 나은가?"에 대한 관심

2) 다면평가

- 피평가자를 중심으로 상사–동료–부하에 의한 다면평가 방식
- 인사평가제도의 다면평가의 주체
  – 상사위주의 평가, 동료평가 및 부하평가인 3면 평가 방식

표 5-8. 인사고과의 종류

상대고과	절대고과	다면평가
▶ 사원을 상호 비교할 때 평가하는 상대고과 예) "누가 더 나은가"에 관심	▶ 사원을 일정한 기준과 비교 – 그것의 소유여부 또는 정도를 평가 예) "작년보다 얼마나 더 나은가"에 관심	▶ 피평가자를 중심으로 상사–동료–부하에 의한 다면평가 방식 ▶ 인사평가제도의 다면평가의 주체 : 3면 평가 방식 – 상사위주의 평가 – 동료평가/부하평가

7.5. 인사이동의 목적

1) 인사이동관리의 목적

- 인사이동관리는 조직에서 위치를 변경하여 개인의 능력을 개발
- 적재적소를 구현
- 높은 성과자에 대한 승진이동을 통한 보상효과를 제공하기 위한 것
- 해고와 같은 고용조정을 위하여 인사이동관리를 하는 것은 아님

2) 인사이동관리의 구체적 목적

- 인사이동 관리를 수행하는 구체적인 목적
  – 적정배치(적재적소 배치), 인재육성, 보상과 제재

중요 내용

◐ 병원 인사관리의 대두 배경
- ▶ 병원노동조합의 발전
- ▶ 병원조직규모의 확대
- ▶ 국가의 개입과 환경변화

◐ 병원 인사평가의 접근방식 변천
- ▶ 과거지향적 / 사정형 → 미래지향적 / 육성형
- ▶ 비공개적 → 공개적
- ▶ 상대평가적 → 절대평가적

◐ 인사이동관리 방식
- ▶ 인력의 보충과 적정배치
- ▶ 인재육성
- ▶ 보상과 상벌의 목적

실전문제

* 가장 맞는 것에 번호를 기재하시오.

1. 조직에서 개인의 목표와 조직의 목표가 조화되도록 하는 인적관리 제도는?

① 조직관리 ② 복지후생관리 ③ 업적관리
④ 교육훈련제도 ⑤ 인사관리

2. 교육훈련방식 중 직무수행 과정에서 직속 상사가 부하직원을 직접 개별지도하는 방식은?

① 경영자훈련(ATP) ② 집단훈련(OD)
③ 중간관리자훈련(MTP) ④ 직장내 교육훈련(OJT)
⑤ 직장외교육훈련(OFF. J.T)

3. 인사이동의 목적으로 옳은 것은?

① 적정배치 ② 조직육성
③ 재능기부 ④ 처벌강화
⑤ 환경조성

4. 피평가자의 어느 한 특성을 중심으로 피평가자 전체를 평가하려는 인사고과의 평정오차는?

① 후광효과(halo effect) ② 편견
③ 중심화 경향 ④ 관대화 경향
⑤ 평가표준

5. 피평가자의 직종에 따라 평가에 영향을 받는 인사고과 오류의 원인은?

① 편중성 ② 중앙값
③ 편견 ④ 중심화 경향
⑤ 관대화 경향

정답 1. ⑤ 2. ④ 3. ① 4. ① 5. ③

실전문제

6. 평가결과의 평균치에 가깝게 평가하는 것으로 인사고과시 극단적으로 평가하는 것은?

① 최대치 경향
② 중심화 경향
③ 대표치 경향
④ 편견
⑤ 논리적 오류

7. 인사고과 오류 중 언변이 논리적이고 명문대학 출신으로 인정을 받는 근무자는 고과자가 인사평가시 직무 수행도 우수할 것으로 생각하여 우수한 평가 점수를 부여할 경우로 옳은 것은?

① 현혹효과
② 후광효과
③ 평가표준
④ 관대화 경향
⑤ 최근 결과의 편중

8. 후광효과에 대한 인사고과의 오류에 대한 내용으로 옳은 것은?

① 한 분야에 호의적 또는 비호의적 인상이 다른 분야에 영향
② 인사고과를 극단적으로 좋게 또는 나쁘게 평가하는 경향
③ 상사의 지휘력이 부족하다고 오해 받을 경우 피고과자의 능력을 보다 더 높게 평가하려는 경향
④ 도식척도법에서 많이 나타나는 것으로 평가척도의 고과를 잘못 부여하는 것
⑤ 피평가자의 과거 성과나 행동 보다 최근 일에 집착해 평가하는 현상

9. 인사고과에서 절대고과에 대한 설명으로 옳은 것은?

① 병원과 업무목표를 비교하여 평가
② 누가 더 나은가에 대한 관심
③ 작년보다 얼마나 더 나은 가에 대한 관심
④ 서열과 관계가 없는 평가
⑤ 이미지적 평가

정답 6. ② 7. ④ 8. ① 9. ③

실전문제

10. 병원 인사평가의 접근방식 변천에 있어 옳은 것은?

① 상대평가적에서 절대평가적으로 변천
② 육성형에서 사정형으로 변천
③ 지도, 상담에서 판정형으로 변천
④ 공개적에서 비공개적으로 변천
⑤ 단기지향적에서 장기지향적으로 변천

11. 다면평가의 주체와 관련된 인사평가제도로 연결된 것은?

① 상사-이웃-부하평가
② 상사-부하-고객평가
③ 부하-이웃-고객평가
④ 동료-부하-고객평가
⑤ 상사-동료-부하평가

12. 인사고과에 대한 내용으로 옳은 것은?

① 피고과자 상호간 상대적인 차이를 나타낼 수 있는 변별력이 필요
② 고과 주체는 상급자들에게 국한하지 않고 부하직원까지 확대한 다단계고과
③ 인사고과의 평가요소는 수행과정과 밀접한 관계를 가지고 있음
④ 신뢰성 있는 인사고과는 주관성과 향상성이 있어야 함
⑤ 인사고과는 목적상 선발의 기능이 있으므로 고과자의 실력이 있어야 함

13. 고과자의 관대화와 중심화 경향을 방지하며 팀원들 사이에 과도한 경쟁을 유발하는 인사고과의 방법은?

① 도식척도법
② 행동기준고과법
③ 평가센터법
④ 강제할당법
⑤ 목표관리법

정답 10. ① 11. ⑤ 12. ① 13. ④

실전문제

14. 인사고과의 방법으로 옳지 않은 것은?

① 중요사건서술법
② 서열책정법
③ 도식척도법
④ 선택할당법
⑤ 대조리스트법

15. 직무기술서를 토대로 과업을 설정하고 과업수행수준을 8개의 척도로 구분하여 기준행동을 기술하고 과업행동을 평가하여 기준행동 중에 가까운 행동을 선택함으로 고과가 이루어지는 인사고과의 방법은?

① 평정척도법
② 행동기준고과법
③ 서열법
④ 대조리스트법
⑤ 업무지침법

16. 병원 인사담당자의 역할 중 직원들의 불안감을 해소하는 것은?

① 주도자 역할
② 지원자 역할
③ 보호자 역할
④ 변화 담당자 역할
⑤ 혁신자 역할

17. 병원의 경영전략 및 인사관리방안으로 방어형과 관련 없는 것은?

① 직위 중심 보상
② 조직환경내 안정성 지각
③ 내부자 육성
④ 과정지향 평가
⑤ 인재의 외부 획득

18. 인사정보시스템 중 투입시스템에 해당되지 않는 것은?

① 승진 대상자
② 성별
③ 근속년수
④ 성명
⑤ 연령

정답 14. ④ 15. ② 16. ③ 17. ⑤ 18. ①

실전문제

19. 고과방법 중 피고과자가 본인 능력, 기술 및 지식 등과 직무, 환경 및 훈련 등을 기술한 내용의 대상은?

① 면접법 ② 중요사실서술법
③ 기록법 ④ 목표관리법
⑤ 자기신고법

20. 조직에서 개인의 경력개발 성공 조건으로 옳지 않은 것은?

① 기능조직 간의 경쟁 ② 개인욕구의 신축성
③ 경력개발 분위기 조성 ④ 직속 상사의 적극적 참여
⑤ 개인 주도의 경력개발

정답 19. ⑤ 20. ①

6

임금수준 및 복리후생

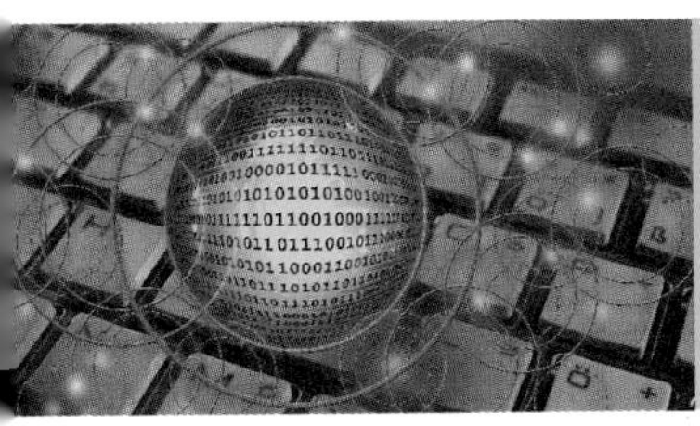

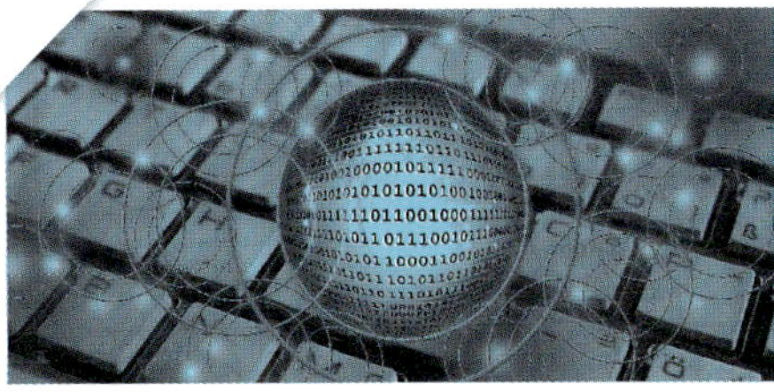

제6장

임금수준 및 복리후생

1. | 임금수준의 개념

1.1 임금의 의미 및 관점

- 임금(Wage)
  - 조직에 구성원들의 지속적인 기여를 유도하기 위해 보상(compensation) 필요
- 임금을 받는 직원 입장
  - 노동력의 재생산비용 즉 생계 유지비의 성격
- 노동력의 수요가치 : 상품가격의 성격
  - 노동시장에서 이 양자(노동력과 그에 대한 수요)가 만나 노동가격을 결정
  - 이것이 바로 임금
- 경제학적 관점
  - 노동력의 수요관계와 노사관계가 임금결정에 영향을 미친다고 할 수 있음
- 병원이나 조직의 관점 : 생산비적 성격
  - 비용으로서의 임금에 의하여 직원의 생산능률이 좌우됨

1.2 임금수준(Wage level)의 의미

- 임금수준은 흔히 병원 조직 내에서 모든 근로자들에게 지급되는 임금의 총액을 지칭

- 임금수준
  - 국가, 산업, 직업 및 기업 등의 일정한 범위에 속하는 노동자의 평균적인 임금
  - 근로자 1인당 지급되는 평균적인 임금액을 칭함
  - 이러한 임금수준을 임금베이스라고도 함

1.3 임금수준의 결정요인

1) 임금수준의 영향요인

- 임금수준에 영향을 미치는 요인
  - 생계비, 지불능력, 노동시장요인
- D.W. Belcher : 임금수준의 결정요인
  - 최저 및 최고 임금에 대한 법률
  - 노동시장에서 형성되고 있는 동종 직무에 대한 현행 임금률
  - 노동조합의 단체교섭력
  - 임금수준에 대한 일반 기준 등을 영향요인으로 분석하고 있음

2) 임금수준의 결정요인

- 기업측 고려 요소 : 지불능력, 생산성
- 종업원측 고려 요소 : 생계비 보장, 생계임금
- 임금수준의 사회적 균형
  - 시장에서 고용되고 있는 임금, 수요공급적 시장요인
- 노동조합의 교섭력, 직무와 난이도

3) 병원 임금수준의 결정원칙

- 병원의 지불능력과 생산성
- 적정수준의 생계비
- 인력수급의 시장요인과 경쟁병원의 임금수준
- 동종업계의 기준
- 임금수준의 사회적 균형
- 생계비의 보장

1.4 임금수준의 3가지 결정요인

1) 지불능력

- 임금수준을 결정하는데 있어 중요하게 고려해야 할 요소
  - 병원의 지불능력
- 우수한 직원을 확보하고 유지하고자 노력하여도 병원의 재정이 따르지 못하면
  - 원하는 목표를 달성할 수 없음

2) 생계비

- 임금은 근로자와 그 가족의 생계를 유지하는 가장 기본적이고 원칙적인 수입원
  - 생활보장의 원칙에 따라 결정되어야 함
- 임금인상을 포함한 단체교섭 시 생계비는 거의 절대적인 기준을 함

3) 사회적 합의

- 모든 조직이나 병원은 사회적 지원들을 동원하여 소비하고 있음
  - 임금수준을 결정할 때는 반드시 사회적 합의(social consensus)를 고려해야 함
- 사회적 합의의 의미
  - 일반 사회에서 보편적으로 적용되고 있는 임금수준과 노동조합과 정부의 영향 등을 말함
- 임금수준은 근로자들의 생계비 수준(최소기준)으로부터 조직의 지불능력(최대기준)에 이르는 범위 내에서
  - 동일 업종, 동일 지역 및 동일 규모의 조직 간에 균형이 이루어지도록 결정되어야 함

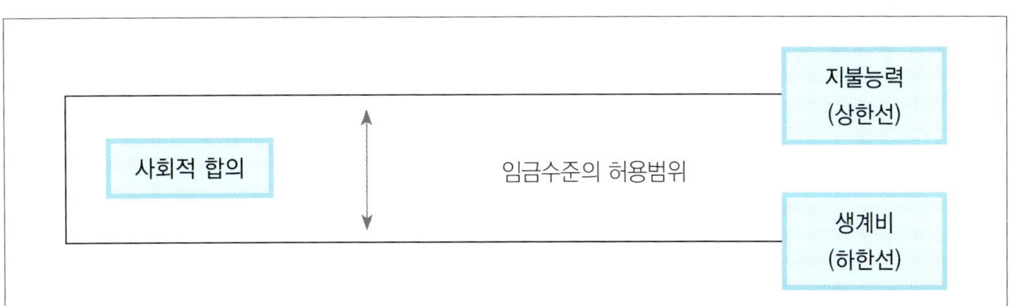

그림 6-1. 임금수준의 결정요인

2. | 임금관리의 내용 및 목표

2.1 임금관리의 내용

- 임금관리는 크게 임금수준, 임금체계, 임금형태의 3가지 내용으로 이루어짐
- 임금관리의 핵심은 돈의 액수와 차별적인 지급방법을 결정하는 것

1) 임금수준의 적정성

- 임금은 근로자에게 적정한 수준이 되어야 함
- 임금의 수준은 임금의 크기를 말함
- 임금수준의 적정성
  - 근로자들의 생계와 만족, 조직의 지불능력, 사회적 보상 수준을 고려하여 결정

2) 임금수준의 합리성

- 보상은 합리적으로 설계되어야 함
- 경영자는 임금의 형태를 결정할 경우
  - 근로자의 근로의욕을 높이고 동기를 부여할 수 있도록 해야 함

3) 임금수준의 공정성

- 임금은 사회적으로 공정하게 인정되는 것이어야 함
- 병원 입장
  - 임금은 총액 기준으로 인식
- 근로자 입장
  - 총액을 근로자 수로 나눈 평균액수로 인식
- 사회적으로 납득할 수 있는 임금 격차가 이루어지도록 해야 함
  - 임금 격차를 공정하게 설계할수록
  - 근로자들의 불만족이 감소하고 동기가 유발될 수 있음

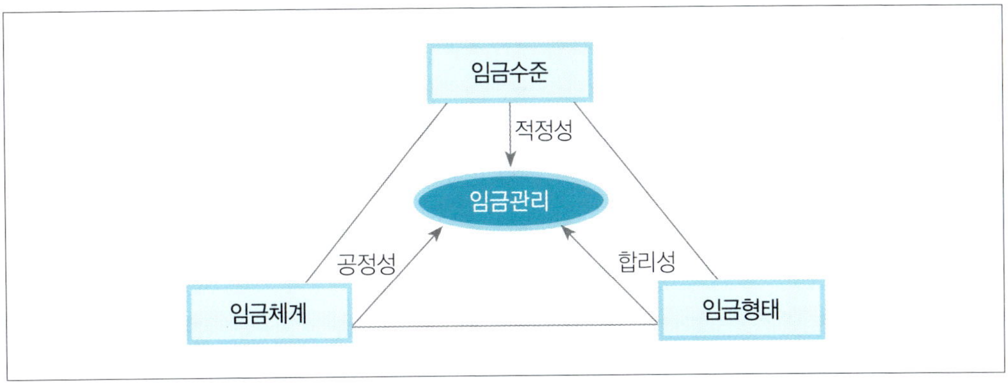

그림 6-2. 임금관리의 내용과 원칙

2.2 임금관리의 조직 구성원의 영향 및 목표

1) 임금관리의 조직 구성원의 영향

- 임금관리가 조직 구성원들에게 미치는 영향
  - 인사관리 부서에 대한 피드백에도 적지 않은 영향을 주기 때문
  - 인사 담당자들은 직원들에게 동기유발이 되도록
  - 과학적이고 합리적인 임금관리를 해야 함
- 조직 구성원들과 조직이 공동의 목표를 달성
  - 직무만족과 조직에 대한 몰입을 높임
- 조직을 발전시키기 위한 임금관리의 주요 목표는 다음과 같음

2) 조직 내 임금관리의 목표

(1) 적절성(adequacy)

- 임금 수준 문제로 인사관리부서는 임금관리체계가 사회변화에 부응할 수 있어야 함
- 임금관리가 협력적, 생산적 노사관계에 기여할 수 있어야 함
- 임금수준은 법률적 관점에서 문제가 없도록 유지되어야 함

(2) 공정성(equity)

- 임금은 동기유발에 직접적으로 영향을 미치는 요소

- 직원 개인의 공정성 지각의 형성과 중요한 관계를 맺고 있음
- 조직 내에서 개인의 능력과 자격, 기술 및 태도 등의 기준에 의해
  - 공정하게 지급되어야 함

(3) 안정성(security)

- 안정성은 조직의 안정을 기한다는 의미
- 임금관리는 근로자에게는 1차적으로 경제적 안정을 유지하는 생계 수단
- 인사관리 부서에서는 임금이 직원들의 경제적 욕구에 도달할 수 있도록 관리해야 함

(4) 타당성(acceptability)

- 임금은 직원 개인과 조직 및 사회 일반 3자의 관점
  - 상호 이해가 가능할 수 있도록 그 체계와 수준 및 지급 방법이 타당한 것이어야 함

  예) 노동조합의 압력에 굴복하여 과도한 임금이 지급된다면
    - 사회적 관점에서의 타당성을 상실하게 됨
    - 그것은 결국 조직의 운영에 부정적 영향을 미치게 됨

(5) 균형성(balance)

- 사람에 따라서 돈 보다 휴식을 더 필요로 하는 경우도 있음
- 임금관리에 있어 임금과 복지후생 등
  - 여러 종류의 보상이 균형 있게 패키지(package)를 구성하고 있을 것이 요구됨

(6) 경제성(cost effectiveness)

- 임금관리는 개인과 조직의 이해가 양립
  - 이로 인해 조직 전체적으로 양호한 근무분위기에 중요한 영향을 미침
- 어느 한쪽만의 이익을 위한 방향으로 관리된다면
  - 조직의 건강을 위하여 바람직한 일이 아님
- 임금은 항상 지불능력 내에서 지급되도록 함
  - 원가에서 차지하는 비율이 적절하도록 경제성을 유지해야 함

(7) 동기유발(motivation)

- 인사관리의 주요 목적은 직원들의 동기유발에 있음
  - 동기유발에 가장 핵심적으로 작용하는 요인은 바로 임금
- 임금은 직원들의 생계유지와 사회적 지위에 영향을 미치는 중요한 도구이기 때문
- 조직은 임금관리를 통하여 직원들이 최대한 동기유발이 되도록 해야 함

조직 내 임금관리의 목표

▶ 적절성(adequacy)
– 사회변화에 부응하고 법률적 관점에서 문제가 없어야 함

▶ 공정성(equity)
– 능력과 자격, 기술 및 태도 등의 기준에 의해 공정하게 지급되어야 함

▶ 안정성(security)
– 임금이 1차적으로 근로자들의 경제적 안정을 유지하는 생계수단
– 직원들의 욕구에 도달하도록 관리해야 함

▶ 타당성(acceptability)
– 직원 개인, 조직 사회 일반의 관점에서 상호 이해가 가능해야 함

▶ 균형성(balance)
– 임금, 복지후생 등 여러 종류의 보상이 균형 있게 패키지를 이루어야 함

▶ 경제성(cost effectiveness)
– 임금은 항상 지불능력 내에서 지급되도록 함
– 원가에서 차지하는 비율이 적절하도록 경제성을 유지해야 함

▶ 동기유발(motivation)
– 조직은 임금관리를 통하여 직원들이 최대한 동기유발이 되도록 해야 함

3. | 임금체계의 의미 및 구성내용

3.1 임금체계(Wage structure)의 의미

1) 임금체계의 의미

- 임금체계

   – 기업이 노동자에게 임금을 지급할 때 기준이 되는 지급 항목의 구성, 연령, 근속 및 가족 등을 중심으로 한 생활급 체계와 능률을 중심으로 한 능률급 체계
- 임금체계는 임금항목이 어떠한 구성내용으로 지급되는가를 의미
- 임금의 지급방식
- 종업원에게 지급되는 임금총액의 크기
- 정부의 임금정책

2) 임금형태(Wage payment method)의 의미

- 임금형태는 직원에 대한 임금산정방법이나 임금지급방법 등을 총괄한 개념으로 임금체계의 하위개념
- 상위개념으로서의 임금체계가 확립되면 임금을 구체적으로 어떻게 지급해야 할 것인가 하는 하위개념으로서의 임금형태가 결정되는 근거
  예) 시간급

3.2 임금체계의 구성내용

1) 임금체계의 구성

- 임금체계는 기본급, 수당, 상여금 등으로 구성
- 한국에서는 상여금과 퇴직금을 산정하는 관리상의 필요에 따라 임금체계 중
  – 기본급과 수당을 흔히 기준임금과 기준 외 임금으로 분류하여 사용

2) 기준임금 및 기준 외 임금

(1) 기준임금

- 기준임금 = 기본급 + 정상적인 근무와 관련된 수당
- 기준임금 수당 : 직책수당, 기능수당, 생활수당, 출납수당 등
  – 고정적 정기적으로 지급하는 수당
- 통상적인 근로시간과 작업조건 하에서 이루어진 근로에 대해 지급되는 임금
- 상여금과 퇴직금 등의 산정기준으로 사용
  – 이에 임금총액 중에서 차지하는 기준임금의 비율은 합리적으로 결정되어야 함

(2) 기준 외 임금 : 기타 수당

- 초과근무수당, 연월차수당, 일숙직수당 등 변동적으로 지급되는 수당

(3) 복지후생비

- 복지후생비는 보상(compensation)의 범주에는 포함되지만 임금은 아님
- 복지후생비는 근로 제공의 대가로 지불되는 것이 아님

  단) 수당의 이름이 복지후생비라고 하더라도 단체협약이나 취업규칙 등

  - 이에 의하거나 관례나 관행에 따라 전 근로자에게 동일한 금액을 지급시
  - 복지후생비로 볼 수 없으므로 근로기준법상 임금임

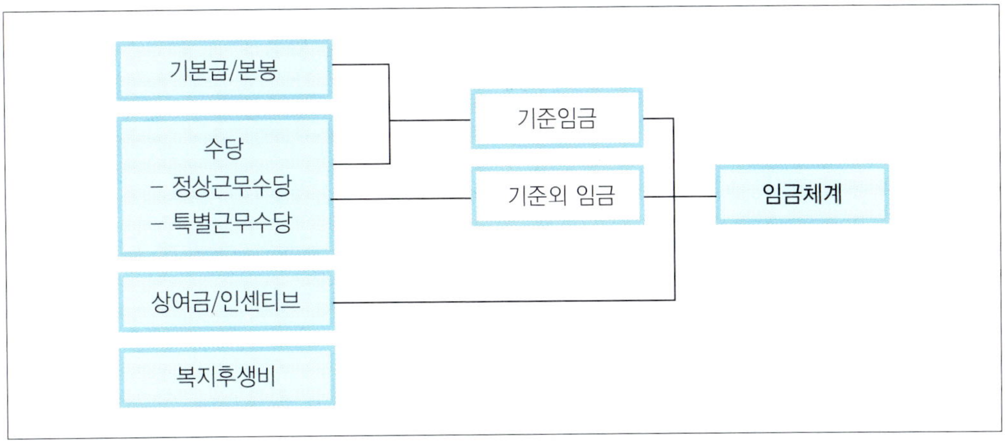

그림 6-3. 임금체계의 구성

표 6-1. 임금 및 병원 임금수준의 결정요인

임금수준의 결정요인	병원 임금수준의 결정원칙
▶ 기업측 고려 요소 : 지불능력, 생산성 ▶ 종업원측 고려 요소 : 생계비 보장, 생계임금 ▶ 임금수준의 사회적 균형 – 시장에서 고용되고 있는 임금 – 수요공급적 시장요인 ▶ 노동조합의 교섭력, 직무와 난이도	▶ 병원의 지불능력, 생산성 ▶ 적정수준의 생계비 ▶ 생계비의 보장 ▶ 임금수준의 사회적 균형 ▶ 인력수급의 시장요인과 경쟁병원의 임금수준 ▶ 동종업계의 기준

4. | 임금체계의 유형 : 기본급

- 임금체계의 유형은 임금의 복합적 구성형태

4.1 기본급의 의미 및 결정 기준

1) 기본급(Base pay)의 의미

- 기본급은 임금항목 중 가장 핵심적인 부분
- 정상적인 근로에 대해 지급되는 임금
- 인사관리 영역과 관련되어 있으며 상여금이나 퇴직금 등의 관리기준으로도 사용
- 임금제도는 기본급에 의해 그 성격이 결정된다고 할 수 있음

2) 기본급의 결정 기준

- 기본급을 결정하는 기준은 근속, 직무의 상대적 중요성, 개인별 능력, 개인별 업적
  - 이 기준에 의해 결정되는 기본급은 연공급, 직무급, 직능급, 성과급

4.2 기본급의 결정 기준

1) 연공급(Annual supply)

- 연공급은 각 개인의 근속년수 차이에 따라 임금의 격차를 결정하는 임금체계
- 연공급은 개개인의 학력, 자격, 연령 및 근속년수 등
  - 인적 기준에 의해 임금수준 결정
- 인적 요소기준에 의해 임금수준 결정을 하는 방법

☞ 연봉제(annual salary system)

▶ 연봉제는 글로자 개개인의 능력과 업적을 평가하여 연간 임금액을 결정
- 당사자와 근로계약을 체결하는 능력 중시형의 임금제도

2) 직무급(Job wage)

- 직무급은 각 직무에 소요되는 지식, 숙련, 노력, 책임, 작업조건, 직무의 중요성 및 곤란도에 따라 각 직무의 상대적 가치를 평가

- 그 결과에 의하여 임금액을 결정하는 임금체계

• 직무급은 직무평가에 의해 직무의 질과 양에 대한 상대가치를 평가
  - 이에 따라 결정된 직무등급에 의해 임금을 주는 방법
• 동일 직무에 동일 임금의 원칙에 근거하는 임금체계
  - 직무급은 동일 직무를 수행하는 사람에 대해 연령, 근속에 관계없이 동일 임금 지급
  - '동일노동 동일임금(equal pay for equal work)'의 이상을 실현할 수 있는 합리적인 체계
• 직무급은 능력주의에 바탕을 두고 있을 뿐 아니라 직무를 기준으로 합리적인 인사관리를 가능하게 함
  - 연공급체계 하에서 발생하는 비합리적인 인건비의 과다지출을 방지할 수 있음

3) 직능급(Wages on job evaluation)

• 직무의 내용과 그 수행능력에 따라 임금을 결정하는 임금체계
  - 일명 역량급(competency-based pay)
• 직무수행능력의 발전단계에 따라 개별임금을 결정하는 임금체계
  - 근로자들의 능력을 직능고과에 의해 평가하고 그 결과에 따라 임금을 결정하는 것
• 직능급에서는 '1급-부장, 2급-차장, 3급-갑 과장, 4급-을 과장, 5급-대리, 5급-주임, 7급-대졸 사원, 8급-전문대졸 사원, 9급-고졸 사원' 등
  - 이와 같이 직무를 수행하는 능력의 차이에 따라 직능자격등급이 마련됨
  - 각 등급에는 그것이 요구하는 능력의 요건이 확립되어 있음
  - 직능자격등급별로 임금이 결정됨
• 근로자들은 해당 등급에서 요구하는 능력요건을 모두 충족할 경우
  - 상위 등급으로 승급을 하게 되고 그에 따라 오른 임금을 받게 됨
  - 이때 직능자격의 상승은 대략 근속년수가 늘어남에 따라 이루어지게 됨
  - 자동적인 상승은 아니고 직능급에 있어서는 능력요건을 구비해야만 함
  - 연공급의 속인적 요소와 직무급의 직무적 요소가 결합되어 임금을 결정하는 것
  - 직무를 전제로 한 사람에 대해 임금이라고 할 수 있음
• 직능급은 인적 요소인 연공급과 직무요소인 직무급을 절충한 임금체계 방법

4) 성과급(Out payment, piece-rate plan)

- 성과급제는 작업성과를 측정하여 측정된 업적에 따라 임금을 산정하여 지급하는 제도
  - 작업성과를 측정하여 측정된 업적에 따라 임금을 산정하여 지급하는 제도
- 임금은 성과와 비례
  - 영업직의 경우 작업수행에 소요된 작업시간은 거의 고려하지 않음
  - 작업성과의 수량만 계산하여 이에 일정한 임률을 적용하여 임률계산
  - 직원의 임금수령액은 각자의 성과에 따라 증감함
- 성과급은 근로자가 작업을 통해 얻은 성과에 따라 지급되는 급여
  - 이는 회사의 목표나 특정 성과를 달성했을 때 구성원에게 보상으로 지급됨
  - 연봉에 포함되지 않는 추가급 형태의 임금
- 성과급은 개인의 역량과 실적에 따라 차등 지급됨
  - 성과가 없을 경우 지급되지 않을 수도 있음
  - 성과급 계산은 계약 연봉을 12개월로 나눈 기본급에 성과급 요율을 적용 산출

    예) 성과급이 300%라면 기본급의 3배를 성과급으로 지급하는 방식

    ☞ 요율(rate) : 삯을 매기는 정도

    예) A 대학병원의 사례

    ▶ 병원 수익중심점에 있는 의사들의 동기유발을 위한 성과급제 도입하여 적용
    - 병원에 따라 그 기준이 다양하게 적용
    - 성과지표는 수입, 환자수, 진료건수, 병원의 협조 정도 등으로 분류

표 6-2. A 대학병원 의사들의 성과급 지급 기준 사례

성과지표	주요 내용
수입	▶ 진료수입, 선택진료수입, 순이익
환자수 또는 진료건수	▶ 외래환자수, 입원환자수, 특정 수술건수 ▶ 특정검사건수, 온라인 상담건수, On call 횟수
병원협조사항	▶ 재원일수 단축, 의료사고 여부 ▶ 차트 작성의 완벽성

5) 시간급(Time payment, time-rate plan)

- 시간급제는 정액임금제 또는 고정급제라고도 함

- 수행한 작업의 양과 질에는 관계없이 단순히 근로시간을 기준으로 함
  - 임금을 산정하여 지불하는 방식

  예) 일급, 주급, 월급, 연봉 등
- 시간급제는 근로자의 입장
  - 일정액의 임금이 확정적으로 보장되어 있다는 장점
- 조직의 입장
  - 근로 일수나 근로시간수가 산출되면 임금계산에 관한 업무가 간단히 처리 가능
  - 임금 산정의 편리성과 공정을 기할 수 있음

6) 자격급(Wages for job qualification)

- 자격취득의 기준을 정한 후 취득여부에 따라 급여지급의 차이를 두는 제도

중요 내용

◐ 임금체계 유형 : 기본급의 결정 기준

▶ 직무급 : 직무평가에 의해 임금지급 → 직무의 상대적 중요성

▶ 성과급 : 작업성과에 따른 차등지급 → 개인별 성과

▶ 연공급 : 개인의 학력, 자격 및 근속연수 등 → 근속

– 인적 기준에 의해 임금수준 결정

▶ 직능급 : – 직무의 내용과 그 수행능력에 따라 임금 결정 → 개인별 능력

– 연공급과 직무급을 절충한 체계

– 능력 임금에 대한 체계

5. | 평균 및 통상임금

5.1 평균임금의 정의

- 평균임금은 근로기준법에 의하면 평균임금 산정시 기준이 되는 지표
  - 산정해야 할 사유가 발생한 날 이전 3개월간에 그 근로자에 대해 지급된 임금의 총액을 그 기간의 총일수로 나눈 금액

  예) 연월차 휴가수당, 장해보상, 휴업수당 및 퇴직금

☞ 장해보상(accidental compensation)

- 근로자가 업무상 재해를 입고 완치 후에도 신체상에 장해가 있는 경우
  - 사용자가 지급하는 금품

5.2 통상임금의 정의

- 근로기준법 시행령
  - 근로자에게 정기적, 일률적으로 소정근로 또는 총근로에 대해 지급하기로 정하여진 시간급 금액, 일급금액, 주급금액, 월급금액 또는 도급금액
- 통상임금은 병원에서 일률적으로 직원 모두에게 지급하는 임금
  예) 상여금, 수당(직책수당, 조정수당), 기술, 면허 등

표 6-3. 평균 및 통상 임금

평균임금	통상임금
▶ 산정해야 할 사유가 발생한 날 이전 – 3개월간에 그 근로자에 지급된 임금의 총액을 그 기간의 총일수로 나눈 금액 예) ▶ 연월차 휴가수당, 장해보상 ▶ 휴업수당 및 퇴직금	▶ 근로자에게 정기적, 일률적으로 소정근로 또는 총근로에 대해 지급 ▶ 병원에서 일률적으로 직원 모두에게 지급하는 임금 예) ▶ 상여금, 수당(직책/조정수당) ▶ 기술, 면허 등

6. | 임금 분류 및 계산 적용

6.1 임금 분류

① 기본급

② ▶ 직무수당, 직급수당, 직책수당, 조정수당, 물가수당, 근속수당
 ▶ 기술수당, 면허자격수당, 회계수당, 출납수당, 위험수당
 ▶ 정기적, 일률적으로 지급하는 수당

③ ▶ 상여금, 정근수당, 시간외근로수당, 야간근로수당, 휴일근로수당
 ▶ 연월차수당 등 변동적으로 지급하는 수당

④ 퇴직금, 휴업수당, 가족수당, 학비보조수당 등

6.2 계산 적용

1) 임금 : ① + ② + ③+ ④

① 기본급

② ▶ 직무수당, 직급수당, 직책수당, 조정수당, 물가수당, 근속수당

▶ 기술수당, 면허자격수당, 회계수당, 출납수당, 위험수당

▶ 정기적, 일률적으로 지급하는 수당

③ ▶ 상여금, 정근수당, 시간외근로수당, 야간근로수당, 휴일근로수당

▶ 연월차수당 등 변동적으로 지급하는 수당

④ 퇴직금, 휴업수당, 가족수당, 학비보조수당 등

2) 평균임금 = ① + ② + ③

① 기본급

② ▶ 직무수당, 직급수당, 직책수당, 조정수당, 물가수당, 근속수당

▶ 기술수당, 면허자격수당, 회계수당, 출납수당, 위험수당

▶ 정기적, 일률적으로 지급하는 수당

③ ▶ 상여금, 정근수당, 시간외근로수당, 야간근로수당, 휴일근로수당

▶ 연월차수당 등 변동적으로 지급하는 수당

3) 통상임금 = ① + ②

① 기본급

② ▶ 직무수당, 직급수당, 직책수당, 조정수당, 물가수당, 근속수당

▶ 기술수당, 면허자격수당, 회계수당, 출납수당, 위험수당

▶ 정기적, 일률적으로 지급하는 수당

표 6-4. 통상 및 평균임금 : 법정수당 및 사회보험료의 기준

구분	적용기준의 대상항목
통상임금	연장, 야간, 휴일 근로수당, 연월차수당, 건강보험
평균임금	퇴직금, 고용보험, 산재보험, 휴업수당, 국민연금

7. | 임금제도

7.1 임금피크제(Wage peak system)

- 일정 연령에 도달하면 생산성에 따라 임금을 삭감하는 대신
  - 장기근무 또는 정년을 보장해 주는 임금제도
- 정년까지 일자리를 보장해 주는 대신 일정 연령이 경과하면 임금을 동결하거나 삭감하는 제도
- 국내에서는 신용보증기금에서 최초로 실시
- 현재 일부 기업에서 수행하고 있음

  예) 2022년 삼성전자 임금피크제 대법원 무효 판결

7.2 정년퇴직자 재고용제(Retirement system for retirees)

- 정년 퇴직한 근로자를 일정기간 재고용하는 제도
- 회사입장에서는 일손이 모자라는 상황에서 숙련된 인력을 퇴직 직전 임금의 70–90% 수준의 임금으로 사용하는 장점이 있음
- 퇴직한 근로자 입장에서도 정년 후에도 계속 취업을 할 수 있다는 장점

7.3 성과급 제도(Incentive plan)

- 작업성과에 따라 임금을 차등지급하는 방법
- 경영자가 적극 참여하고 관리자들의 지원과 협조가 있어야 가능
- 성과에 따라 임금이 변동되므로 임금의 안정성을 기대할 수 없음
- 집단구성원 간의 협조와 공동노력이 필요한 경우에 집단성과급제도 도입
- 개인의 성과에 따라 임금을 지불하는 보상방법이 개인성과급제

7.4 집단 성과급제(Group incentive plan)

- 집단의 성과를 기준으로 임금을 지불하는 방법

- 개인별 성과측정이 어렵거나 성과달성에 있어 집단구성원간의 협조와 공동노력이 필요한 상황에 적용

7.5 슬라이딩 스케일 제도(Sliding scale system)

- 슬라이딩 스케일 제도는 임금률의 계산을 주로 생계비지수의 변동에 따라
  – 결정하는 임금제도
  예) ▶ 임금상승률을 기업의 이윤, 매출액, 물가상승
  ▶ 생계비와 연동시켜 결정하는 방법
- 물가 변동 등 일정한 기준에 따라 임금액을 자동적으로 조정하는 제도
  예) 물가의 변동에 대응해서 임금을 올리거나 내리는 것
  – 이는 실질 임금을 일정하게 유지하기 위한 것
- 인플레이션으로 인한 물가의 등귀 때 이 방식을 취할 경우
  – 실질 임금의 저하를 막을 수 있음

7.6 스캔론 플랜(Scalon plan)

- 스캔론 플랜은 1940년대 초 미국 철강노동조합의 지역 간부 역임
  – 후에 매사추세츠공과대학(MIT) 교수 지낸 Joseph N. Scanlon이 고안한 제도
- 스캔론 플랜에 있어 가장 중요한 측면은 근로자들의 참여
  – 이 참여는 근로자들이 조직 내에서 그들의 아이디어와 의견을 전달할 기회를 갖음
  – 그들의 작업과 복지에 영향을 미치는 의사결정에 참여까지 포함
- 종업원의 참여의식을 고취시키고 지식과 창의력을 발휘하게 하는 제안제도와 기업의 성과를 종업원과 합의한 기준에 따라 공정하게 배분하는 상여금 제도
  – 양대 개념축으로 하는 성과배분제의 한 모델
- 제품의 판매가치와 실제의 노무비를 비교함으로써 생산성을 측정
  – 생산성에 따라 상여금을 산정하여 회사와 종업원이 배분

7.7 연봉제(Annual salary system)

- 연봉제는 개별 근로자들의 능력, 실력 및 공헌도를 평가하고 계약에 의하여
  - 연간 임금액을 결정하는 능력 중시형 임금체계
- 탄력적 임금결정이 가능한 연봉제를 통해 우수한 인재의 확보 가능
- 연봉제는 매년 연봉계약에 의해 임금조정이 이루어짐
- 연봉제는 승급률, 승급대상 항목의 체크와 상여계산 등이 필요 없음
  - 임금관리 단순

1) 미국

- 미국은 오래 전부터 관리직과 전문직에 일반회되어 있음

  예) 미국 프로야구단에 소속되어 있는 선수
  - 매년 회사와 본인의 연봉에 대해 개별적으로 협상
  - 그 결과 체결된 1년간의 총액연봉을 12분의 1로 나누어 지급 받음
  - 연봉 외에 상여금이나 제수당은 인정되지 않음

2) 일본

- 1990년부터 관리직, 전문직 및 계약직 근로자 등에 연봉제를 채택하기 시작

3) 한국

- 과거 연공보다는 능력이나 업적을 중요한 요소로 삼는 임금체계
  - 연봉제라 칭함
- 한국형 연봉제는 조직과 근로자들에게 익숙한 연공급 일정 부분을 기본으로 함
  - 이에 개인의 능력과 업적에 따른 능력급을 가미한 방식
- 최근 능력급의 비중을 확대하면서 순수한 연봉제를 지향하는 형태 띰
  - 현장에서 실질적인 평가와 그에 따른 차별적 임금을 기대하기 어려운 실적
- 한국형 연봉제
  - 기존의 연공급과 순수 연봉제의 중간수준인 절충형 연봉제 성격을 띰
  - 한국형 연봉제는 우리의 조직문화나 근로자들의 정서 등을 고려
  - 우리 실정에 맞게 운영되는 측면 강함

K 병원 연봉계약서의 포함 내용

- ▶ 성명, 부서(팀), 직위
- ▶ 계약기관, 연봉금액, 상여금액
- ▶ 연간 근로시간 및 금액
- ▶ 법정수단의 계산 및 취급
- ▶ 병원이름, 대표자 성명, 직원 성명
- ▶ 통상임금, 평균임금, 상여금의 계산법
- ▶ 연봉 및 상여금의 지급방법
- ▶ 결근, 지각, 조퇴의 취급방법
- ▶ 비밀유지의 서약, 계약 연월일

7.8 포괄산정 임금제

- 포괄산정 임금제는 근로형태와 업무상 근로시간이나 휴게시간이 불규칙하거나
  - 대기시간이 근로시간보다 긴 직종을 대상
  - 본인 승낙하에 별도로 기본급을 약정하지 않고
  - 연장근로수당을 포함한 월 일정한 금액을 약정
- 근로형태, 업무의 성질 등을 참작하거나 임금 계산의 편의를 위해
  - 기본 임금에 연장근로수당 등 제수당이 포함
- 계약하거나 매월 일정액을 제수당으로 지급하도록 하는 계약을 통해
  - 임금을 지급하는 제도

8. | 복리후생

8.1 복리후생의 의미

- 기업이 종업원 또는 종업원 가족의 소비생활을 신체적, 정신적으로 또는 경제적으로 직접 원조하여 복지를 꾀하는 일체의 체계
- 종래의 복리후생은 사용자의 온정적 색채가 짙었음
- 오늘날에는 기업의 사회적 책임에 입각하여 법적, 권리적 색채가 농후하여 감에 따라 기업복지로 수정
- 노동(근로)복지라고 할 때 노 · 사 · 정 3자에 의한 복지를 의미
- 사용자 중심의 노동(근로)복지를 기업복지로 명명하게 되었음

중요 내용

◐ 임금피크(Peak)제
- ▶ 일정 연령에 도달하면 생산성에 따라 임금을 삭감하는 대신
  – 장기근무 또는 정년을 보장해 주는 임금제도

◐ 성과급 제도(Incentive plan)
- ▶ 작업성과에 따라 임금을 차등지급하는 방법

◐ 슬라이딩 스케일(Sliding scale) 제도
- ▶ 임금률의 계산을 주로 생계비지수의 변동에 따라 결정하는 임금제도
- ▶ 임금상승률을 기업의 이윤, 매출액, 물가상승 또는 생계비와 연동시켜 결정하는 방법

◐ 포괄산정 임금제
- ▶ 근로형태, 업무의 성질 등을 참작하거나 임금 계산의 편의를 위해 기본 임금에 연장근로수당 등 제수당 포함

◐ 연봉제
- ▶ 개개인의 능력, 실적 및 공헌도의 평가와 계약에 의해 연간 임금액 결정

8.2 임금 및 복리후생의 차이점

- 임금과 복리후생은 경영자가 부담하면서도 근로자의 생활에 가장 관계가 깊음

1) 임금

(1) 임금의 의미

- 임금이 통상 화폐에 의해 지불되기 때문에 종업원은 화폐에 의해 자유로이 자기의 욕망을 소비생활에 충족하는 것
- 임금은 개별임금이며 기본적 근로조건

(2) 근로기준법에 정한 임금지불과 시효

- 근로기준법 제49조 임금의 시효에 의하면 임금채권 행사 유효기간은 3년
- 임금은 통화로 직접 근로자에게 전액 지불

- 법령, 단체협약에 특별한 규정이 있으면 임금의 일부 공제 가능
- 임금은 매월 1회 이상 일정한 기일을 정하여 지급

2) 복리후생

- 복리후생은 국가별 경제발전의 단계, 노사관계의 특성, 사회보장제도의 실시정도 등
  - 제반 여건에 따라 다양한 종류의 제도나 시설을 포함
- 복리후생은 직원의 삶의 질을 향상시키기 위해 금품(현금과 물품)으로 지급되는 임금 외 간접적으로 실시되는 모든 급부를 칭함
- 복리후생은 집단임금인 부가적 근로조건이라고 할 수 있음
- 병원이나 기업에서 운영되는 보상체계의 구성
  - 기본급, 수당, 인센티브 및 복지후생으로 구성
- 보상체계의 구성항목 중
  - 기본급, 수당, 인센티브는 근로자들의 노동에 대한 직접적인 보상
  - 복지후생비는 근로자들의 노동과 직접적으로는 연결되지 않는 간접적인 보상
- 직접적인 보상은 근로자들의 생활의 안정과 삶의 질 향상을 위한 임금으로 지급
- 간접적 보상은 현금으로 지급되는 임금 외 부가적으로 지급되는 시설의 사용 등
  - 다양한 방법 실시
- 복리후생시설은 기업 측에서 소비생활을 규제하는 경우도 많음
- 주거시설과 같은 것은 현저히 낮은 집세로 임대함으로써
  - 종업원이 회사 측의 주거정책에 의존하며 안도감을 갖게 됨
- 복리후생의 내용을 개관하면 생활원조관계

8.3 복리후생의 종류

1) 거주설비 : 사택, 기숙사, 아파트 등의 거주설비

2) 안전위생시설 : 급식, 욕탕, 미용실, 이발소, 일용품판매소, 매점, 세탁 등의 제시설

3) 의료관계 : 의무실, 병원, 구급실

4) 문화 오락시설 :
- 학교, 도서관, 독서실, 공장잡지, 오락실, 영사실, 운동장
- 레크리에이션시설

5) 금융관계 : 저축, 단체보험, 저리대부금 등

6) 안전위생시설 : • 휴식설비, 탈의실, 화장실, 조명, 환기, 난방, 냉방 등의 설비
• 화재방지시설, 안전장치시설, 보호구

7) 경제관계시설 : 공제제도

8) 기타 법정복리시설 : • 사회보험, 노동보험, 질병 및재해수당, 사회보험 보완복지
• 상담시설

표 6-5. 임금 및 복리후생의 차이

임금	복리후생
▶ 직접적인 보수 ▶ 노동대가의 지급 ▶ 기본적 근로조건 ▶ 개별임금	▶ 간접적인 보수 ▶ 노동대가 외의 지급 – 비주체적 노동조건 = 급여 ▶ 직원집단 대상으로 지출 – 집단임금

8.4 복리후생의 유형

1) 법정 및 법정외 복리후생

(1) 법정 복리후생

- 법정 복리후생은 조직이 근로자들을 고용하는 한
  – 근로자들의 개인적 의사나 조직방침과 관계없이
  – 법률에 의해 강제적으로 실시되어야 하는 시설이나 제도
- 법에 의해 강제로 실시 의무가 있는 제도
- 기업에 대해 법률로서 의무화시킨 것
  예) 4대 보험제도 : 국민건강보험, 연금보험, 산업재해보상보험, 고용보험

◐ 4대 보험제도

① 국민건강보험제도

- 1979년 의료보험법을 제정하면서 근로자 500명 이상의 기업은 강제적으로 가입
- 2000년에는 지역의료보험조합과 직장의료보험을 단일화하여 현재 진행

- 질병이나 사고에 의해 근로자들이 직면하게 되는 경제적 위험으로부터
  - 근로자들의 생활을 보호하는 동시에 질병을 사전에 예방하는 역할
  - 건강보험 대상은 근로자 및 그 가족을 포함
  - 국내에서는 진료비의 일부 근로자들 부담

② 연금보험

- 노령, 폐질(불치의 병) 또는 사망의 경우에 지급하는 것
- 본인의 노후를 보장하거나 유족의 생활을 안정시키는 것이 목적

③ 산업재해보상보험

- 업무수행과 관련하여 발생한 부상이나 사망 등의 재해
  - 이에 대해 경제적 보상을 하는 제도
- 근로자 1인 이상을 고용하고 있는 업체는 반드시 가입해야 함
  - 보험료는 업체가 전액 부담

④ 고용보험제도

- 근로자들이 실직할 경우에 발생하는 생활의 위험을 방지하는 제도
- 한국에서는 1995년 7월 1일부터 사회보장제도의 일환으로 도입되어 시행
- 고용보험은 실직근로자에게 실업급여를 지급하는 것은 물론
  - 재취업을 촉진하고 나아가 실업의 예방, 사내직업훈련의 강화를 위한
  - 사전적, 적극적 차원의 사회보장제도

(2) 법정외 복리후생

- 법정 외 복리후생은 법률에 의하지 않고 조직이 임의로 또는 노동조합과의 교섭에 의해 시행
- 법정 복리후생이 법률에 의해 강제적으로 부여
- 법정 외 복리후생은 조직의 특성, 규모 및 환경조건 등을 고려
  - 필요성에 따라 실시되기 때문에 종류가 다양
- 기업의 임의에 의해 제공하는 것

  예) 사택, 급식, 공제, 오락시설

2) 직접 및 간접복리후생

(1) 직접복리후생

- 기업에서 종업원에게 개별적으로 직접 급여하는 방식으로 현금급여가 중심
  예) 휴가비, 가족수당 등

(2) 간접복리후생

- 기업에서 종업원에게 공동으로 급여하는 방식으로 현물급여가 중심
  예) 기숙사, 야유회, 구매시설, 금융시설 등

표 6-6. 법정 및 법정외 복리후생

법정 복리후생	법정외 복리후생
▶ 기업에 대해 법률로서 의무화시킨 것 예) 건강보험, 산재보험, 재해보험, 고용보험	▶ 기업의 임의에 의해 제공하는 것 예) 사택, 급식, 공제, 오락시설

8.5 복리후생 및 복리후생비의 특징

1) 복리후생의 특징

- 노동대가 외 지급이 되는 비주체적 노동조건, 즉 급여
- 직원집단을 대상으로 지급하는 집단임금
- 근무의 질, 량 및 능률 등 조직 내의 신분과 무관하게 지급
- 급부되는 복리후생은 그 용도지정이 강제되고 실질적인 임금에 소득을 제공
- 생활수준의 안정을 도모하고 지급행태는 다양
- 노동대가 외 지급되는 것을 원칙
- 기대소득 : 결혼하면 축의금을 받을 수 있을 것
- 조건적인 급부 : 결혼, 축의금 등

2) 복리후생비의 성격

- 임금이 직접적인 보수라면 복리후생은 간접적인 보수
- 임금은 노동대가의 지급이고 복리후생은 노동대가 외의 지급

- 복리후생은 직원집단을 대상으로 지출하는 집단임금

표 6-7. 직접 및 간접복리후생

직접복리후생	간접복리후생
▶ 종업원에게 개별적으로 직접 급여	▶ 종업원에게 기숙사, 야유회 등 ▶ 공동적으로 부여

8.6 복리후생 운영 요건 및 프로그램

1) 복리후생 시설의 합리적 운영 요건

- 필요성의 측정 문제
- 안전성의 문제
- 공평성의 문제

2) 카페테리아(cafeteria)식 복리후생 프로그램

- 일정한 복지점수를 부여하여 복지내용을 자율적으로 선택하게 하는 복리후생 제도
- 직원 각자의 욕구에 따라 그들로 하여금 선호하는 복리후생 패키지를 선택하도록 하는 신축적인 복리후생 프로그램

  예) 식당 메뉴에서 원하는 음식을 선택하는 것 같이

  – 직원에게 할당된 복리후생 비용 범위 내에서 주어진 여러 복리후생 옵션 중 본인에게 가장 적합한 프로그램 옵션을 선택

8.7 기업복지의 향후과제

- 기존제도를 재평가하여 새로운 세대에 적합하도록 변화해야 함
- 근로자에게 무차별적으로 급부하기 보다 선택할 수 있는 권한을 부여
- 시설중심적 프로그램은 전문가에게 위탁운영
- 기업복지의 향후 과제는 전문화, 권한 부여 등이 중심을 이룸

중요 내용

◐ **복리후생의 특징**

- ▶ 노동대가 외 지급되는 것을 원칙
- ▶ 기대소득 : 결혼하면 축의금을 받을 수 있을 것
- ▶ 조건적인 급부 : 결혼, 축의금 등
- ▶ 직원집단을 대상으로 지급하는 집단임금

◐ **카페테리아(cafeteria)식 복리후생 프로그램**

- ▶ 일정한 복지점수를 부여
  - – 복지내용을 자율적으로 선택하게 하는 복리후생제도

◐ **복리후생 시설의 합리적 운영 요건**

- ▶ 필요성의 측정 문제
- ▶ 안전성의 문제
- ▶ 공평성의 문제

◐ **기업복지의 향후과제**

- ▶ 기존제도 재평가하여 새로운 세대에 적합하도록 변화
- ▶ 근로자에게 무차별적으로 급부하기 보다 선택할 수 있는 권한 부여
- ▶ 시설중심적 프로그램은 전문가에게 위탁운영
- ▶ 전문화, 권한 부여 등 중심

실전문제

* 가장 맞는 것에 번호를 기재하시오.

1. 사유가 발생한 발생한 날 이전 3개월간에 그 근로자에 대하여 지급된 임금의 총액을 그 기간의 총일수로 나눈 금액으로 옳은 것은?

① 법정임금 ② 법정외임금
③ 기초임금 ④ 평균임금
⑤ 통상임금

2. 임금형태와 관련된 것으로 옳은 것은?

① 기본급 ② 시간급
③ 통상수당 ④ 표준임금
⑤ 직책수당

3. 병원 임금수준의 결정원칙으로 옳지 않은 것은?

① 임금수준의 사회적 불균형 ② 동종업계의 기준
③ 병원의 생산성 ④ 경쟁병원의 임금수준
⑤ 인력수급의 시장요인

4. 직무평가에 의해 직무의 질과 양에 대한 상대가치를 평가에 따라 결정된 직무등급에 의해 임금을 주는 방법은?

① 성과급 ② 연공급 ③ 직무급
④ 직능급 ⑤ 직위급

5. 임금의 결정요인에 해당되지 않는 것은?

① 적정수준의 생계비 ② 지불능력
③ 수요공급적 시장요인 ④ 직무의 난이도
⑤ 종업원수

정답 1. ④ 2. ② 3. ① 4. ③ 5. ⑤

실전문제

6. 임금상승률을 기업의 이윤, 매출액, 물가상승 또는 생계비와 연동시켜 결정하는 임금제도는?

① 연봉제　　② 성과급 제도
③ 슬라이딩 스케일 제도　　④ 포괄산정 임금제
⑤ 임금피크제

7. 포괄산정 임금제에 대한 설명으로 옳은 것은?

① 매년 연봉계약에 의해 임금조정이 이루어진다.
② 승급대상 항목의 체크와 상여계산 등이 필요 없다.
③ 탄력적 임금결정이 가능한 연봉제를 통해 우수한 인재의 확보가 가능하다.
④ 능력, 실적 및 공헌도의 평가와 계약에 의해 연간 임금액이 결정된다.
⑤ 임금 계산의 편의를 위해 기본 임금에 연장근로수당 등 제수당이 포함된다.

8. 임금체계의 유형에 해당되지 않는 것은?

① 능력급　　② 직무급　　③ 연공급
④ 성과급　　⑤ 직능급

9. 복리후생 시설의 합리적 운영 요건으로 옳은 것은?

① 불공평성의 문제　　② 필요성의 측정 문제
③ 수익과정의 문제　　④ 불안정성의 문제
⑤ 노동대가의 문제

10. 일정한 복지점수를 부여하여 복지내용을 자율적으로 선택하게 하는 복리후생제도로 옳은 것은?

① 법정 복리후생제도　　② 행정식 복리제도
③ 법정외 복리후생제도　　④ 카페테리아(cafeteria)식 제도
⑤ 지역 복리후생제도

정답　6. ③　7. ⑤　8. ①　9. ②　10. ④

실전문제

11. 기업복지의 향후과제에 대한 내용으로 옳지 않은 것은?

① 전문화, 권한 부여 등이 중심을 이룬다.
② 시설중심적 프로그램은 전문가에게 위탁운영을 한다.
③ 근로자에게 무차별적으로 급부하기 보다 선택할 수 있는 권한을 부여한다.
④ 기업복지는 기존제도의 장점을 일반인에게 홍보해야 한다.
⑤ 기존제도를 재평가하여 새로운 세대에 적합하도록 변화해야 한다.

12. 복리후생비의 성격으로 임금에 대한 내용으로 옳은 것은?

① 간접적인 보수　② 직접적인 보수
③ 노동대가 외의 지급　④ 비주체적 노동조건
⑤ 직원대상의 집단임금

13. 법정복리 후생의 사례로 옳은 것은?

① 급식　② 공제　③ 오락시설
④ 생활시설　⑤ 재해보험

14. 복리후생의 특징으로 옳지 않은 것은?

① 축의금의 비조건적인 기본적 근로조건
② 노동대가 외 지급되는 것을 원칙
③ 근무의 질, 량 및 능률 등 조직 내의 신분과 무관하게 지급
④ 직원집단을 대상으로 지급하는 집단임금
⑤ 생활수준의 안정을 도모하고 지급행태는 다양

15. 일정 연령에 도달하면 생산성에 따라 임금 삭감 대신 정년을 보장해 주는 임금제도는?

① 성과급 제도　② 연봉제　③ 임금피크제
④ 포괄산정 임금제　⑤ 슬라이딩 스케일 제도

정답 11. ④ 12. ② 13. ⑤ 14. ① 15. ③

실전문제

16. 조직 내 임금관리의 목표 중 '타당성'에 대한 내용으로 옳은 것은?

① 임금, 복지후생 등 여러 종류의 보상이 균형 있게 패키지를 이루어야 한다.
② 직원 개인, 조직 사회 일반의 관점에서 상호 이해가 가능해야 한다.
③ 사회변화에 부응하고 법률적 관점에서 문제가 없어야 한다.
④ 근로자들의 경제적 안정을 유지하는 생계수단으로 직원들의 욕구를 관리해야 한다.
⑤ 능력과 자격, 기술, 태도 등의 기준에 의해 공정하게 지급해야 한다.

17. 동일직무에 동일임금의 원칙에 입각한 임금제도로 옳은 것은?

① 연공급 ② 연봉제 ③ 직능급
④ 서열급 ⑤ 직무급

정답 16. ② 17. ⑤

7

노사관계, 노동쟁의 및 단체교섭

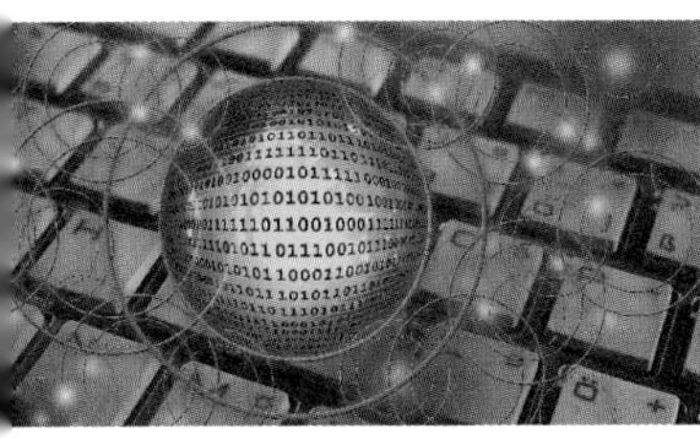

1. 근로계약 및 노동조합의 조합원 확보 제도
2. 노동쟁의 및 쟁의행위
3. 근로자 해고 및 노동 3권
4. 노동조합의 의미, 목적 및 기능
5. 단체협약 및 단체교섭의 형태
6. 쟁의조정제도, 노동위원회의 개념 및 기능
7. 공익사업
8. 근로기준법(Labor standards act)

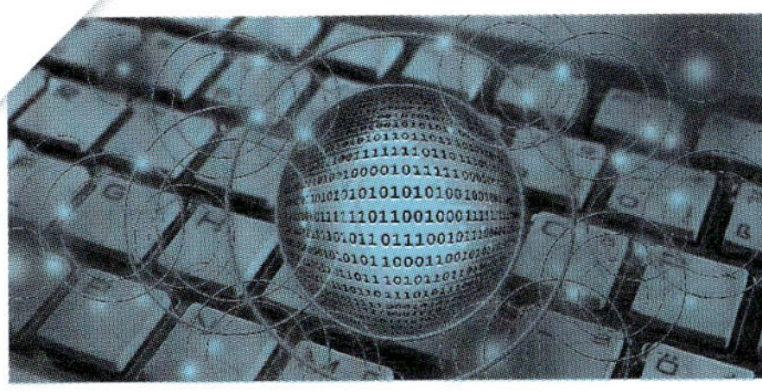

제7장

노사관계, 노동쟁의 및 단체교섭

1. | 근로계약 및 노동조합의 조합원 확보 제도

1.1 근로계약의 당사자 및 명시사항

1) 근로계약의 당사자

- 근로계약의 당사자는 근로자와 사용자

2) 근로계약 체결시 명시사항

- 근로기준법(제7조, 시행령 제8조)
- 근로계약 체결시 사용자가 근로자에게 서면으로 명시사항
  - 임금의 지불방법 및 계산방법

1.2 노동조합의 조합원 확보 제도

1) 숍(Shop)의 의미

- 숍이란 사업장(점포)을 의미

2) 숍(Shop)제도의 종류

- 숍은 단결력의 강화정도에 따라 구분

(1) 오픈 숍(Open shop)

- 노동조합 가입여부와 관계없이 종업원 자격 취득
- 오픈 숍은 누구나 취업할 수 있도록 사업장을 열어 놓았음
- 근로자의 고용에 대하여 사용자가 노동조합으로부터 구속을 받지 않음

(2) 클로즈드 숍(Closed shop)

- 노조 가입자에 한하여 채용
- 클로즈드 숍은 조합원 외 취업할 수 없도록 사업장을 닫아 놓음
- 사용자가 근로자를 채용할 때 이미 노동조합에 가입해 있는 근로자를 채용해야 한다는 협정
- 이 제도하에서는 근로자는 노동조합에 가입하지 않고는 사업장에 고용될 수가 없는 것으로 기업별 노동조합에서는 적용될 여지가 없음
- 클로즈드 숍은 국내 항운노동조합에서 사실상 적용되고 있음

(3) 유니온 숍(Union shop)

- 신규채용 후 일정기간 경과 후에 노조가입
- 근로자 본인의 의사와는 관계없이 특정요건을 충족하는 경우
  - 반드시 노동조합에 가입해야 하는 제도
- 유니온 숍은 사업장이 곧 노동조합(union)과 일치
- 노동조합이 당해 사업장 전체 근로자의 일정수(2/3 이상, 과반수) 대표시
  - 잔여근로자 또는 새로 채용되는 근로자는 본인의 의사에도 불구
  - 조합원이 될 것을 단체협약으로 강제하는 제도

(4) 황견계약(Yellow dog contract) : 비열계약

- 황견계약을 비열계약이라고도 함
- 사용자들은 근로자들의 노조 기업을 방해하기 위한 여러가지 조건을 제시
- 황견계약은 노조에 가입하지 않을 것을 전제로 근로자를 고용하는 것
- 근로자들의 파업이나 보이콧으로부터 법의 보호를 받으려는 노력의 일환
- 사용자들이 주로 사용하는 무기는 노조지도자들을 형사고발하거나 손해에 대해 소송을 제기하는 것

- 1880년대에는 보다 효율적이고 신속한 제도가 개발됨
  - 이것이 노조활동 금지명령으로 1930년대까지 효력을 발휘
- 이와 같은 금지명령의 하나로 추가된 것이 황견계약
- 숍(Shop)제도는 노조에 대한 가입방식을 의미
- 근로자가 어느 노동조합에 가입하지 아니할 것 또는 탈퇴할 것을 고용조건으로 하거나 특정한 노동조합의 조합원이 될 것에 대한 고용조건
- 고용계약 체결의 조건으로 특정조합에 가입 또는 불가입할 것을 제시
  - 이는 채용뿐만 아니라 고용계속의 조건으로 제시되는 경우도 포함

(5) 에이전시 숍(Agency shop)

- 조합원이 아니더라도 모든 종업원에게 단체교섭의 당사자인 노동조합이 조합회비를 징수하는 제도

2. | 노동쟁의 및 쟁의행위

2.1 노동쟁의의 의미 및 준법투쟁

1) 노동쟁의(Labor dispute)의 의미

- 동쟁의는 근로자 단체와 사용자 또는 그 단체 사이의 분쟁
- 노동쟁의는 임금, 근로시간, 복지, 해고 및 기타 대우 등
  - 근로조건의 결정에 관한 노동관계 당사자간의 주장의 불일치로 일어나는 분쟁상태
- 이는 파업 · 태업 · 직장폐쇄 및 기타 노동관계 당사자가 주장을 관철할 목적으로 행하는 행위
  - 이에 대항하는 행위로 업무의 정상적인 운영을 저해하는 행위인 쟁의 행위와 구별
  - 일과시간 후의 농성과 같은 근로자의 집단행위인 '단체행동'과도 구별

노동조합의 조합원 확보 제도

◐ 오픈 숍(Open shop)
- ▶ 노동조합 가입여부와 관계없이 종업원 자격 취득

◐ 클로즈드 숍(Closed shop)
- ▶ 노조 가입자에 한하여 채용

◐ 유니온 숍(Union shop)
- ▶ 신규채용 후 일정기간 경과 후에 반드시 노조가입

◐ 황견계약(Yellow dog contract) : 비열계약
- ▶ 고용계약 체결의 조건으로 특정조합에 가입 또는 불가입할 것을 제시
- ▶ 특정한 노동조합의 조합원이 될 것을 고용조건으로 함

2) 노동쟁의, 쟁의행위, 단체행동 및 동맹파업의 차이점

(1) 노동쟁의

- 노동쟁의란 임금 · 근로시간 · 복지 · 해고, 기타 대우 등 근로조건의 결정에 관한 노동관계 당사자간의 주장의 불일치로 일어나는 분쟁상태
- 이는 파업 · 태업 · 직장폐쇄, 기타 노동관계 당사자가 주장을 관철할 목적으로 행하는 행위와 이에 대항하는 행위

(2) 쟁의행위

- 쟁의행위는 교섭이 원만하게 진행되지 못하면 쟁의가 발생하게 됨
- 그 결과 사용자의 입장에서는 생산 활동과 같은 조직운영이 중단되는 부담이 있음
- 노동조합의 입장에서는 근로자들이 임금을 받지 못하는 무노동 무임금의 부담
- 업무의 정상적인 운영을 저해하는 행위

◐ 쟁의행위의 유형
- 파업, 태업, 사보타지, 생산관리 등

◐ 태업 = 사보타지(Sabotage)

- 사용자에게 압박을 가하기 위해 생산시설을 파괴하는 쟁의행위 수단

(3) 단체행동

- 단체교섭이 잘 이루어지지 않을 때 사용자에 대항하여 일정한 절차에 의해 행위를 하는 것

(4) 동맹파업(strike)

- 노동력의 제공을 집단으로 거부하는 행위로 가장 강력한 수단

2.2 준법투쟁(Work to rule)

1) 준법투쟁의 의미

- 준법투쟁은 주로 우리나라에서 흔히 사용하는 쟁의행위의 한 가지 형태
- 근무를 거부하지 않고 오히려 법적으로 사규나 업무수행방식을 엄격하게 지킴으로써 업무의 효율적 운영을 방해하는 것

  예) 버스운전기사가 평소에 배차 시간을 맞추기 위해

  - 정류소별 정차 시간을 융통성 있게 조정하거나 양보운전을 제대로 하지 않거나
  - 신호를 잘 지키지 않던 것을 철저하게 지키면서 운전함으로써
  - 배차시간을 지연시키는 것과 같은 손해를 회사 측에 입히는 행위
- 근로관련 제반 법률
  - 정한 사항, 취업규칙 및 단체협약 등에서 정한 사항을 원칙대로 준수하는 행위

2) 준법투쟁의 범위

- 노동쟁의의 방법 중 준법투쟁의 범위
  - 안전주의 의무 철저 이행
  - 적법한 권리행사
  - 휴식시간의 엄수

2.3 쟁의행위 용어

1) 태업(Sabotage)

- 태업의 의미
  - 노동자가 고용주에 대해 형식적으로 일을 하면서 작업능률을 저하시킴
- 태업은 노동조합원들이 작업장에서 일을 하지만 게을리함
  - 이로 인해 사용자를 곤경에 처하게 하는 쟁의행위
- 태업은 쟁의 중에 기계나 원료를 고의적으로 파손하는 행위도 포함

2) 불매운동 : 보이콧(Boycott)

- 보이콧은 특정 회사의 제품이나 서비스를 구입하거나 사용하지 않기 위한 행위
- 불매동맹을 의미
- 아일랜드의 지주 대리인인 보이콧(boycott)이란 사람 이름에서 유래

3) 직장폐쇄(Lock out)

- 직장폐쇄는 노동법이 인정하는 유일한 사용자의 쟁의행위를 말함
- 직장폐쇄(lockout) 또는 공장폐쇄라고도 함

쟁의행위 용어

◐ 태업(Sabotage)
- ▶ 노동조합원들이 작업장에서 일을 하지만 게을리함
- ▶ 사용자를 곤경에 처하게 하는 쟁의행위

◐ 불매운동(boycott)
- ▶ 보이콧은 특정 회사의 제품이나 서비스를 구입하거나 사용하지 않기 위한 행위

◐ 직장폐쇄(Lock out)
- ▶ 직장폐쇄는 노동법이 인정하는 유일한 사용자의 쟁의행위를 말함

◐ 파업(Strike)
- ▶ 노동자가 본인들의 요구를 관철하기 위해 집단적으로 작업을 일시 정지

4) 파업(Strike)

- 노동자가 본인들의 요구를 관철하기 위해 집단적으로 작업을 일시 정지
- 경제학적으로는 노동력의 집단적 판매중지행위
- 작업정지는 쟁의의 일종
- 자본가가 행하는 공장폐쇄를 포함하므로 동맹파업과 동의어는 아님
- 동맹파업은 태업과도 구별됨

3. | 근로자 해고 및 노동 3권

- 사용자가 근로자를 해고하기 위해서는 정당한 이유가 있어야 함

3.1 근로자 해고 이유 및 금지기간

1) 경영상 이유의 고용조정 사유 : 정당한 해고

- 해고는 긴박한 경영상의 필요가 있어야 함 : 법 제31조
- 해고를 피하는 노력을 다해야 함
- 대상자 선정에 합리적이고 공정한 해고기준을 정해야 함
- 노동조합과 성실 협의해야 함
  - 조합이 없으면 과반수를 대표하는 근로자대표

2) 절대적 해고 금지기간

- 산전 후 휴가기간 및 그 후 30일간
- 육아 휴직기간
- 업무상 부상 또는 질병의 요양을 위한 휴업기간과 그 후 30일간

3) 사용자의 근로자 해고 : 30일 전

- 사용자는 근로자를 해고하려면 30일 전에 알려주어야 함

4) 종업원의 비자발적 퇴직

- 고용만료, 전직, 정년퇴직

3.2 법률효력 순위 및 노동 3권

1) 법률효력의 순위

- 법률효력 순위 : 상위 → 하위
  - 헌법 → 노동관계법령 → 단체협약 → 취업규칙 → 근로계약
- 법률적용 순서는 법제도의 적용과 동일
  - 노동관계법에서는 하위의 법이라도 근로자의 이익우선의 원칙이 적용됨

2) 법률효력의 적용

- 하위의 계약이 상위법령보다 근로자에게 더 이익이 있을 경우
  - 우선 적용하도록 하고 있음

3) 헌법 보장의 노동 3권

- 우리나라는 근로자들의 인간다운 생활을 보호하기 위하여 헌법 제33조
  - 노동 3권인 단결권, 단체교섭권, 단체행동권을 보장

(1) 단결권(right to organize)

- 근로자가 근로조건을 유지 · 개선하기 위하여 단결할 수 있는 권리

(2) 단체교섭권(right to bargain collectively)

- 근로자의 단체(노동조합)가 사용자와 근로조건의 유지 · 개선에 관하여 교섭할 수 있는 권리

(3) 단체행동권(right of collective action)

- 근로자가 근로조건의 유지 · 개선을 위하여 사용자에 대항하여 단체적 행동을 함

4. | 노동조합의 의미, 목적 및 기능

4.1 노동조합(Labor union)의 의미

- 근로자가 주체가 되어 근로조건의 유지, 개선 및 기타 근로자의 경제적 · 사회적 지위의 향상을 목적으로 조직한 단체, 노조

4.2 노동조합의 목적 및 기능

1) 노동조합의 목적

- 노동조합은 근로자가 주체가 되어 자주적으로 단결한 경우
- 규약에 임시적 근로자의 가입을 허용하는 경우
  - 근로조건의 유지, 개선의 도모를 목적

2) 노동조합 및 노동관계조정법의 목적

- 근로조건의 유지 · 개선
- 노사관계의 조정
- 산업평화에 기여

3) 노동조합의 3대 기능

- 경제적 기능, 공제적 기능, 정치적 기능
- 공제적 기능의 의미
  - 노동조합의 공제적 기능이란 노동조합이 조합원을 위하여 병원 등을 운영하거나 연금, 퇴직금 등 공제적 복리후생적 활동을 전개하는 것
  - 최근에는 정부의 사회보험 기능 강화 등으로 범위가 줄어들고 있음

5. | 단체협약 및 단체교섭의 형태

5.1 단체협약(Labor collective agreement)의 의미 및 기능

1) 단체협약의 의미

- 단체협약은 노동조합과 사용자 사이에서 근로조건 그 밖의 근로자의 경제적, 사회적 지위에 관하여 합의된 문서

2) 단체협약의 기능

- 노동조합과 사용자가 단체교섭에서 합의된 사항을 문서로 작성하여 확인 보존함으로써 노사간 새로운 질서를 확립하려는 데 그 기능이 있음

5.2 단체협약 효력

1) 단체협약 효력의 의미

- 단체협약은 그 성립에서 노동조합과 사용자 사이에서 이루어진 합의
- 양당사자 사이는「민법」상 계약과 유사한 효력을 가짐
- 이를 체결한 노동조합과 사용자는 그 협약내용의 이행에 관해 채무적인 의무를 부담

중요 내용

◐ 경영상 이유의 고용조정 조건
- ▶ 긴박한 경영상의 필요가 있어야 함
- ▶ 해고를 피하는 노력을 다해야 함
- ▶ 대상자 선정에 합리적이고 공정한 해고기준을 정해야 함
- ▶ 노동조합과 성실 협의해야 함

◐ 노동 3권
- ▶ 단결권, 단체교섭권, 단체행동권

◐ 노동조합의 3대 기능
- ▶ 경제적 기능, 공제적 기능, 정치적 기능

◐ 단체협약 중 규범적 부분
- ▶ 임금지급방법, 근로시간, 복무규율

2) 단체협약 효력 중 규범적 부분

- 임금지급방법, 근로시간, 복무규율

5.3 단체교섭의 의미

- 단체교섭은 노동조합과 사용자 또는 그 단체 간
  - 근로조건의 유지, 개선 및 기타 근로자의 경제적, 사회적 지위향상에 관한 집단적 교섭을 말함
- 경제학적 입장
  - 노동조합은 노동시장에서 노동을 독점적으로 공급하는 조직
  - 이러한 노동조합은 그 목적을 경제적인 이익에만 두고 있는 것이 아니라
  - 정치적 이익에도 두고 있음
- 경제적 측면
  - 단체교섭의 당사자들은 항상 그들의 효용을 극대화시키는데 주안점을 둠
  - 행동 중심의 관점에서 볼 때 교섭의 핵심은 한정된 희소가치를 노사가 분배하는 문제에 초점이 맞추어짐

5.4 단체교섭의 형태

1) 기업별 교섭

- 기업단위로 구성된 노동조합과 그 조직의 사용자가 상대방이 되어 행해지는 교섭
- 특정기업 또는 사업장에 있어서의 노동조합과 그 상대방인 사용자간에 단체교섭이 행하여지는 것
- 우리나라는 기업별 노조로 구성되어 있으므로 기업별 교섭이 일반적인 형태
  - 우리나라에서 일반적으로 행하여져 온 단체교섭의 방식의 일종
- 노동조합 입장
  - 교섭력을 강화하기 위한 수단으로 기업별 교섭의 변형 형태인 대각선 교섭, 공동교섭, 집단교섭 등 다양한 교섭방식을 시도하고 있음

2) 통일교섭

- 전국적 또는 지역적인 산업별 또는 직종별 노동조합
  - 이에 대응하는 전국적 또는 지역적인 사용자단체 사이에 행해지는 교섭을 말함
  - 산업별, 직종별 노동조합과 이에 대항하는 산업별, 직종별 사용자 단체 간의 단체 교섭
- 산별노조가 일반적인 독일이나 유럽의 경우
  - 일반적으로 이러한 통일교섭을 하고 있음
  - 한국은 예외적인 형태라고 하겠음
- 금융, 금속 및 보건의료 등 산업별 노동조합에서 이를 시행

3) 대각선 교섭 : 패턴교섭

(1) 대각선 교섭방식의 의미

- 산업별 노동조합이 개별 사용자와 교섭하는 방식
  - 노동조합은 산별로 구성하여 있음
- 사용자는 단체가 구성되어 있지 못하거나 사용자단체가 있다고 하더라도
  - 각 조직에 특수한 사정이 있을 때 이 방식이 사용됨
- 최근 보건의료산업 노동조합에서 주장하고 있는 단체교섭방식
- 대각선 교섭
  - 산업 단위의 산별노조가 개별 기업을 상대로 단체교섭을 벌이는 형태를 칭함

(2) 대각선 교섭방식 시행 이유

- 대각선 교섭을 하는 이유는 산별노조를 상대할 사용자 단체가 구성되어 있지 못한 경우
- 각 사업장 단위의 노조의 힘이 약함
- 개별 사업장 수준에서 단체교섭의 수행이 곤란한 상황
- 상기 3가지 경우를 타개할 수 있기 때문에 시행

(3) 대각선 교섭의 종류

① 산업별 및 개별 교섭
- 산업별 노동조합과 개별 사용자가 행하는 교섭

② 기업별 노동조합
- 기업별 노동조합의 상부단체가 개별 사용자와 행하는 단체교섭의 방식

③ 산업별 노동조합
- 산업별 노동조합에 대응할 만한 사용자단체가 없거나 사용자단체가 있다 해도 각 기업체에 특수한 사정이 있어 개별사용자가 노동조합의 전국적인 단체에 개별적으로 행하는 단체교섭의 방식

④ 패턴교섭
- 국내에서는 주로 산업별 노동조합과 단체교섭권을 위임받은 산업별 연합단체가 개별 사용자와 단체교섭을 행하는 경우 해당
- 가장 영향력 있는 대기업 1개를 선정하여 교섭

⑤ 공동 교섭 : 연명교섭
- 기업별 조합이 산업별 연합체에 속해 있는 경우
  - 단체교섭을 기업별 노조와 상급단체인 연합체가 공동으로 사용자와 교섭하는 방식
  - 이는 기업별 노조와 상급단체가 연명으로 한 업체에 대해 교섭을 하기 때문에 이를 연명교섭이라고도 함
- 공동 교섭은 산업별 노동조합과 그 지부가 공동으로 사용자와 교섭함
- 노동조합의 지부의 교섭에 당해 산업별 노동조합과 그 지부가 사용자와의 단체교섭에 참가하는 것
- 산업별 연합단체와 함께 사용자와의 단체교섭에 참가하는 것
- 공동 교섭은 산업별 노동조합 또는 산업별 연합단체가 개별 사업장의 특성을 모르기 때문에

- 대각선 교섭에서 발생할 수 있는 취약점을 보완하기 위해
- 산업별 노동조합의 지부나 개별 사업장 노동조합이 단체교섭에 공동으로 참가

⑥ 집단 교섭

- 몇 개의 기업별 노조가 공동으로 이에 대응하는 사용자 집단과 교섭하는 방식을 말함
  - 이를 연합교섭 또는 집합교섭이라고도 함
- 다수의 노동조합과 그에 대응하는 다수의 사용자가 서로 집단을 만들어 교섭에 응하는 형태
- 기업별 단위 노동조합의 대표자들이 집단을 구성하여 사용자들이 구성한 집단과 단체교섭을 행하는 형태
- 산업별 노동조합이나 산업별 연합단체가 특정분야에 대해 특정 집단을 구성하여 사용자 단체와의 단체교섭을 하는 형태
- 국내의 경우 산업별 노조가 지역지부 단위로 집단을 구성하여 사용자에게 교섭집단을 구성
  - 교섭에 임하도록 요구하여 행해지고 있는 교섭형태
  - 이것은 순수한 집단교섭이라기 보다 공동교섭 성격도 아울러 갖고 있음

⑦ 노동조합

- 근로자가 주체가 되어 자주적으로 단결한 경우
- 근로조건의 유지, 개선의 도모를 목적으로 하는 경우
- 규약에 임시적 근로자의 가입을 허용하는 경우
- 노동조합은 상조회와 같은 복리후생사업만을 목적으로 설립 불가능

5.5 단체교섭의 내용

- 단체교섭의 내용은 단체협약에서 제시되는데 그 주요 내용은 다음과 같음

1) 총칙에 포함되는 내용

- 유일단체교섭조항, 숍제도 등

2) 조합 활동에 관한 규정

- 전임자, 근무시간 중 조합 활동, 조합비 공제
- 사내 홍보활동, 조합원교육 등

3) 인사에 관한 규정

- 인사, 인사위원회, 임금, 근로조건, 징계 및 해고
- 인원정리, 승계의무, 고용보장 등

4) 근로조건과 복리후생 규정

- 근로시간, 휴일 및 휴가, 임금, 상여금, 퇴직금
- 복리후생, 교육훈련, 산업안전 및 보건 관련 등

5.6 단체교섭이론

- 단체교섭은 적어도 두 사람 또는 두 집단 간에 이루어짐
- 파이(pie)를 배분하거나 공통적으로 관심 있는 문제를 해결하기 위한 시도
- 양 당사자는 양보할 수도 있고 다른 당사자는 불이익을 강제할 수도 있음

1) 교섭력 이론

- 단체교섭은 노동조합의 교섭력과 사용자의 교섭력은 4가지 요소에 의해 결정
- 교섭력이론은 서로 상대방의 요구에 합의함으로써 얻는 이익과 손실 교섭력 결정
- 서로 상대방의 요구에 합의하지 않음으로써 얻는 이익과 손실 속에서 교섭력 결정

(1) 노조의 교섭력

- 사용자가 노조의 요구에 합의해서 입는 손실이 커질수록 약해짐
  - 합의하지 않음으로써 사용자가 입는 손실이 커질수록 커짐

  예) 노조 요구의 합의로 경영자가 입는 손실에 노조에 비치는 약한 사용자의 모습
    - 업계에서 쏟아지는 비난, 노조의 요구사항을 들어주는 결과
    - 발생하는 여러 가지의 보상체계 등
    - 합의함으로써 사용자는 생산 활동을 지속할 수 있어

  - 파업에 따르는 비용을 절감할 수 있으며 산업평화 지속의 이미지 강화

$$노조의\ 교섭 = \frac{노조의\ 요구에\ 합의하지\ 않음으로써\ 사용자가\ 입는\ 손실}{노조의\ 요구에\ 합의함으로써\ 사용자가\ 입는\ 손실}$$

(2) 사용자의 교섭력

- 사용자의 요구에 합의함으로써 노조가 얻는 손실이 작으면 강해짐
  - 사용자의 요구에 합의하지 않음으로써 노조가 입는 손실이 커지면 강해짐
- 사용자측의 요구에 합의함으로써 입게 되는 노조의 손실에는 어용이미지가 있음
  - 이러한 손실을 줄이기 위한 사용자측의 전략은 이익분배제도의 도입
  - 보너스의 지급, 물가연동제의 도입 등
- 사용자측의 요구에 합의하지 않음으로써
  - 노조가 입는 손실에는 조합원소득의 상실이나 파업에 따르는 실직
  - 이러한 노조의 손실을 크게 하기 위한 사용자측의 전력으로 재고품의 적립, 자동화, 해외로의 이전, 다양한 방법을 통한 생산 활동의 지속 등

$$사용자의\ 교섭력 = \frac{사용자의\ 요구에\ 합의하지\ 않음으로써\ 노조가\ 입는\ 손실}{사용자의\ 요구에\ 합의함으로써\ 노조가\ 입는\ 손실}$$

5.7 교섭력 결정요인

- 사용자의 교섭력을 결정하는 요인
  - 자금사정, 시장여건, 최종 또는 중간소비자와의 관계, 제품출하와 제고의 패턴 등
- 사용자측의 자금사정이 나쁘면 파업이 발생할 경우 손실이 커서 교섭력이 감소함
- 파업으로 인해 조업이 중단될 때 경쟁조직이 시장점유율을 쉽게 높일 수 있다면
  - 손실은 그만큼 커짐
- 최종 또는 중간소비자와의 관계를 보면 파업기간 동안
  - 소비자들이 쉽게 대체제품을 구입할 수 있다면 사용자의 교섭력은 감소함
- 공급에 있어 독점력을 가진다면 사용자의 교섭력은 높아짐
- 제품에 대한 수요가 일정하고 안정적이라면 사용자는 파업이 발생하기 전

- 재고를 증가시켜 파업에 대비함으로써 교섭력을 높일 수 있음
- 쉽게 상하는 음식물이거나 제품의 특성상 재고비축이 어려운 경우
- 사용자의 교섭력은 낮아짐

• 노동조합의 교섭력을 결정하는 요인
  - 노조의 조직구조, 조합원의 의식과 단결력
  - 노조의 지도력, 상대적으로 유리한 여론, 노조원의 생활력 등

1) 사용자의 교섭력 결정요인

• 자금사정, 시장여건
• 최종 또는 중간소비자와의 관계
• 제품출하 및 재고의 패턴

(1) 사용자측의 자금사정

• 사용자측의 자금사정이 나쁘면 파업이 발생할 경우
  - 손실이 커서 교섭력이 감소됨

(2) 시장여건

• 파업으로 인해 조업이 중단될 경우
  - 경쟁조직이 시장점유율을 쉽게 높일 수 있다면 손실은 그만큼 커짐

(3) 최종 또는 중간소비자와의 관계

• 파업기간 동안 소비자들이 쉽게 대체제품을 구입할 수 있을 경우
  - 사용자의 교섭력은 감소됨
• 공급에 있어 독점력을 가진다면 사용자의 교섭력은 높아짐

(4) 제품출하 및 재고의 패턴

• 제품에 대한 수요가 일정하고 안정적일 경우
  - 사용자는 파업이 발생하기 전에 재고를 증가시켜 파업에 대비
  - 교섭력을 높일 수 있음
• 쉽게 상하는 음식물이거나 제품의 특성상 재고비축이 어려운 경우

– 사용자의 교섭력은 낮아짐

2) 노동조합의 교섭력 결정요인

- 노조의 조직구조, 조합원의 의식과 단결력
- 노조의 지도력, 상대적으로 유리한 여론
- 노조원의 생활력

표 7-1. 사용자 및 노동조합의 교섭력 결정요인

사용자의 교섭력 결정요인	노동조합의 교섭력 결정요인
▶ 자금사정, 시장여건 ▶ 최종 또는 중간소비자와의 관계 ▶ 제품출하 및 재고의 패턴	▶ 노조의 조직구조, 조합원의 의식과 단결력 ▶ 노조의 지도력, 상대적으로 유리한 여론 ▶ 노조원의 생활력

6. | 쟁의조정제도, 노동위원회의 개념 및 기능

6.1 쟁의조정제도의 개념

- 노사간의 분쟁을 국가가 개입하여 미연에 방지하거나 해결하는 제도

6.2 노동위원회의 의미

- 노동위원회는 단체협약 해석에 관해 관계 당사자 간에 의견 불일치시
  – 이에 관한 견해 제시를 요청하는 기관

6.3 노동위원회(쟁의조정제도)의 기능

- 중재, 조정 및 심판의 기능

1) 알선 : 폐지

- 알선은 노사간에 이해의 폭을 넓히기 위해 만남의 자리를 갖는 것

- 조정제도에서 알선은 오랫동안 조정의 첫 단계로 활용되어 왔음
- 실효성이 없어 1997년 3월 노동법이 개정되면서 폐지됨

2) 중재(arbitration)

- 노사 쌍방 또는 단체협약에 의한 어느 일방이 신청
- 필수공익사업의 경우 특별조정위원회의 권고에 의해 노동위원회 위원장이 중재회부 결정 가능

3) 조정(mediation)

- 조정은 쟁의행위가 공익사업, 규모가 크거나 성질이 특별한 경우 실시
- 현저히 국민경제 해하거나 국민 일상생활을 위태롭게 할 위험시
  - 고용노동부장관이 중앙노동위원회위원장의 의견 청취 후 긴급조정 결정

중요 내용

◐ 단체교섭의 형태

1) 대각선 교섭 : 패턴교섭
   ▶ 산업별 상급단체가 단독으로 개개의 사용자와 교섭하는 방식
   ▶ 가장 영향력 있는 대기업 1개를 선정하여 교섭
   ▶ 최근 보건의료산업 노동조합에서 주장하고 있는 단체교섭방식

2) 통일교섭
   ▶ 병원 노동조합에서 주장하고 있는 단체교섭방식
   ▶ 산업별 노조와 산업별 사용자 간의 교섭형태
   ▶ 최근 금융, 금속 및 보건의료 등
   – 산업별 노동조합에서 이를 행하고 있음

3) 기업별 교섭
   ▶ 특정기업 또는 사업장에 노동조합과 그 상대방인 사용자간
   – 단체교섭이 행해지는 것

◐ 노동위원회의 기능
▶ 중재, 조정 및 심판의 기능

4) 심판(judgment)

- 노동위원회는 부당해고, 교섭조정, 차별시정, 복수노조 및 단체협약 시정 문제까지 다룸

7. | 공익사업

1) 공익사업

- 노동조합 및 노동관계조정법의 공익사업 : 법 71조 1항

  예) • 정기노선여객 운수사업, 수도, 전기가스, 석유정제 및 석유공급사업

  • 공중위생 및 의료사업, 은행 및 조폐사업, 방송, 통신사업 등

2) 필수공익사업

- 노동조합 및 노동관계조정법의 필수공익사업 : 법 71조 2항

  예) • 철도 및 시내버스 운송사업, 수도, 전기, 가스, 석유정제 및 석유공급

  • 병원사업, 은행사업 및 통신사업

표 7-2. 노동조합 및 노동관계조정법의 공익 및 필수공익사업

공익사업	필수공익사업
▶ 정기노선여객 운수사업/수도 ▶ 전기가스/석유정제 및 석유공급사업 ▶ 공중위생 및 의료사업/방송 ▶ 은행 및 조폐사업/통신사업 등	▶ 철도 및 시내버스 운송사업 ▶ 수도/전기/가스 ▶ 석유정제 및 석유공급 ▶ 병원사업/은행사업 및 통신사업

8. | 근로기준법(Labor standards act)

8.1 근로기준법의 의미 및 근로자의 생활보장

1) 근로기준법의 의미

- 헌법에 의거하여 근로 조건의 기준을 정하여 놓은 법률

- 근로자의 기본적 생활을 보장하고 향상시키며 균형 있는 국민 경제의 발전을 목적으로 함

2) 근로자의 생활보장

- 근로자의 기본적 생활보장은 근로기준법에서 정하고 있음

(1) 근로기준법상(제60조) 휴가의 내용 : 연차유급휴가

① 1년간 8할 이상 출근 근로자

- 사용자는 1년간 8할 이상 출근한 근로자
  - 15일의 유급휴가 부여

② 1년 미만 근로자의 1개월 개근

- 사용자는 계속 근로한 기간이 1년 미만인 근로자에게 1개월 개근 시
  - 1일의 유급휴가 부여

③ 최초 1년간 근로 유급휴가

- 사용자는 근로자의 최초 1년간의 근로에 대해 유급휴가를 주는 경우
  - 제2항에 따른 휴가를 포함하여 15일로 함

④ 휴가 사용한 경우

- 근로자가 제2항에 따른 휴가를 이미 사용한 경우
  - 그 사용한 휴가일수를 15일에서 뺌

⑤ 3년 이상 근로자

- 사용자는 3년 이상 계속 근로한 근로자
  - 제1항에 따른 휴가에 최초 1년을 초과하는 계속 근로 연수 매 2년에 대해 1일을 가산한 유급휴가 부여
  - 이 경우 가산휴가를 포함한 총 휴가 일수는 25일을 한도로 함

⑥ 임신 여성

- 임신 중인 여성
  - 산전후를 통해 90일의 보호휴가를 부여해야 함

(2) 근로기준법 주요 내용

- 법정근로시간이 주 44시간에서 주 40시간으로 단축
- 연장근로상한이 1주 12시간에서 1년간 한시적으로 16시간으로 변경
- 월차휴가 폐지
- 생리휴가 무급화
- 연차휴가 15-25일(계속 근로연수 2년당 1일 가산)로 조정
- 1년 미만 근로자에 대해 1개월간 개근시 1일의 휴가부여
- 사용자의 적극적 권유에도 휴가를 사용하지 않는 경우
  - 금전보상 의무를 면제하는 휴가사용 촉진방안 신설
- 노사합의로 연장 야간 및 휴일근로에 대한 임금 대신 휴가를 부여할 수 있는 선택적 보상휴가제도가 신설돼 실제 사용하는 휴가일수를 확대
- 탄력적 근로시간제의 단위기간을 1개월에서 3개월로 확대
- 3년간 한시적으로 연장근로 한도를 16시간으로 확대
- 3년간 한시적으로 최초 연장근로 4시간 분 할증률이 25%로 조정되었음
  - 초과근로시간 할증률이 50%에서 3년간 한시적으로 최초 4시간은 25% 적용

(3) 휴식시간

- 휴식시간을 사용자는 근로시간이 4시간인 경우에는 30분 이상 제공
- 8시간인 경우에는 1시간 이상의 휴식시간을 근로시간 도중에 제공

(4) 근로기준법 적용 : 사업장 직원수

- 근로기준법이 적용되는 사업장의 직원 : 5명 이상
- 상시 5인 이상이 근무하는 사업이나 사업장에 적용
  - 근로기준법 제11조에 의하면 근로기준법은 상시 5인 이상의 근로자를 사용하는 모든 사업 또는 사업장에 적용

  단) 상시 4인 이하의 근로자를 사용하는 사업 또는 사업장

- 대통령령이 정하는 바에 따라 법의 일부 규정을 적용할 수 있음

• 상시 10인 이상의 근로자를 사용하는 사용자
  - 취업규칙을 작성하여 고용노동부장관에게 신고해야 함

중요 내용

◐ 근로기준법 적용
- ▶ 5인 이상 사업장 : 근로기준법 적용 사업장
- ▶ 10인 이상의 근로자 둔 사용자
  - 취업규칙 작성하여 고용노동부장관에게 신고

◐ 근로기준법상 휴가의 내용
- ▶ 사용자는 1년간 8할 이상 출근한 근로자
  - 15일 유급휴가 부여
- ▶ 사용자는 근로한 기간이 1년 미만인 근로자
  - 1개월 개근 시 1일 유급휴가 부여
- ▶ 사용자는 근로자의 최초 1년간 근로에 대해 유급휴가를 주는 경우
  - 휴가 포함 15일 부여
- ▶ 근로자가 휴가를 이미 사용한 경우
  - 그 사용한 휴가일수를 15일에서 뺌
- ▶ 사용자는 3년 이상 근로한 근로자
  - 최초 1년 초과 근로 연수 → 매 2년에 1일 가산한 유급휴가 부여
  - 가산휴가를 포함한 총 휴가 일수는 25일 한도

◐ 임신 중인 여성
- ▶ 산전 · 후를 통해 90일의 보호휴가 부여

◐ 근로기준법 주요 내용
- ▶ 법정근로시간 : 주 44시간 → 주 40시간으로 단축
- ▶ 연장근로상한 : 1주 12시간 → 1년간 한시적으로 16시간으로 변경
- ▶ 월차휴가 폐지
- ▶ 생리휴가 무급화
- ▶ 연차휴가 : 15-25일(계속 근로연수 2년당 1일 가산)로 조정
- ▶ 1년 미만 근로자 : 1개월간 개근시 1일의 휴가부여
- ▶ 초과근로시간 할증률이 50% → 3년간 한시적으로 최초 4시간은 25% 적용

8.2 비정규직 보호법(Nonregular Employee Protection Law)

1) 비정규직 보호법의 의미

- 1997년 외환위기 이후 크게 늘어난 비정규직 근로자의 권익을 보호하기 위하여 제정 및 개정

2) 차별 시정 보호대상인 비정규직의 종류

- 기간제근로자, 단시간근로자 및 파견근로자 보호 등에 관한 법률
- 노동위원회법

3) 비정규직의 기준

- 사용자는 동일업무에 종사하는 정규직에 비해 비정규직의 임금 수준을 합리적 이유없이 차별해서는 안됨
- 사용자가 2년을 초과하여 기간제 근로자를 사용한 경우
  - 기간의 정함이 없는 근로계약을 체결한 것으로 간주
- 기간제 근로자를 사용하는 경우
  - 사업의 완료 또는 특정한 업무의 완성에 필요한 기간을 정한 경우
  - 2년을 초과하여 사용 가능
- 사용자는 비정규직임을 이유로 들어 차별적 처우가 안됨
  - 당해 사업 또는 사업장에서 동종 또는 유사한 업무에 종사하는 기간의 정함이 없는 근로계약을 체결한 근로자(무기계약, 통상, 직접고용)에 비해 임금 및 기타 근로조건 등에 있어 합리적인 이유없이 차별적 처우를 할 수 없음

8.3 전직형태

1) 전직(Transference, change of employment)의 의미

- 정부조직 속의 한 직위에서 직무의 종류와 성격이 다른 직렬로 수평 이동하는 것
- 전직은 동일한 직급에 속하는 한 직위에서 다른 직위로 보직을 변경하는 전보와 대비되며, 전보와 달리 시험을 요건으로 함

2) 전직 형태

- 생산 전직, 대체 전직, 순환 전직

(1) 생산 전직(production transfer)

- 생활에 직 · 간접으로 필요한 물자나 용역을 만들어 내는 행위

(2) 대체 전직(replacement transfer)

- 대체는 다른 것으로 대신한다는 의미
- 대체근무일지는 휴일 등의 사유로 대체근무를 하게 된 경우 그와 관련된 사항을 일자 별로 기록한 서식을 의미

(3) 순환 전직(circulatory transfer)

- 주기적으로 자꾸 되풀이하여 도는 것 또는 그런 과정

표 7-3. 전직의 형태

생산 전직	대체 전직	순환 전직
▶ 생활에 직 · 간접으로 필요한 물자나 용역을 만들어 내는 행위	▶ 대체는 다른 것으로 대신한다는 의미 ▶ 대체근무일지 – 휴일 등의 사유로 대체근무를 하게 된 경우 – 그와 관련된 사항 – 일자 별로 기록한 서식	▶ 주기적으로 자꾸 되풀이하여 도는 것 또는 그런 과정

8.4 고용관리

1) 고용관리의 의미

- 인력수요분석의 결과 인력이 과다한 것으로 평가한 경우
  – 고용제한, 조업 단축 및 조기퇴직 등을 대안으로 고려할 수 있음
- 선발관리는 종신고용제도의 성격을 가지고 있는 경우
  – 더욱 중요한 인사기능으로 평가됨
- 보오드 면접(board interview)

– 여러 명의 면접자가 한 사람의 지원자를 상대로 면접하는 방법

2) 고용보험법의 3대 사업

- 실업급여, 고용안정사업, 직업능력개발사업

3) 샤인(Schein)의 경력의 닻 모형의 내용

- 경력 개발관리에 샤인이 주장한 경력의 닻(career anchor) 모형의 내용
  – 온전한 삶, 관리능력, 기술 및 기능적 능력, 도전정신과 창의성
  – 안전 및 안정성, 자율성과 독립성, 기업가 정신, 봉사와 헌신

중요 내용

◐ 샤인(Schein)의 경력의 닻 모형의 내용
- ▶ 온전한 삶, 관리능력, 기술 및 기능적 능력, 도전정신과 창의성
- ▶ 안전 및 안정성, 자율성과 독립성, 기업가 정신, 봉사와 헌신

◐ 전직형태
- ▶ 생산 전직(production transfer)
- ▶ 대체 전직(replacement transfer)
- ▶ 순환 전직(circulatory transfer)

◐ 휴식시간
- ▶ 사용자는 근로시간이 4시간인 경우 : 30분 이상
- ▶ 8시간인 경우 : 1시간 이상

◐ 고용보험법의 3대 사업
- ▶ 실업급여, 고용안정사업, 직업능력개발사업

실전문제

* 가장 맞는 것에 번호를 기재하시오.

1. 근로계약의 당사자에 해당되는 것은?

① 근로자와 사용자
② 노동조합과 근로자
③ 근로자와 노동조합
④ 생산자와 사용자
⑤ 노동조합과 생산자

2. 단체교섭에 있어 사용자의 교섭력을 결정하는 직접적 요인으로 옳지 않은 것은?

① 제품출하 및 재고패턴
② 자금사정
③ 시장여건
④ 중간소비자와의 관계
⑤ 조합원의 의식과 단결력

3. 노동쟁의의 방법 중 준법투쟁(work to rule)에 해당되지 않는 것은?

① 휴식시간의 엄수
② 안전주의 의무 철저이행
③ 적합한 권리행사
④ 근무시간의 집단거부
⑤ 업무수행방식 엄수

4. 근로자가 어느 노동조합에 가입하지 아니할 것 또는 탈퇴할 것을 고용조건으로 하는 것은?

① 오픈 숍(open shop)
② 유니온 숍(union shop)
③ 클로즈드 숍(closed shop)
④ 에이전시 숍(agency shop)
⑤ 황견계약(yellow dog contract)

5. 근로기준법이 적용되는 사업장의 직원은 몇 명 이상인가?

① 3명
② 5명
③ 10명
④ 15명
⑤ 20명

정답 1. ① 2. ⑤ 3. ④ 4. ⑤ 5. ②

실전문제

6. 노동3권으로 연결된 것은?

① 단결권-단체교섭권-단체행동권 ② 단결권-단체교섭권-단체조사권
③ 단결권-단체행동권-단체주장권 ④ 집합권-단체행동권-단체조사권
⑤ 집합권-단체행동권-단체주장권

7. 단체교섭방식 중 보건의료산업 노동조합에서 주장하고 있는 것은?

① 통일교섭 ② 집단교섭 ③ 대각선 교섭
④ 산별교섭 ⑤ 기업별 교섭

8. 차별 시정 보호대상인 비정규직의 종류와 관련이 없는 것은?

① 단시간근로자 ② 파견근로자 보호
③ 상주근로자 ④ 기간제 근로자
⑤ 노동위원회법

9. 노동조합의 기능으로 연결된 것은?

① 경제적-공제적-문화적 기능 ② 공제적-사회적-문화적 기능
③ 정치적-공제적-문화적 기능 ④ 경제적-공제적-정치적 기능
⑤ 공제적-정치적-사회적 기능

10. 노동자가 고용주에 대해 형식적으로 일을 하면서 작업능률을 저하시키는 것은?

① 불매동맹 ② 태업(sabotage)
③ 파업 ④ 보이콧(boycott)
⑤ 직장폐쇄

11. 근로자 단체와 그 단체 사이의 분쟁인 노동쟁의에 포함되지 않는 것은?

① 만족도 ② 복지 ③ 근로시간
④ 임금 ⑤ 해고

정답 6. ① 7. ③ 8. ③ 9. ④ 10. ② 11. ①

8

직무분석 및 직무평가

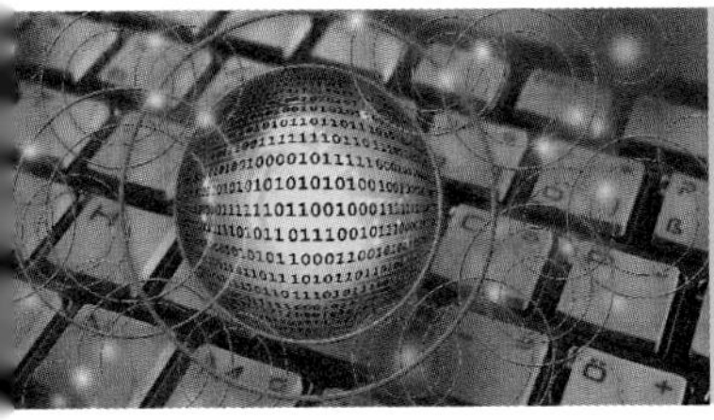

1. 직무관련 용어 및 직무관리
2. 직무분석 및 직무정보 수집방법
3. 직무평가의 의미, 요소 및 방법
4. 직무만족요인 및 업적관리표
5. 직무설계의 의미 및 시스템 구성
6. 인간관 및 Taylor 과학적 관리법
7. 제안제도의 의미, 종류 및 기대효과

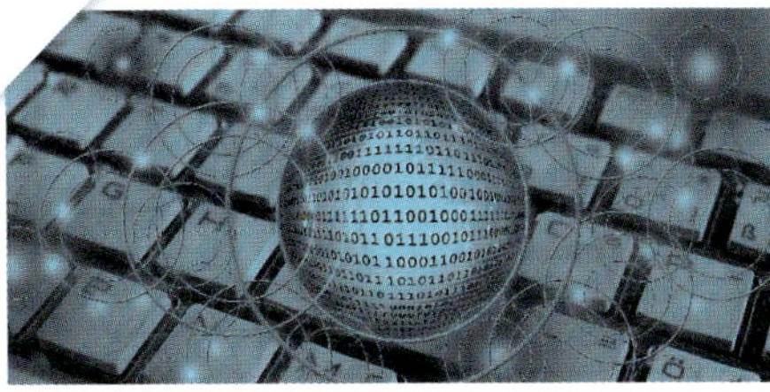

제8장

직무분석 및 직무평가

1. | 직무관련 용어 및 직무관리

1.1 직무관련 용어

1) 직무

- 개인이 책임을 지는 일정한 범위의 일

2) 권한

- 타인을 위하여 일정한 법률효과를 발생시킬 수 있는 자격

3) 책임

- 주어진 권한을 가지고 많은 직무를 수행할 의무를 지는 것

1.2 직무관리의 개념 및 범위

1) 직무관리의 개념

- 직무관리란 직무를 체계적으로 정비하고 직무 간에 연계성을 확보
- 일의 성과를 높일 수 있는 방향에서 직무를 설계하는 것
  - 그 위에서 인력을 선발하고 충원함

- 직원들은 그들이 수행하는 직무에 대응하여 보상을 받도록 함

- 인사관리를 잘 한다는 것은 직무관리를 잘 한다는 것
- 직무를 맡고 있는 직원들이 좋은 성과를 낸다는 것
- 직원들이 높은 성과를 내기 위해서는 인사관리가 잘 이루어져야 함
- 인사관리와 직무관리는 불가분의 관계

2) 직무관리의 범위

- 병원에서 효과적인 인사관리가 이루어지기 위한 전제조건
  - 직무관리가 잘 수행되어야 함
- 조직에서 직무관리의 범위
  - 직무분석, 직무설계, 직무평가, 직무시간

(1) 직무분석(Job analysis)

① 직무분석의 의미

- 직무분석은 직무설계와 직무평가의 기초가 되는 것
- 직무분석은 직무의 내용과 그 직무를 수행할 사람의 자격요건을 분석하는 과정
  - 이 과정에서 직무기술서(job description)와 직무명세서(job specification)가 작성됨
- 인사관리의 기초는 직무기술서와 직무명세서임

② 직무 구성요소 설정

- 직무분석은 직무에 관한 정보를 수집하고 분석하여 직무 또는 직위에 내용을 서술

③ 자격요건 확인

- 각 직무수행에 필요한 지식, 능력, 숙련 및 책임 등의 제 요건을 명확히 하는 일련의 과정

④ 직무 또는 직위의 종류

- 기입내용의 정확성이 확인된 직무기술서를 토대
  - 직무의 종류에 따라 직군, 직렬 및 직류별로 종적 분류
  - 직위 종류를 구별하여 종적으로 직렬과 직군을 형성하게 하는 과정

(2) 직무설계(Job design)

- 하나의 직무는 수많은 작은 단위의 작업들로 이루어져 있음
- 이 작업들을 연결해야 하나의 직무가 완성됨
- 병원 외래수납업무담당 직무기술서
  - 어떻게 연결하고 설계하느냐에 따라 직무의 성과가 달라짐
- 직무설계 또한 직무관리에 있어 중요한 부분을 차지하고 있음

(3) 직무시간(Job hours)

- 직무시간도 직무관리에서 중요하게 차지하는 부분
  - 직원에게 직무를 부여할 때 어느 정도의 작업시간을 할애할 것인지
  - 직무의 수준에 따라 하루에 몇 시간 또는 한 달에 며칠 정도는 일을 해야 그 직무를 수행할 수 있는지
  - 휴식시간은 어느 정도가 적당한지 등을 결정

(4) 직무평가(Job evaluation)

- 직무평가는 직무분석을 기반으로 개별직무의 상대적 중요성을 체계적으로 결정
- 병원 조직을 보면 다양한 직종에 종사하는 사람들이 각자 다양한 일을 맡고 있음
  - 직무평가는 이들 직무의 상대적인 가치를 객관적으로 평가
  - 어려운 일과 쉬운 일, 중요한 일과 덜 중요한 일 등을 구분해야 함

  ☞ 인사고과
  - 직원의 상대적 가치를 결정하는 제도

표 8-1. 직무분석과 인사관리 비교

직무분석	인사관리
▶ 노사관계관리 ▶ 건강과 안전보장 ▶ 성과평가 ▶ 훈련과 개발	▶ 인적자원 계획 ▶ 모집과 채용 ▶ 평등고용기회 ▶ 보상

2. | 직무분석 및 직무정보 수집방법

2.1 직무분석(Job analysis)의 목적 및 장점

1) 직무분석의 의의

- 직무분석은 어떤 조직이든지 인사관리가 시작되기 위해
  - 조직의 목표 달성을 위해 어떤 종류와 내용의 일이 필요한지 확인하는 절차가 필요
- 직무분석이란 직무내용에 관한 정보를 수집하고 분석하며 통합보고하기 위하여 직무를 연구하는 일련의 활동
- 직무분석을 통하여 나타나는 결과물로서 직무기술서와 직무명세서가 있음
- 직무분석 → 직무기술서 → 직무명세서

표 8-2. 직무관리의 범위

직무분석	직무시간
▶ 직무분석은 직무의 내용과 그 직무를 수행할 사람의 자격요건을 분석하는 과정 – 이 과정에서 직무기술서와 직무명세서가 작성됨	▶ 직무시간도 직무관리에서 중요하게 차지하는 부분 – 직원에게 직무를 부여시 어느 정도의 작업시간을 할애할 것인지 – 휴식시간은 어느 정도가 적당한지 등 결정
직무설계	**직무평가**
▶ 하나의 직무는 수많은 작은 단위의 작업들로 이루어져 있음 – 이 작업들을 연결해야 하나의 직무가 완성됨	▶ 직무분석을 기반으로 개별직무의 상대적 중요성을 체계적으로 결정 ▶ 병원 조직을 보면 다양한 직종에 종사하는 사람들이 다양한 일을 담당 – 이들 직무의 상대적인 가치를 객관적으로 평가

2) 직무분석의 목적

- 직무분석은 각 직무의 책임, 권한, 직무간의 권한관계를 명확히 하여 조직을 합리적으로 관리
- 직무분석의 결과는 채용, 배치, 이동, 승진 등의 기준을 만드는 기초가 됨
- 업무개선을 위한 기초 자료가 됨
- 직무분석은 인사고과의 기초 작업
- 직무분석의 결과는 근로자들의 교육훈련 및 개발의 기준이 됨
- 직무분석은 직무급의 도입을 위한 직무평가의 사전작업

3) 직무분석의 장점

- 직무평가의 기초로 활용
- 직무기술서와 명세서 작성이 용이
- 교육훈련의 기초자료로 활용

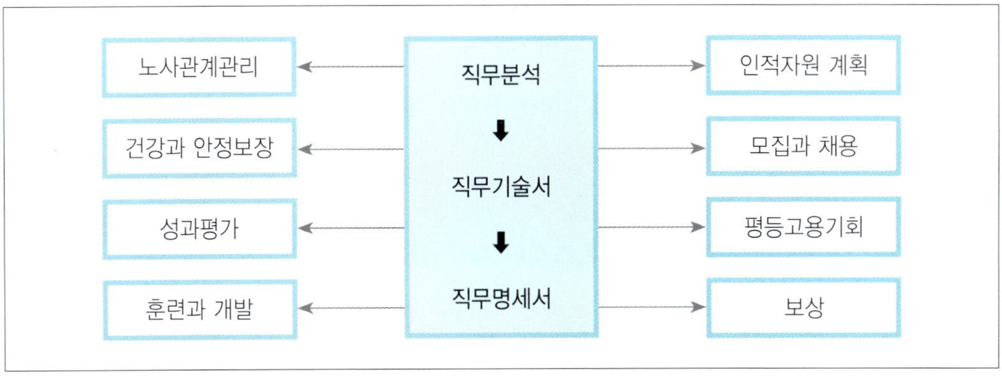

그림 8-1. 직무분석과 인사관리와의 관계

2.2 직무분석시 직무정보 수집방법

1) 직무분석 수집방법

- 직무분석 수집방법은 직무내용의 전반적인 특성을 구체적으로 밝히기 위해
  – 아래 방법을 시도
    예) 구조화된 설문법, 관찰법, 면접법, 기록법, 조합법
- 어떤 방법을 선택할지는 분석 대상 직무의 성격, 확보해야 할 자료의 용도

– 밝혀야 할 측면, 주어진 분석기간 등에 따라 결정

2) 직무분석 수집방법의 종류

(1) 면접법(Interview method)

- 면접기간 동안 생산성 저하의 우려
- 정신적인 작업과정의 설명 가능
- 시간과 비용의 소요 많음

(2) 설문지법(Questionnaire method)

① 설문지법의 특성

- 가장 많이 사용되는 일반적인 정보수집 방법
- 설문지에 근로자들이 짜여진 설문에 응답하는 방식
- 병원에는 수많은 직무가 있고 조사할 수 있는 인원은 제한
  - 한꺼번에 설문지를 배포하여 본인이 맡고 있는 직무에 대해 응답
  - 시간과 비용 절약
- 직원들이 답변에 어려움을 느낄 경우 일관성 있는 답변 구하기 어려움
- 각 과업이나 행위에 대해 그것이 수행되고 있는지의 여부
  - 수행되고 있는 빈도, 중요성, 곤란도 등의 특성에 의해 평가됨
- 평가치는 설문지를 점수화할 수 있게 해 줌
- 실제 직무요건의 파악도 가능하게 해 줌

② 직위분석설문(Position analysis questionnaire, PAQ)

- 직위분석질문은 행위 지향적 직무분석설문지
- 눈에 보이는 행위를 중심으로 분석하는 것
- 설문 5가지 범주
  - 각 직무의 정보 획득방법과 절차, 정신적 과정
  - 작업활동, 타인과의 관계, 직무환경 등
- 5가지 범주에 속하는 194항목의 질문으로 구성되어 있음

(3) 관찰법(Observation method)

- 해당 직무를 수행하는 사람 옆에서 직접 관찰하면서 무슨 일을 하는지
- 일을 하는데 얼마나 많은 시간이 소요되는지 일일이 기록하는 방법
- 직원에게 동의를 구해야 함
  – 작업에 방해가 되지 않도록 해야 하는 번거로움

(4) 기록법(Recording method)

- 직무를 수행하는 직원이 마치 일기를 쓰듯이 작업일지를 쓰는 경우
- 중요한 내용을 누락시킬 수도 있기 때문에
  – 일정한 형식을 만들어 놓고 거기에 맞추어 쓰도록 할 수 있음

(5) 조합법(Combination method)

- 상기 다양한 방법들 중 두 가지 이상을 복수로 사용하는 방법
- 정확성을 기할 수 있으나 시간이 많이 걸리고 비용이 많이 드는 한계가 있음

2.3 직무분석결과 산출물

- 직무기술서와 직무명세서는 직무분석을 통해 나타나는 결과물
- 직무분석 → 직무기술서 + 직무명세서
- 직무평가에 필요한 기초자료

1) 직무기술서(job description)

- 직무분석 후 직무내용의 요점을 기술한 문서
- 직무개요, 직무수행방법, 절차, 지식, 각 단위직무(task) 비율 등 포함
- 직무기술서는 하나의 직무에 대한 여러 분석표의 내용을 분석 정리
  – 각 직무별로 하나씩 작성되는 것
- 직무기술서의 핵심 내용은 수행되는 과업
- 직무분석에 의해 직무수행과 관련된 과업 및 직무행동을 일정한 양식에 기술한 문서
- 직무내용이나 범위, 직무별로 필요로 하는 전문지식이나 전문기술, 권한이나 책임, 부하 인원수 등을 관리하는 조직의 규모를 상세하게 기재

표 8-3. 직무기술서의 사례 : 행복병원 원무업무/외래수납 일부 업무

<table>
<tr><td>직군</td><td>경영
지원직</td><td>직렬</td><td>행정직</td><td>직무 code</td><td>0572168</td><td>직무명</td><td>외래수납업무</td></tr>
<tr><td colspan="2">직무의 개요</td><td colspan="6">초 · 재진 환자의 접수 및 외래 수납
– 이에 발생할 수 있는 다양한 원무업무 담당</td></tr>
<tr><td colspan="8">직무의 내용</td></tr>
<tr><td colspan="2">중분류 업무명</td><td colspan="2">소분류 업무명</td><td colspan="3">직무의 내용</td><td>비중(%)</td></tr>
<tr><td colspan="2" rowspan="5">접수업무</td><td colspan="2">초진환자 접수</td><td colspan="3">▸ 초진료의뢰서 보험카드 접수증을 환자로부터 수령
▸ 진료사유를 상담한 후 성명, 주민번호
– 주소, 전화번호, 진료과, 진료의뢰서
– 진료, 의사 등을 확인하고 보험카드
– 전산에 등록
▸ 접수비 수납 후 진료과 위치 안내 및 외래에 접수 안내</td><td rowspan="5">30%</td></tr>
<tr><td colspan="2">재진환자 접수</td><td colspan="3">▸ 당일 외래 재진환자에 대해 접수등록
– 당일 진료휴진에 대한 설명
– 외래 진료 절차 안내
▸ 진료비 수납 후 안내
– 내원 90일 초과시 초 진료산정을 설명 후 접수
– 선택진료 신청시 신청자 서명 및 등록</td></tr>
<tr><td colspan="2">진료의뢰 센터
접수</td><td colspan="3">▸ 병원회신용 의뢰서를 가져온 환자
– 의뢰서 복사 후 전산등록
▸ 원본을 환자에게 준 후
– 접수비 수납 안내</td></tr>
<tr><td colspan="2">전화예약 환자
접수</td><td colspan="3">▸ 전화예환자 확인 후 전산의 예약비
– 수납화면에서 보험사항 확인 후
– 초재진 여부 확인
▸ 예약비 수납 후 안내</td></tr>
<tr><td colspan="2">당일예약 환자
접수</td><td colspan="3">▸ 예약 초과로 인한 당일 예약환자 여부
– 확인 후 접수 안내
▸ 당일 접수 마감으로 등록 불가시
– 각과 외래로 전화하여 설명 후 등록</td></tr>
<tr><td colspan="2">수납업무</td><td colspan="2">당일 내원환자
진료비 수납</td><td colspan="3">▸ 외래진료를 마치고 온 환자
– 진료비 수납
▸ 검사비 수납이 있을 경우
– 검사실 안내
단) 예약 CT, 내시경, 초음파, MRI
– 환자에게 후수납 설명한 후
– 검사실 안내
▸ 당일 진료 후 내복약 및 주사약
– 이에 대해 원내 처방 및 원외 처방
– 이를 구분하여 수납</td><td>50%</td></tr>
</table>

	전일 검사 예약 당일 수납	▸ 특수 촬영(내시경, CT, MRI) 예약 환자 – 확인 ▸ 과에서 처방 및 재료대 입력 후 계산	
	미수납환자 당일 수납	▸ 이전 내원시 수납하지 않은 환자 여부 확인 – 설명 후 계산	
	각종 감면 확인 수납	▸ 직원 본인, 직계가족, 교원공제회 – 본교학생 등의 각종 감면 자격 확인 ▸ 감면서류 작성 후 자격서류 수정 – 전산에 감면자 등록 후 수납	
수납의 재계산	처방전 입력 오류로 인한 재계산	▸ 수납된 각종 검사비 및 의사의 처방 – 입력 오류 – 처방 변경이 있는지 확인 ▸ 약국 및 진료과와 전화 확인 후 – 수정 후 재수납	
진료비 환불업무 /민원상담/마감 마감업무/기타	▸ 접수/예약 취소 ▸ 부담률/급증 변경 ▸ 각 검사비 환불 ▸ 진료처방 오류 환불/ 진료안내/진료비 상담/마감업무 ▸ 치과야간 근무 /응급실당일 근무	▸ 진료사정 및 본인의 요구 – 이에 의해 취소를 원하는 환자 – 전신에 재등록 취소 ▸ 이전 내원시 진료의뢰서를 미제출 – 여부 확인 ▸ 외래 수납비 중 진료비 수가 상담 ▸ 매주 금요일 야간진료시 – 치과 진료가 마감될 때까지 수납 ▸ 매주 일요일 및 공휴일 평일 주근무자 – 공석시 응급실에 상주하여 근무	20%

2) 직무명세서(job specification)

(1) 직무명세서의 의미

- 직무분석의 결과에 의거
  - 직무수행에 필요한 종업원의 행동, 기능 및 지식 등의 인적 요건을 일정한 양식에 기록한 문서
- 특정목적의 관리절차를 구체화하는 데 편리하도록 정리한 것
- 필요학력, 경험요건, 교육훈련요건, 책임권한 및 직무명 등 기재

(2) 직무명세서의 직무기술서와 차이점 및 동일

① 직무명세서 : 직무기술서와 차이점

- 직무명세서는 직무분석결과 직무내용보다는 직무가 필요로 한 직무요건 특히 인적 요건을 명백히 함
- 지식수준, 기술, 숙련수준, 체력수준, 성격요인, 경험요인 및 교육수준 등 명시
- 직원채용이나 배치를 위한 기초자료로 활용

② 직무기술서와 직무명세서 동일

- 직무분석의 결과를 일정한 양식에 따라 정리한 것

표 8-4. 직무명세서의 사례 : 대박병원/외래수납업무

직군	경영지원직	직별	행정직	직무 code	08286	직무명	외래수납
일반요건	표준교육정도		대졸 이상	전공	원무 행정	성별	여
	자격/면허		W/P 2급 병원행정사	최적연령범위			
소요	실무지식		컴퓨터 운영	건강보험 및 자동차보험		의학용어	
지식	일반지식		대인관계	커뮤니케이션		안내 및 상담	
소요 지식	필요한 연수 및 실무교육		내용	기간		시행기관 및 현황	
본 직무에서 전환 가능한 타 직무				보험심사 및 청구			
협조 및 협의가 필요한 부서				진료 각과 및 진료지원부서			
숙련 특성	숙련 소요시간			3개월			
	정신적 특성	정신적 요건					
		사회 통솔력	( )	기획창조력	( )	판단력	(●)
		조사 분석력	( )	조정절충력	( )	섭외 교섭력	( )
		정신적 집중정도					
		가볍다	( )	간헐적이다	( )	보통 집중	( )
		상당히 집중	(●)	계속적 활동	( )		( )
	육체적 특성	일의 정도					
		가볍다	( )	비교적 가볍다	( )	약간 무겁다	(●)
		무겁다	( )	상당히 무겁다	( )		( )
		육체적 중점 소모부위					
		전신	( )	팔	( )	어깨	( )
		머리	( )	눈	(●)	귀	( )
		목	( )	손	( )	허리	( )

실무지식	관련 법규	전문이론지식
• 건강보험법 기준 사항 • 건강보험수가에 관한 사항 • 한국표준질병사인분류(KCD) 사항 • 일반수가에 관한 사항	• 건강보험 요양급여기준 – 진료수가 및 약제비 산정기준 • 한국표준질병사인분류(KCD)	• 건강보험법, 수가 및 병명 – 이에 대한 지식과 병원내 – 업무 흐름 파악

2.4 직위분류 및 장점

1) 직위분류제의 의미

- 직위를 직무의 종류, 성질을 기준
  - 직렬, 직군별로 종적 분류를 한 다음 직무의 곤란도, 책임도를 기준
  - 등급별, 직급별로 횡적 분류를 하는 것
- 직무나 직위라는 관념에 기초를 두어 직무의 차이를 기준으로 직위를 분류
- 다수의 직위를 그 직위에 대표되는 직무의 종류와 곤란도, 책임도 등을 기준으로 분류

표 8-5. 직무기술서 및 직무명세서

직무기술서	직무명세서
▶ 직무분석 후 직무내용의 요점을 기술한 문서 – 직무개요, 직무수행방법, 절차 – 지식, 각 단위직무 비율 등 포함 ▶ 하나의 직무에 대한 여러 분석표의 내용을 분석 정리 – 각 직무별로 하나씩 작성 ▶ 직무기술서의 핵심 내용 – 수행되는 과업	▶ 특정목적의 관리절차를 구체화하는 데 편리하도록 정리한 것 ▶ 필요학력, 경험요건, 교육훈련요건, 책임권한, 직무명 등 기재 ▶ 직무기술서의 내용 중 직무 자격요건만을 분리하여 구체적으로 작성한 문서

2) 구조의 구성요소

(1) 직위

- 직위는 조직 내에서 수평적 또는 수직적으로 업무를 담당하는 위치
- 사원 1인에게 부가된 직무와 책임이 직위임
- 한 사람이 수행할 수 있는 업무와 책임의 단위
  - 그것을 담당하는 사람과는 구별
- 한 사람의 근무를 필요로 하는 직무와 책임
- 한 사람에 할당되어 있는 직책의 내용

(2) 직급

- 직급은 직위에 내포되는 직무의 종류, 곤란도, 책임도 및 자격요건 등이 상당히 유사
- 채용, 보수 기타 인사행정상 동일하게 다룰 수 있는 직위의 집단
- 직무의 종류, 곤란도 및 책임도가 상당히 유사한 직위의 군의 명칭

(3) 직렬

- 직무의 종류는 유사하나 곤란도, 책임도가 상이한 직급의 계열

(4) 직류

- 동일한 직렬 내에서 담당분야가 동일한 직위의 군

(5) 직군

- 직무의 성질이 유사한 직렬의 군

(6) 등급

- 직무의 종류는 다르지만 직무의 곤란도, 책임도와 자격요건이 유사
- 동일한 보수를 줄 수 있는 모든 직위
- 등급은 직무의 종류가 동일하지 않으나 직무의 책임도, 곤란도만 유사한 여러 직급의 계층

3) 직위 분류제의 장점

- 횡적 조정의 용이성, 업무의 전문화 및 객관적 근무평정
- 직무의 성질, 내용 및 곤란성을 표시해 줌
- 어떤 지식과 기술을 가진 사람이 그 직위에 요구되는가를 밝혀 줌
- 시험, 임용, 승진, 전직의 합리적 기준 제공
- 보수제도의 합리적 기준 제시
- 교육훈련계획의 입안과 실시 가능
- 근무성적 평정의 기준 제시
- 행정의 전문화에 도움
- 횡적 관계와 종적 지휘 감독 관계에 있어 권한과 책임의 한계 명확화

• 업무분담의 합리화의 정원 및 사무관리에 유리

중요 내용

◐ 구조의 구성요소

1) 직위
▸ 한 사람의 근무를 필요로 하는 직무와 책임
▸ 한 사람에 할당되어 있는 직책의 내용

2) 직급
▸ 직위에 내포되는 직무의 종류, 곤란도, 책임도 및 자격요건 등이 상당히 유사
▸ 채용, 보수 기타 인사행정상 동일하게 다룰 수 있는 직위의 집단

3) 직렬
▸ 직무의 종류는 유사하나 곤란도, 책임도가 상이한 직급의 계열

◐ 직무평가요소
▸ 숙련도, 책임, 작업조건

◐ 직무평가의 주요 목적
▸ 직무를 객관적으로 평가하기 위한 검토대상
– 직무의 난이성, 책임정도, 직무의 중요성

◐ 조직에서 직무관리의 범위
▸ 직무분석, 직무설계, 직무평가, 직무시간

◐ 직무분석 결과
▸ 직무분석 → 직무기술서 + 직무명세서

3. | 직무평가의 의미, 요소 및 방법

3.1 직무평가(job evaluation)의 의미

1) 직무평가의 의미

• 직무평가란 각 직무의 중요도, 난이도 및 위험도 등의 제반 평가요소
– 이에 대해 직무의 상대적 가치를 평가하는 체계적 방법

• 직무평가란 병원에 근무하는 직원이 수행하는 직무가 다른 직원의 직무와 비교

- 상대적으로 얼마나 복잡하고 어려운지를 요소별로 식별
  - 그 결과 직무의 상대적 중요성 정도를 평가하는 것

2) 직무평가의 방법

- 서열법, 분류법
  - 직무평가 방법으로는 평가요소를 포괄적으로 평가하는 비량적 평가방법
- 점수법과 요소비교법
  - 평가요소를 수치로 파악하여 분석적으로 평가하는 수량적 평가방법

3.2 직무평가 흐름도의 예

- 직무평가의 흐름도
  - 직무분석의 결과 나타난 직무의 내용과 요건을 중심으로 직무기술서가 만들어짐
  - 직무의 요건 중 사람과 관련된 조건을 확인하는 직무명세서가 작성됨
  - 이는 직무의 상대적 가치를 결정하는 직무평가의 기초자료로 활용됨
- 상대적 가치는 주로 직무의 곤란성, 책임성, 중요성 및 숙련도 등
  - 객관적으로 평가하여 그것이 조직 내 다른 직무에 대해 갖는 가치를 의미

3.3 직무평가요소 및 목적

1) 직무평가요소

- 숙련도, 책임, 작업조건, 노력

(1) 숙련도

- 교육훈련 수준, 지식 수준, 기술 수준

(2) 책임감

- 업무 책임, 감독책임, 질에 대한 책임, 훈련의 책임

(3) 직업조건

- 위험 정도, 작업 환경

(4) 노력

- 정신적 노력, 육체적 노력

2) 직무평가의 주요 목적

- 직무를 객관적으로 평가하기 위한 검토대상
  - 직무의 난이성, 책임정도, 직무의 중요성

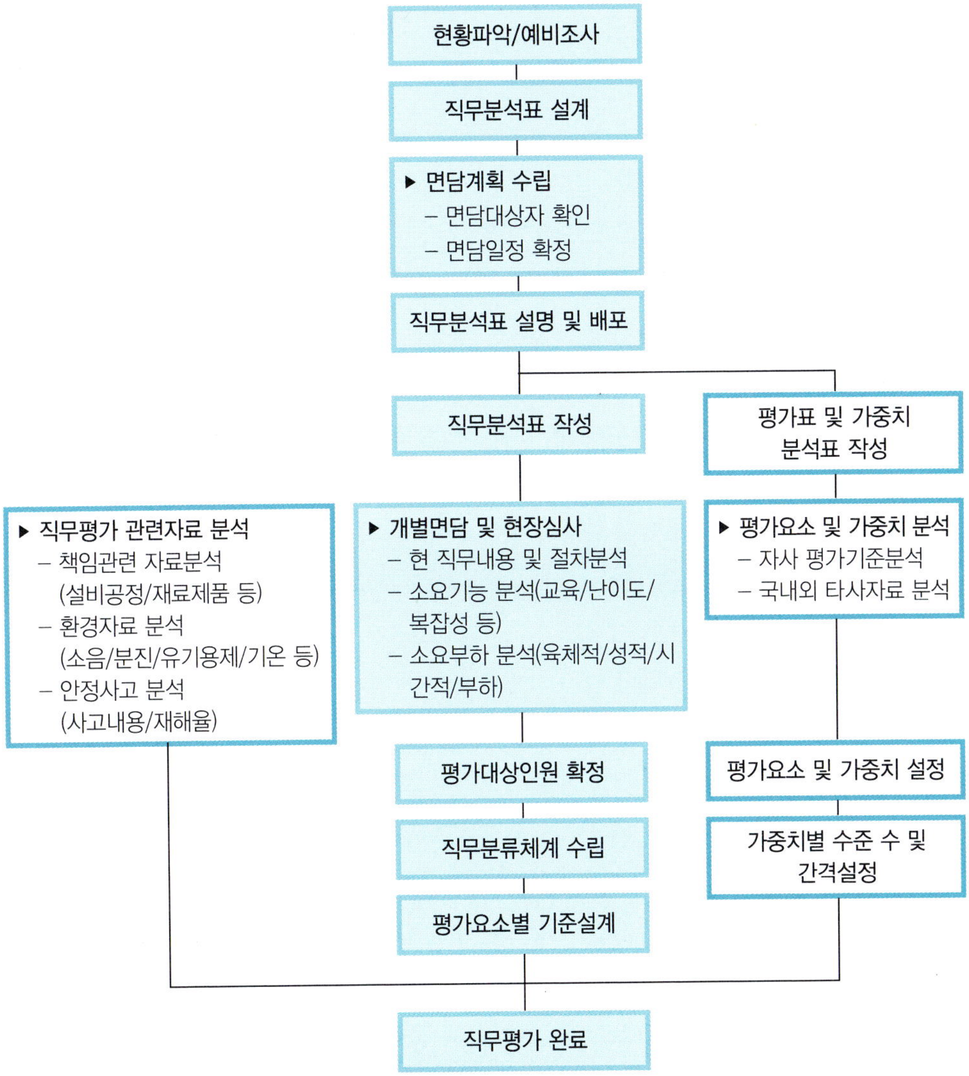

그림 8-2. 직무평가 흐름도의 예

표 8-6. 직무평가의 요소

구분	평가 요소
숙련도	교육훈련 수준, 경험정도, 지식 수준, 기술 수준
책임감	업무책임, 감독책임, 제품 또는 서비스의 질 책임, 피훈련자의 교육책임
작업조건	위험정도, 작업환경
노력	정신적 노력, 육체적 노력

3.3 직무평가방법

1) 서열법(Ranking method)

- 서열법은 가장 전통적이고 단순한 방법
- 조직에 대한 직무의 평가를 전체적이고 포괄적인 관점에서 상호 비교
  - 계열적으로 직무의 순위를 결정하는 방법
- 직무의 상대적 가치에 기초를 두고 직무 중요도와 장점에 따라 순서를 정하는 방법
- 직무간 차이가 명확한 경우나 평가자가 모든 직무를 잘 알고 있을 때 용이
- 직무의 수가 많고 내용이 복잡한 경우에는 실효성이 크지 않은 직무평가 방법
- 직무의 가치를 포괄적으로 평가하기 때문에 직무분석에 의한
  - 직무기술서나 직무명세서 보다는 평가자의 직무에 대한 명확한 판단에 의존함
- 신속하고 적은 비용으로 실시할 수 있다는 장점을 가짐
  - 표준이 없고 부정확하여 평가자의 주관이 개입될 우려가 있음

(1) 단순비교법

- 단순비교법은 평가대상이 되는 직무가 A에서 E까지 5개 있음
  - 이씨, 김씨, 윤씨 세 사람의 평가자가 있음
- 평가자는 사전에 평가하고자 하는 직무에 대한 직무기술서를 면밀하게 검토
  - 각 직무에 대한 충분한 전문적 지식을 갖고 있어야 함
- 그 다음 각 직무를 전체적으로 판단하여 상호 비교해 봄
  - 난이도, 중요도의 관점에서 서열을 매겨 나가게 됨

  예) ▶ A, B, C, D, E 5개의 직무를 서로 비교해 봄

– 가장 어려운 일은 A
– 그 다음은 B라고 하는 식으로 순서를 매김
▶ 그 결과 평가자 각자가 매긴 서열이 일치하면 문제는 없음
▶ 그렇지 않고 괴리가 있을 경우
– 본인은 어떤 관점에서 이런 순서로 했는가
– 이에 대해 서로의 견해를 교환하고 토의를 해서 조정하게 됨

- 서열등급을 매기는 작업은 한 번에 종료되지 말고 1~2주일의 간격을 둠
  – 2회 이상 실시로 평가의 공정성을 꾀하여 최종서열 결정이 바람직

표 8-7. 단순비교법의 예

평가자 / 직무명	김씨	윤씨	홍씨	평균	서열
A	1	2	1	1.3	5
B	2	1	2	1.7	4
C	3	4	3	3.3	3
D	4	3	4	4.0	2
E	5	5	4	4.7	1

(2) 상대비교법

- 상대비교법은 전체 직무를 단 한 번에 서열을 매겨가는 것이 아님
  – 두 개 직무씩만을 서로 비교, 평가하는 방법
- 우선 A와 B라고 하는 두 개 직무를 비교해서 중요도, 난이도가 높다고 판단되는 직무 밑에 밑줄을 긋음

  예) A와 C, A와 D의 식으로 모든 직무에 대해 2개씩 상대비교를 해 나감
  – 모든 직무의 비교가 종료되면 각 직무가 각각 몇 번 밑줄이 그어졌는지
  – 그 횟수를 헤아려서 횟수가 많은 순서로 서열을 매기면 됨
  – 이러한 상대비교도 간격을 두고 몇 번이고 시행
  – 평가의 공정성 기할 필요가 있음

표 8-8. 상대비교 평가방법

직무		직무	
A	B	B	D
A	C	B	E
A	D	C	E
A	E	C	E
B	C	D	E

직무명	언더라인(밑줄) 횟수	서열
A	4	1
B	2	3
C	0	5
D	3	2
E	1	4

2) 분류법(Job classification method) : 직무등급(Job grading)

- 분류법은 카네기기술연구소의 인사조사실에서 개발
  - 1992년부터 각종 조직체에 적용
- 전반적인 직무가치나 난이도의 정도에 따라 사전에 몇 개의 등급을 설정
  - 각 등급의 속성을 명확히 한 뒤 모든 직무를 직무기술서의 내용
  - 이를 토대로 각 등급에 분류하는 방법
  - 같은 등급에 속한 직무들은 같은 가치를 가진 것으로 평가하는 것
- 이 방법은 직무를 포괄적으로 평가하므로 단순하고 비용이 적게 듦
- 직무평가 방법 중 유사의 성격의 직무를 묶어서 몇 개의 직군으로 분류
  - 각 직군의 등급을 정한 후 해당 직무의 특성에 따라 직군별로 분류하는 방법
- 각 직무의 중요도와 장점에 따라 분류하는 서열법과는 달리
  - 많은 직무 중 직군을 등급으로 매겨서 동질적인 직무를 한 등급으로 평가하여 직무를 여러 가지 수준이나 등급으로 분류하는 방법

표 8-9. 분류법에 의한 직무등급의 예

등급	직무
1급	▸ 사환 또는 이와 유사한 업무
2급	▸ 간단한 작업, 몇 개의 정해진 규칙에 의한 업무 – 엄격한 감독 하에 평상으로 일어나는 정규적 업무 ▸ 2급-1. 특히 경험이 불필요한 간단한 사무, 경험은 필요 없음 – 약간의 훈련을 필요로 하는 기기를 사용하는 작업 ▸ 2급-2. 단순하지만 완전히 수행함에는 약간의 경험을 필요로 하는 사무 ▸ 2급-3. 약간 복잡한 기기(타이프라이터, 회계기 등) – 이에 대해 사회에서의 훈련을 필요로 하는 작업

3급	▶ 상당한 사무직 재능을 요하는 업무, 규칙적인 업무로 사용규칙이 많은 것 ▶ 2급-3에서 말한 기기를 사용하는 업무로서 충분한 경험을 요하는 작업 ▶ 3급-1. 상당한 사무직 재능을 필요로 함 - 업무의 성질상 일정한 책임을 부담하지 않는 업무 ▶ 3급-2. 타이프라이터, 회계기, 작업기 등에 관해 훈련을 필요로 하는 작업 ▶ 3급-3. 3급-1에 속하는 것으로 약간의 책임을 부담하는 업무
4급	▶ 한정된 분야에 대해 깊은 지식을 요하는 업무 ▶ 4급-1. 어떤 한정된 분야에 대하여 완전하고도 깊은 지식을 요하는 업무 ▶ 4급-2. 상기에 속하는 업무 중 감독, 책임을 부담하는 업무
5급	▶ 관리지식을 요하는 업무, 일반적 지식이 있고 방침, 정책을 잘 알고 있음 - 전례가 없는 사항에도 응하지 않으면 안되는 업무 - 당회사에 있어 오랜 경험을 요하는 업무 ▶ 5급-1. 상기의 업무로 당회사서의 경험이 상당히 필요한 업무 ▶ 5급-2. 보다 전문적으로 어려운 업무(단, 당회사에서 경험이 없어도 좋음) ▶ 5급-3. 5급-1의 업무 중 감독, 책임을 부담하는 업무 ▶ 5급-4. 5급-2 정도의 업무로 당회사에서 오랜 경험이 필요한 업무 ▶ 4급 정도의 업무로 결과를 감독자로부터 검열받는 업무
6급	▶ 고도의 전문적인 업무, 비밀을 요하는 업무, 경영자적인 성질의 업무 ▶ 6급-1. 고도로 전문적이며 비밀을 요하는 업무 ▶ 6급-2. 어느 정도 경영자적인 업무

3) 점수법(Point rating method)

(1) 점수법의 의미

- 점수법은 직무의 가치를 점수로 나타내어 평가하는 방법
- 이 방법은 직무를 평가요소별로 분해하고 각 요소별로 점수를 부여한 후
  - 점수를 집계하여 직무의 가치를 평가하는 양적이고 분석적인 방법
- 평가요소는 숙련, 노력, 책임, 작업조건 등으로 구성
- 점수법은 직무를 분류하고 각각의 평가요소에 의해 점수로 다시 평가하는 방법
  - 평가된 점수에 의해 직무의 상대적 가치를 결정하는 방법
- 구성항목은 평가요소와 그에 대한 가중치에 의해 산출됨
- 점수법에서 가중치를 등급별로 배분하는 방법
  - 등차급수 방법과 등비급수 방법이 있음

    예) 숙련도의 1점을 노력의 2점이나 3점으로 환산하여 계산

(2) 장점

- 비교적 작은 조직에서 쉽게 활용할 수 있는 방법

(3) 단점

- 도입에 있어 많은 시간과 비용이 요구
- 점수배정의 곤란
- 합리적 점수배정 곤란

표 8-10. 점수법에 의한 직무평가

평가요소		직무 A	직무 B	만점
대분류	소분류			
숙련도(50점)	기초지식	19	20	20
	교육수준	11	13	15
	판단력	13	14	15
노력(15점)	심리적 긴장	6	6	8
	육체적 부담	6	6	7
책임(20점)	현장책임	13	14	15
	지도감독 책임	4	5	5
작업조건(15점)	재해위험	4	4	5
	작업장 분위기	10	9	10
총점		86점	91점	100점

4) 요소비교법(Factor comparison method)

(1) 요소비교법의 의미

- 요소비교법은 직무를 요소별로 분해하여 점수 대신 임률로 대표 직무를 평가함
  - 몇 개의 기준 직무를 선정하여 평가요소별로 순위를 정한 후
  - 임금을 각 평가요소에 배분한 다음
  - 각 직무의 평가요소와 기준직무의 평가요소를 결부시켜 비교

- 이것을 모든 직무의 상대적 가치를 평가하는 방법

- 조직의 직무평가법
- 먼저 핵심이 되는 기준 직무를 선정 후
  - 각 직무의 평가요소를 기준 직무에 대비한 상대적 가치로 평가하는 방법
- 조직내 가장 중심이 되는 대표 직무를 선정한 후 상호 비교하여 평가 방법
  - 요소별로 직무평가를 실시하는 방법

  예) ▶ 어떤 기준 직무는 다른 기준직무들과 비교하여 숙련에서는 5위
  - 노력에서는 2위, 책임에서는 역시 2위, 직무조건에서는 6위
  - 이와 같은 식으로 나옴

  ▶ 그런 다음 기준직무에 해당하는 기존의 임금액을 평가요소별 서열에 따라
  - 분류해 놓고 기타 다른 직무를 직무기준과 비교
  - 직무가치와 임금액을 결정해 나가는 방식

(2) 장점

- 비교적 작은 조직에서 쉽게 활용할 수 있는 방법

(3) 단점

- 기준직무 선정 곤란, 복잡성 및 가치기준 설정의 주관개입

표 8-11. 요소비교법에 의한 직무평가

구분	숙련도	노력	책임	작업조건	직무별 임금
직무 A	4,000(1)	4,000(1)	600(4)	2,000(2)	9,000
직무 B	600(4)	3,000(2)	700(3)	4,000(1)	7,000
직무 C	2,000(2)	2,000(3)	3,000(1)	600(4)	6,000
직무 D	1,000(3)	1,000(4)	2,000(2)	1,300(3)	5,000

※ ( ) : 평가요소별 각 직무 간 서열임

직무평가법

◐ 서열법

▶ 의미
– 상대적 가치에 기준을 두고 중요도와 장점에 따라 순서를 정하는 평가방법

▶ 단점
– 비과학적, 평가자 주관개입 가능성, 충분한 지식이 있을 경우 가능

◐ 분류법 = 직무등급(job grading)

▶ 의미
– 어떤 기준을 미리 정해 놓고 평가하는 방법

▶ 단점
– 등급설정시 불명확성 및 모호성

◐ 점수법

▶ 의미
– 평가요소에 의한 평가점수를 기준으로 상대적 평가를 하는 방법

▶ 단점
– 점수배점의 곤란, 개발시 시간과 비용부담, 합리적 점수배정 곤란

◐ 요소비교법

▶ 의미
– 대표직무를 정한 후 상호 비교하여 평가하는 방법

▶ 단점
– 기준직무 선정 곤란, 복잡성 및 가치기준 설정의 주관개입

3.4 직무평가의 의미 및 인사고과의 차이점

1) 직무평가의 의미

- 직무평가는 직무의 비중 및 상대적 가치에 따라 횡적으로 분류하는 것
- 직무평가에 의해 등급과 직급이 결정됨

2) 인사고과와 차이점

- 직무평가 : 직무의 상대적 가치를 결정하는 제도
- 인사고과 : 구성원의 상대적 가치를 결정하는 제도

표 8-12. 직무분석 및 직무평가 위한 직무정보 방법

직무분석 위한 정보 수집방법	직무평가 위한 정보 수집방법
▸ 설문지법, 관찰법, 면접법 ▸ 기록법, 조합법	▸ 서열법, 분류법 ▸ 점수법, 요소비교법

4. | 직무만족요인 및 업적관리표

4.1 록크의 직무만족요인

1) 록크(Locke)의 직무만족요인

- 업무, 임금, 승진, 인정, 복리후생, 작업환경, 감독, 동료, 회사 경영방침 등으로 제시

2) Hackman과 Lawler (1971)

- 직무의 다양성, 자율성, 직무파악, 피드백이 직원들로 하여금 높은 동기부여와 만족도를 갖게 함

4.2 록크(E. Locke) 만족의 분류

1) 내재적 만족

- 직무난이도, 도전감, 중요성, 책임 등 직무 자체의 만족

2) 외재적 만족

- 보상, 작업환경, 승진 등 직무수행 결과에 따른 직무외적 가치의 만족

4.3 업적관리의 조건 및 업적관리표

1) 업적관리의 조건

(1) 직원 업적관리의 표준 조건

- 직원들의 업적관리를 위해 업적의 표준을 정하기 위한 조건
  - 직원이 직무수행 결과에 대해 독자적으로 책임을 질 수 있어야 함
  - 직원의 업적을 부서나 조직의 목표와 관련하여 측정이 가능해야 함
  - 직원의 업적은 동기부여나 교육훈련으로 개선될 수 있는 것임

(2) 직업 업무표준의 성립조건

- 직무 수행자는 직무수행 결과에 대해 독자적 책임을 질 수 있어야 함
- 수행자의 업적은 직무의 종류에 따라 달라질 수 있음
- 수행업적은 동기부여나 개발로 바뀌어 질 수 있는 것이어야 함

2) 업적관리표(Achievement management table)

- 업무수행능력 등을 전반적으로 파악하기 위해 작성하는 문서
- 업적관리표란 직원별 업무 목표에 따른 달성 정도 등을 기재
- 전반적인 업무수행능력을 파악하기 위해 작성하는 문서

◐ 목표관리(Management by objectives, MBO)

- 조직의 상하 구성원들이 참여의 과정을 통해 조직 단위와 구성원의 목표를 명확하게 설정
- 그에 따라 생산활동을 수행하도록 한 뒤 업적을 측정 · 평가함
- 관리의 효율화를 기하려는 포괄적 조직관리 체제

5. | 직무설계의 의미 및 시스템 구성

5.1 직무설계(Job design)의 의미

- 직무설계는 조직 내에서 과업이 어떻게 수행되어야 하는지, 책임과 체제가 어떻게 사용되는지에 대한 설계과정
- 직무를 수행하는 사람에게 의미와 만족을 부여함
- 조직이 그 목표를 보다 효율적이며 효과적으로 수행하여 바람직한 성과를 창출할 수 있도록 일련의 직무군과 단위직무내용 및 직무수행 방법을 설계하는 활동

5.2. 직무설계의 시스템 구성

- 직무설계의 시스템은 조직적 요소, 환경적 요소, 행위적 요소로 구성
- 조직적 요소 : 기계적 접근법, 작업흐름, 작업관행

1) 기계적 접근법(Mechanistic approach)

- 인사관리에 대한 기계적 접근은 테일러(Tayler)의 과학적 관리법을 출발점으로 형성됨
- 테일러가 활동했던 19세기 말과 20세기 초 미국의 공장관리의 특징
  - 공장 내 작업성과에 대하여 사전에 제시된 표준이 없었기 때문에 상사가 작업자에게 하는 지시는 상사의 경험과 주관에 의한 것
  - 하루의 목표 생산량에 대한 계획이 없어서 작업자들의 조직적 태업이 용이하게 이루어질 수 있었음

2) 작업 흐름(Workflow)

- 전체적으로 또는 부분적으로 문서나 정보, 업무 등이 절차 규칙에 따라 한 부분에서 다른 부분으로 전달되는 업무 절차

3) 작업관행(Work habits)

- 작업은 일정한 목적과 계획 아래 하는 일

- 관행은 오래 전부터 해 오는 대로 함 또는 관례에 따라서 함

5.3. 직무 충실도의 원칙

1) Herberg

- 조직에서 개인에게 부여되는 직무가 효과적이 되기 위한 방법
  – 내용을 충실하게 설계할 것이 요구된다고 주장

2) 직무 충실도의 원칙

- 보고의무의 증가로 직무담당자에게 통제권을 부여
- 작업일정 수립의 자율권 부여로 작업에 대한 재량권을 부여
- 피드백 부여를 통하여 담당자에게 업적에 관한 정보를 제공
- 새로운 학습기회를 부여하여 새로운 경험과 성장을 하도록 함

5.4 경영원리의 관리대상 : 3P

- 경쟁 환경을 극복하고 변화를 주도하는 지속경영을 실현하기 위한
  – 새로운 경영원리가 적용되는 관리대상(3P)

1) Purpose(목적의식)

- 조건의 사명과 비젼을 중심으로 한 목적의식(purpose) 재정립

2) Process(절차)

- 업무를 효과적으로 수행할 수 있는 절차(process) 재구축

3) People(사람)

- 경영주체인 인적자원(people)의 역량 강화

5.5 관리기술(Management skills)

- R. Katz(카츠)가 분류한 관리자에게 요구되는 3가지 관리기술
  ① 전문적 기술(technical skill)
  ② 인간관계적 기술(human skill)
  ③ 개념적 또는 통합적 기술(conceptual skill)

5.6 보건의료체계

1) 보건의료체계의 시스템 관점

- 보건의료체계의 구성요소
  – 투입, 과정(전환과정) 및 산출로 구분

2) 보건의료체계의 3가지 전환과정

- 보건의료체계를 시스템적 관점에서 투입, 전환과정 및 산출로 구분할 경우 전환과정은 다음과 같음
  ① 의료인력
  ② 의료자금
  ③ 환자 진료서비스

중요 내용

◐ 보건의료체계의 구성요소
▸ 투입, 과정, 산출

◐ 경영원리의 관리대상 : 3P
▸ Purpose(목적의식), Process(절차), People(사람)

◐ 보건의료체계의 3가지 전환과정
▸ 의료인력, 의료자금, 환자 진료서비스

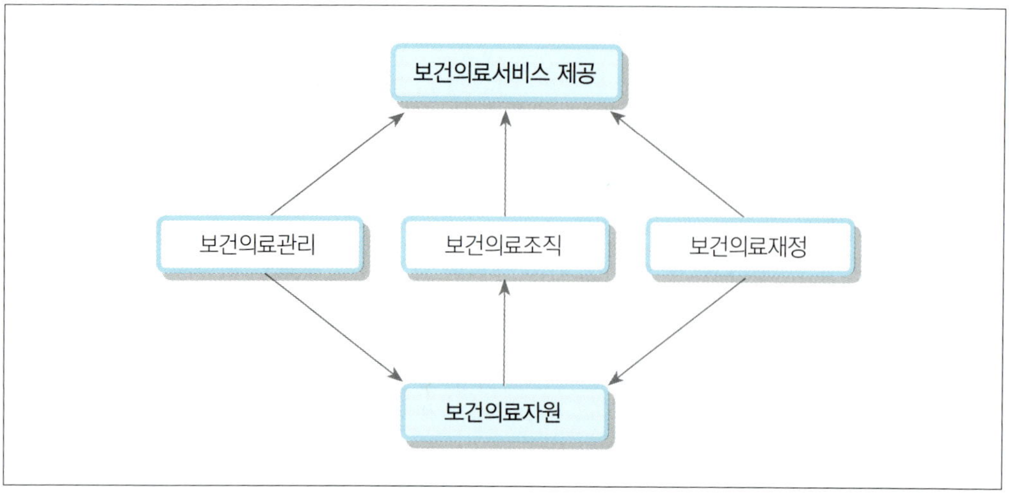

그림 8-3. 보건의료체계

5.7 계선조직(Line organization)

- 최고관리자의 명령이 상부에서 하부로 직선적으로 전달되는 조직
- 조직상 최고책임자를 정점으로 하여 수직적 관계에 있는 집행조직
- 조직의 전체목적 집행에 대해 직접책임을 짐
- 조직목적의 수행에 직접 관계하므로 일반인과의 접촉이 밀접하고 직접적인 봉사를 함
- 구체적인 결정권이나 집행권이 명확한 수직적이고 책임있는 조직구조

표 8-13. 경영원리, 관리 및 보건의료체계

경영원리의 관리대상 : 3P	R. Katz(카츠) 3가지 관리기술
▶ 목적의식(Purpose) ▶ 절차(Process) ▶ 사람(People)	▶ 전문적 기술 ▶ 인간관계적 기술 ▶ 개념적 또는 통합적 기술
보건의료체계의 구성요소	**보건의료체계의 3가지 전환과정**
▶ 투입 ▶ 과정(전환과정) ▶ 산출	▶ 의료인력 ▶ 의료자금 ▶ 환자 진료서비스

6. | 인간관 및 Taylor 과학적 관리법

6.1 인간관의 의미 및 Taylor 과학적 관리법

1) 인간관의 의미

- 인간을 어떻게 이해하고 해석하느냐에 따라 조직의 관리전략이 달라짐
- 복잡한 인간관에 입각한다는 조직의 관리
  - 어느 극단적인 한쪽의 전략에만 의존해서는 안 될 것임

2) F. Taylor(테일러)의 과학적 관리법 이론

- 과학적 관리법의 입장은 전형적으로 X이론의 범주에 속함
  - X이론은 인간의 본성에 대한 부정적인 관점
- 인간의 행위는 경제적 욕구보다 사회심리적 욕구에 의해서 좌우되고 결정된다는 가정은 Y이론에 해당

3) 맥그리거(Doulglas McGregor)의 X와 Y 이론

- 맥그리거는 인간의 본성(nature of human being)에 대한 두 가지 구별
- 인간의 본성에 대한 부정적인 관점인 X이론과 긍정적인 관점인 Y이론
- 그는 경영자가 종업원을 취급하는 것을 관찰한 후에 인간의 본성에 관한 경영자의 관점을 가정에 기초를 두고 이들 가정에 따라서 종업원들에 대한 그들의 행동을 형성한다고 봄
- McGregor는 기업경영에서 인간요인의 중요성을 강조하면서 X이론과 Y이론의 두 가지 경영이론을 제시

6.2 Taylor의 과학적 관리법과 동작 및 시간 연구법

1) 테일러(Taylor)시스템의 정의

- 근로자의 근로의욕을 높이고 능률을 증진하는 합리적인 작업관리의 방법을 테일러 시스템(Taylor system)이라고 함

2) 테일러(Taylor)의 과학적 관리법의 개념

- F. Taylor의 과학적 관리법은 창시자의 명칭을 본따 Taylor system(테일러시스템)이라고 함
- 작업과정의 능률을 최고로 높이기 위하여 시간연구와 동작연구를 기초
  - 노동의 표준량을 정하고 임금을 작업량에 따라 지급하는 시스템
- 종래에 근로자의 창의와 이에 대한 자극에 의존하던 작업관리를 경영자의 과학적인 과업설정이라는 계획적 관리로 전환시킴
  - 노동생산성을 높이고 조직적 태업을 방지
  - 임금문제해결을 위하여 과학적 객관적인 표준작업량을 설정
  - 고임금, 저노무비를 이루어 노사 쌍방이 만족하도록 하는 것
- 노동자의 개인적이고 전통적, 자의적인 작업관리를 배제
  - X이론의 범주에 속한다고 볼 수 있음

3) 동작 및 시간 연구법

- 인력수요를 예측함에 있어 표준작업 시간을 근거로 산정하는 과학적인 기법

7. | 제안제도의 의미, 종류 및 기대효과

7.1 제안제도(Suggestion system)의 의미

- 제안제도는 일반직원이 조직의 운영, 직무에 필요한 다양한 개선방안을 제안하도록 하는 제도
- 제안제도는 조직 구성원의 참여 및 문제해결 능력의 증진과 사기 양양에 기여
- 제안제도의 효율적 운영은 경영의 민주화 · 능률화 · 경제화의 종합적 효과를 가져올 수 있음

7.2 제안제도의 시행 및 종류

1) 제안제도의 시행

- 제안제도는 1880년 스코틀랜드의 데니(Denny)가 처음 주장
- 우리나라의 경우 1963년 국가공무원법이 개정될 때 제안제도를 일부에서 실시해 오늘에 이름

2) 제안제도의 종류

- 자유제안, 지정제안, 추천제안 등 3가지가 있음

3) 제안제도의 기대효과

- 우수제안 채택을 통해 합리적, 능률적 업무개선 및 비용절감 기대
- 제안채택을 통해 직원사기 양양과 직원 조직간 상호이해 도모
- 상하간 의사소통이 원활하게 되며 직원 귀속감과 신뢰감, 참여의식 향상
- 직무에 관한 관심과 흥미조성 효과 기대

중요 내용

◐ Taylor(테일러)의 과학적 관리법 이론
- ▶ 근로자의 근로의욕을 높이고 능률을 증진하는 합리적인 작업관리의 방법
  - – 이를 테일러시스템(Taylor system)이라고 함

◐ 제안제도의 의미
- ▶ 일반직원이 조직의 운영, 직무에 필요한 다양한 개선방안을 제안하도록 하는 제도

◐ 제안제도의 종류
- ▶ 자유제안, 지정제안, 추천제안

◐ 제안제도의 기대효과
- ▶ 우수제안 채택을 통해 합리적, 능률적 업무개선 및 비용절감 기대
- ▶ 제안채택을 통해 직원사기 양양과 직원 조직간 상호이해 도모
- ▶ 상하간 의사소통이 원활하게 되며 직원 귀속감과 신뢰감, 참여의식
- ▶ 직무에 관한 관심과 흥미조성 효과 기대

실전문제

* 가장 맞는 것에 번호를 기재하시오.

1. 직무수행에 필요한 종업원의 행동, 기능 및 지식 등 인적 요건을 일정한 양식에 기록한 문서로 직무분석 결과에 의거하는 것은?

① 직무분석서
② 직무해독서
③ 직무기술서
④ 직무명세서
⑤ 직무기록서

2. 직무기술서와 직무명세서의 설명으로 옳지 않은 것은?

① 직무기술서와 직무명세서는 직무분석을 통해 나타나는 결과물
② 직무기술서는 직무내용보다는 직무요건을 명백히 하는 것
③ 직무기술서는 한 개 직무에 여러 분석 내용 정리하며 직무별로 하나씩 작성
④ 직무명세서는 직무기술서의 내용 중 직무 자격 요건만 분리하여 작성
⑤ 직무명세서는 특정목적의 관리절차를 구체화하는데 목적을 두고 필요

3. 면접법 내용에 있어 직무분석시 옳지 않은 것은?

① 시간 소요가 많음
② 정신적인 작업과정의 설명 가능
③ 면접기간 동안 생산성 저하 우려
④ 비용 소요가 많음
⑤ 하급직 우선으로 눈에 보이는 행위 분석

4. 핵심이 되는 기준 직무를 선정하고 각 직무의 평가요소를 기준 직무에 대비한 상대적 가치로 평가하는 조직의 직무평가방법은?

① 요소비교법
② 분류법
③ 서열법
④ 기능법
⑤ 점수법

정답 1. ④ 2. ② 3. ⑤ 4. ①

실전문제

5. 직무평가요소에 해당되지 않는 것은?

① 책임 ② 작업조건 ③ 사회력
④ 지식 수준 ⑤ 숙련도

6. 유사한 성격의 직무를 묶어 몇 개의 직군으로 분류하고 각 직군의 등급을 정한 다음 직무의 특성에 따라 직군별로 분류하는 방법은?

① 요소법 ② 서열법 ③ 분류법
④ 점수법 ⑤ 통합법

7. 직무평가 방법 중 직무의 상대적 가치에 기초를 두고 직무의 중요도에 따라 순서를 정하는 방법은?

① 서열법 ② 점수법 ③ 기능법
④ 요소비교법 ⑤ 목표법

8. 직무평가에 필요한 기초적 자료로 연결된 것은

① 직무기술서-생산성 지표 ② 직무기술서-임금지표
③ 직무명세서-생산성 지표 ④ 직무기술서-직무명세서
⑤ 직무명세서-임금지표

9. 직무의 종류, 곤란도 및 책임도가 상당히 유사한 직위의 군의 명칭은?

① 직급 ② 직렬 ③ 직군
④ 직위 ⑤ 직종

10. 직위의 종류를 구별하여 종적으로 직렬과 직군을 형성하게 하는 과정은?

① 직무평가 ② 직무확장 ③ 직무중심
④ 직무구분 ⑤ 직무분석

정답 5. ③ 6. ③ 7. ① 8. ④ 9. ① 10. ⑤

실전문제

11. 직무를 객관적으로 평가하기 위한 검토대상으로 연결된 것은?

① 직무의 중요성-책임정도-직무수행자의 학력
② 직무의 중요성-직원의 건강상태-직무의 난이성
③ 직무의 중요성-책임정도-직무의 난이성
④ 직무수행자의 학력-책임정도-직무의 난이성
⑤ 직무수행자의 학력-직원의 건강상태-직무의 난이성

12. 직위 분류제의 장점으로 옳지 않은 것은?

① 행정의 일관성
② 횡적 조정의 용이성
③ 객관적 근무평정
④ 업무의 전문화
⑤ 업무분담의 합리화

13. 직무분석의 장점으로 옳지 않은 것은?

① 교육훈련의 기초자료로 활용
② 구성원의 주관적 가치 결정
③ 직무명세서 작성이 용이
④ 직무평가의 기초로 활용
⑤ 직무기술서 작성이 용이

14. 록크(E. Locke)의 내재적 직무만족 요소에 해당되지 않는 것은?

① 직무자체의 만족
② 도전감 및 직무난이도
③ 책임 및 업무처리의 자율성
④ 능력발휘 기회 및 인정감
⑤ 작업환경 및 승진기회

15. 직무분석의 결과 직무내용보다 직무가 필요로 하는 직무요건 특히 인적 요건을 명백히 하는 것은?

① 직무기술서
② 직무분석서
③ 직무기록서
④ 직무명세서
⑤ 직무구분서

정답 11. ③ 12. ① 13. ② 14. ⑤ 15. ④

실전문제

16. 업무표준을 정할 때 성립되어야 할 가정 중 옳지 않은 것은?

① 수행자의 업적은 직무의 종류에 따라 달라질 수 있음
② 수행자 업적은 조직의 목표에 관계없이 측정해야 함
③ 수행업적은 동기부여로 바뀌어 질 수 있는 것이어야 함
④ 수행업적은 개발로 바뀌어 질 수 있는 것이어야 함
⑤ 직무 수행자는 직무수행 결과에 대해 독자적 책임을 질 수 있어야 함

17. 직무의 상대적 가치를 결정하는 제도와 구성원의 상대적 가치를 결정하는 제도로 연결된 순서는?

① 직무명세서–인사고과 ② 인사고과–직무명세서 ③ 직무분석–직무평가
④ 인사고과–직무평가 ⑤ 직무평가–인사고과

18. 직원들의 업적관리를 위해 업적 표준을 정하기 위한 조건이 아닌 것은?

① 직원 업적의 질은 직무의 종류에 관계없이 동일해야 함
② 직원의 업적은 교육훈련으로 개설될 수 있음
③ 직원의 업적은 부서의 목표와 관련하여 측정이 가능해야 함
④ 직원의 업적은 동기부여로 개선될 수 있음
⑤ 직원이 직무수행 결과에 대해 독자적으로 책임을 질 수 있어야 함

19. 제안제도의 종류로 연결된 것은?

① 자유제안–지정제안–포괄제안 ② 자유제안–업적제안–추천제안
③ 자유제안–지정제안–추천제안 ④ 지정제안–업적제안–추천제안
⑤ 지정제안–포괄제안–자율제안

20. 직무분석을 위한 직무정보를 수집하는 방법으로 옳지 않은 것은?

① 설문지법 ② 관찰법 ③ 면접법
④ 점수법 ⑤ 기록법

정답 16. ② 17. ⑤ 18. ① 19. ③ 20. ④

실전문제

21. 제안제도의 기대효과에 해당되지 않는 것은?

① 채택시 비용절감
② 조직간 경쟁력 강화
③ 직원간 상호이해 도모
④ 채택시 능률향상
⑤ 상하간의 의사소통 원활

정답 21. ②

9

리더십 및 조직문화

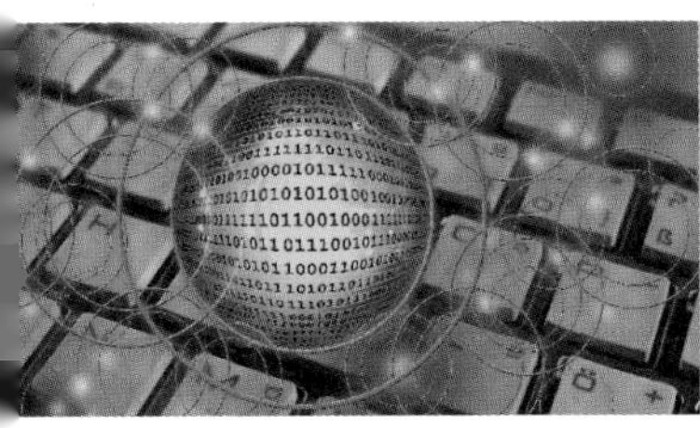

1. 리더십이론 및 변천단계
2. 리더십의 종류 및 특성
3. 조직문화, 교육훈련과정 및 훈련관리
4. 상호의존성 및 병원 조직화 추세
5. 집단적 갈등의 원인별 유형 및 갈등관리 방법
6. 정원의 분류 및 영향
7. 인사정보시스템 및 행정조직

제9장

리더십 및 조직문화

1. | 리더십이론 및 변천단계

1.1 리더십의 개념 및 유형

1) 리더십의 개념

- 리더십은 구성원들로 하여금 특정목표를 지향하게 함
  - 그 목표달성을 위해 실제 행동을 하도록 영향력을 행사하는 과정

(1) 리더십의 과정 및 행동

- 리더십은 과정이며 행동
- 그 자체가 동작으로 표현되며 수행의 기술

(2) 리더십의 위치

- 사람인 개인에게 있음
- 집단, 조직 또는 제도와 같은 무생물이 이끌어가는 것이 아님
- 리더십의 주체도 사람이며 그 대상도 사람

(3) 리더십의 핵심

- 추종자로 불리는 인간 시스템

- 리더십은 이끌어 가는 사람
  - 그것을 따라가는 것을 선택하는 사람들 간의 상호작용

(4) 리더십의 영향

- 리더십은 영향을 주는 것
  - 이것이 리더십의 핵심
- 시스템 안에 있는 사람들이 영향을 받음
  - 그들은 리더십에 의해 그들의 생각, 느낌 및 행동에 영향을 받음

(5) 리더십의 목적

- 리더십의 목적은 목표의 달성
  - 리더십은 목적을 위하여 수행되는 도구적인 특성을 가짐

(6) 리더십의 의도적

- 리더십은 우연적이 아니라 의도적
- 무의식으로 영향을 받는 것이 아니라 의식 속에서 영향을 받음

2) 리더십의 영향력의 원천

- 리더십의 핵심이라고 할 수 있는 영향력의 원천은 다음 5가지로 분류

(1) **보상적 권력** : 칭찬, 인정, 관심, 급료, 승진 등
(2) **강압적 권력** : 강등, 감봉, 해고 등 처벌
(3) **합법적 권력** : 규범, 절차, 정책 등 직위에 따름
(4) **전문적 권력** : 전문적 지식과 정보
(5) **준거적 권력** : 부하들이 리더와 동일시하고 존경하며 모방하기를 원하는 정도

3) 리더십의 유형

(1) 관리기능중심의 유형

① 생산 중심적인 리더십

- 생산과업을 중요시하고 생산방법과 절차 등 세부적인 사항에 관심을 가짐
- 공식권한과 권력에 비교적 많이 의존
- 부하직원들을 치밀하게 감독하는 유형

② 부하 중심적인 리더십

- 부하와의 관계를 중요시하고 부하직원의 욕구충족과 발전
  - 이들의 개인적 문제에 많은 관심을 갖고 권한을 이양
  - 부하직원에게 자유재량을 많이 주는 유형

(2) 의사결정중심의 유형

① 독재적(autocratic) 리더십

- 리더 단독의 의사결정, 리더의 개인적인 고려가 많이 반영

② 민주적(democratic) 리더십

- 의사결정과정에서 부하직원의 참여를 많이 허용
- 의사결정에 부하직원에 대한 고려를 많이 반영

③ 자유방임적(laissez-faire) 리더십

- 부하직원에 최대의 자유를 허용
  - 리더십 기능이 발휘되지 않는 상태

표 9-1. 리더십의 유형

관리기능중심	의사결정중심
◐ 생산 중심적인 리더십 ▸ 생산과업 중요시 ▸ 생산방법과 절차 등 세부적 사항 관심 ▸ 공식권한과 권력에 비교적 많이 의존 ▸ 부하직원들을 치밀하게 감독하는 유형	◐ 독재적 리더십 ▸ 리더 단독의 의사결정 ▸ 리더의 개인적 고려가 많이 반영

◐ 부하 중심적인 리더십	◐ 민주적 리더십
▶ 부하와의 관계 중요시 ▶ 부하직원의 욕구충족과 발전 – 이들의 개인 문제에 많은 관심 가짐 – 권한을 이양 – 부하직원에게 자유재량을 많이 부여	▶ 의사결정과정에서 부하직원의 참여를 많이 허용 ▶ 의사결정에 부하직원에 대한 고려 많이 반영 ◐ 자유방임적 리더십 ▶ 부하직원에 최대의 자유를 허용 – 리더십 기능이 발휘되지 않는 상태

1.2 리더십이론의 발전 과정

- 리더십이론은 리더를 선발하거나 훈련을 시키기 위한 기준을 그 특질(성격 특성, 사회적 기술, 능력)이 중요하다고 본 특질이론에서 시작
- 그 다음은 행동이론(관계지향 행동, 과업지향 행동)으로 발달
- 행동이론의 한계를 극복하기 위해 상황 적합적 리더십이론이 탄생
- 현대에는 카리스마, 영감적 동기부여, 지적 자극 및 개별적 고려를 핵심 내용으로 하는 변혁적 리더십이 효과적

1.3 리더십이론의 변천 단계

- 리더십이론의 변천 단계
  – 특질이론 → 행동이론 → 상황이론 → 변혁적 리더십이론

1) 올포트(Allport)의 특질이론(Trait theory)

(1) 올포트의 특질이론

- 특질은 개인을 다른 사람들과 구별해 주는 일관적인 심리적 경향성
- 올포트(Allport, 1937)는 특질이 다양한 외부 자극에도 일관적으로 반응하려는 경향성
- 특질을 성격의 기본적인 구성 요소로 봄
- 특질을 공통특질과 개인특질로 구분

① 공통 특질(Common traits)

- 같은 문화권 내의 거의 모든 사람에게서 그 정도의 차이가 있을 뿐 보편적으로 나타나는 특질
- 성실성이나 외향성 등이 이에 속함

② 개인 특질(Individual traits)

- 공통 특질과는 달리 각 개인마다 다르게 나타남
- 인간의 정서나 태도, 행동 등에서 개인차의 원천이 됨

(2) 아이젱크(Eysenck)의 생물학적 유형론

① 아이젱크의 요인분석

- 영국의 심리학자인 아이젱크(Eysenck)는 요인 분석을 통해 기존 성격을 기술

② 아이젱크의 성격분류

- 체액론에서 다루는 4가지 성격 유형(다혈질, 점액질, 우울질, 담즙질)이 내향성/외향성, 안정성/신경증이라는 2가지 초특질(supertrait)의 결합으로 구성

2) 행동이론(Behavioral theory) : 학습이론

(1) 행동이론의 의미

- 학습이론의 일종
- 유기체가 활동, 사고 및 느끼는 모든 것을 행동으로 봄
  – 이러한 관찰 가능한 행동의 변화를 학습으로 간주
- 행동이론은 인간은 자극에 따라 반응하는 존재로 봄
- 학습이란 인간의 바람직한 행동의 변화를 일으키기 위해 적절한 자극과 그 반응을 강화시키는 것으로 이해하는 이론
- 학습을 설명하는 행동주의 이론의 대표적인 학자
  – 파블로프(Pavlov), 손다이크(Thorndike), 스키너(Skinner)
- 파블로프(Pavlov)는 고전적 조건화 이론 : 개 실험

- 손다이크(Thorndike)는 도구적 조건화 이론 : 고양이 실험
- 스키너(Skinner)는 조작적 조건형성이론 : 쥐 실험
- 헐(Hull)은 체계적 행동이론
- 이들은 학습을 경험이나 관찰의 결과로 유기체에게서 일어나는 비교적 영속적인 행동의 변화 또는 행동잠재력의 변화로 정의내림
- 유기체를 자극에 대해 수동적으로 반응하는 존재라고 봄

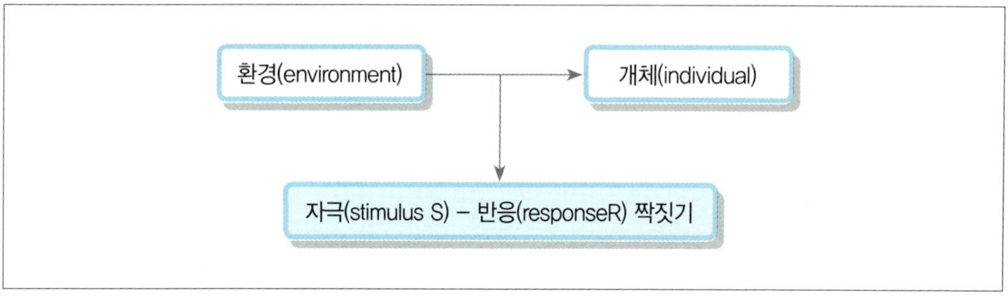

그림 9-1. 행동주의 학습이론의 기본 형태

(2) 행동주의 이론의 예

① 파블로프(Pavlov)의 고전적 조건화 이론 : 개 실험

- 조건자극과 무조건자극을 관련시켜 조건자극으로부터 새로운 반응(조건반응)을 만들어내는 과정
- 무조건자극(고기)과 무조건반응(침흘리는 것)을 보이는 개를 두고
  - 중성자극(종소리)을 추가하였을 때 반응
- 무조건자극(고기)과 중성자극(종소리)은 상호간 결합이 일어나게 되어서
  - 종소리만 울려도 침을 흘리게 됨

② 스키너(Skinner)의 조작적 조건형성이론 : 쥐 실험

- 스키너는 상자 내부에 있는 지렛대를 누르면 먹이가 나오도록 장치
- 배고픈 쥐를 잡아넣고 쥐의 행동 관찰
- 한동안 상자 안을 배회하던 쥐는 우연히 지렛대를 누르게 되고
- 그 결과 나온 먹이 한 조각을 먹어 치움

- 여전히 배가 고팠던 쥐는 상자 안을 돌아다니다 동일 행동으로 지렛대를 누르게 하니 먹이 얻음
- 반복하자 쥐는 지렛대를 누를 때 먹이가 나온다는 것을 학습하게 됨
- 스키너 상자에서 먹이는 무조건 자극, 먹이를 먹는 것은 무조건 반응
- 지렛대는 조건자극, 지렛대를 누르는 것은 조건반응
- 스키너의 쥐 실험은 파블로프의 개 실험에 비해 혁신적인 것은 아님
- 손다이크의 고양이 실험을 확장한 것에 지나지 않음

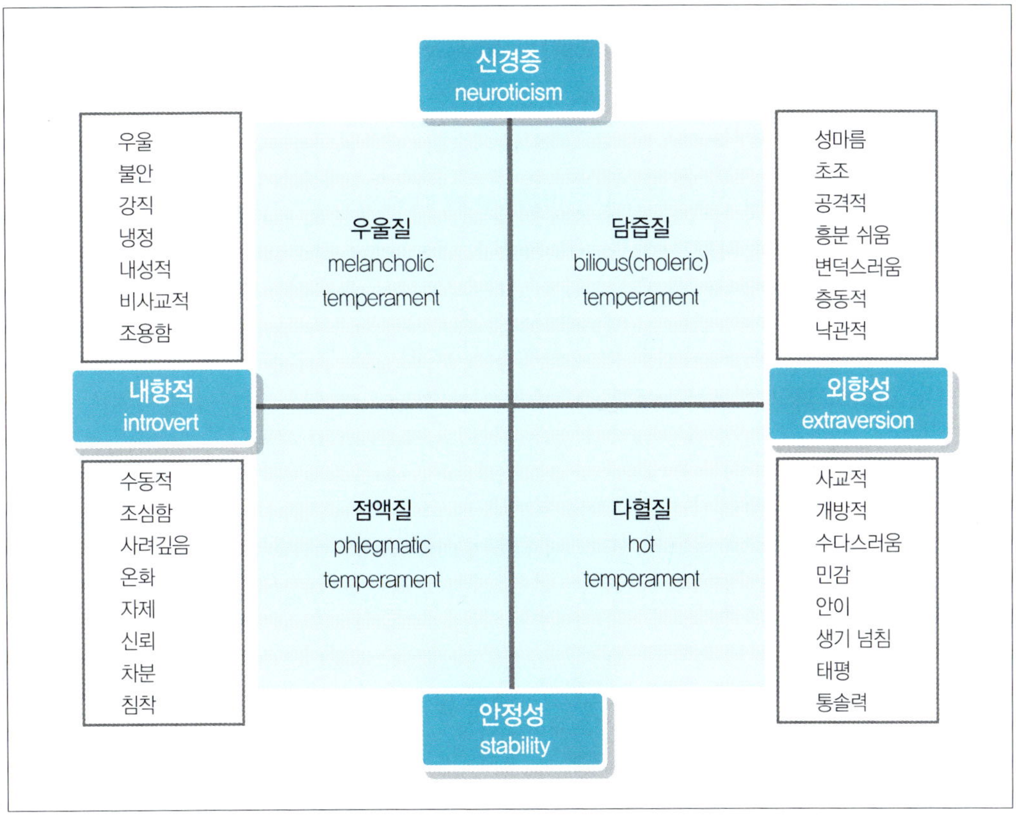

그림 9-2. 아이젱크(Eysenck)의 성격 분류

3) 상황이론(Situation theories)

(1) 피들러(Fiedler)의 상황이론

- 일명 피들러의 상황적응모형, 상황조건이론, 상황결정이론

- 지도자의 역할·기술 및 행태와 조직구성원의 실적과 만족에 영향을 주는 상황변수(변인)가 어떠한 것들인지를 밝혀내려는 리더십이론
- 상황이론은 조직의 목적 내지 기능, 조직 구성원들의 지도자에 대한 인식, 집단의 성격, 업무의 특성 및 지도자 개인의 특성 등 상황을 구성하는 모든 요소를 파악
  - 그것들과 지도자와의 관계를 밝히려는 이론
- 상황이론은 한 조직이 처한 상황 속에서 그것에 알맞는 지도자가 등장하고 리더십이 발휘되는 것을 파악하는 입장
- 리더십이론의 모형
  - 지도자의 리더십 유형과 상황의 요구 조건과의 관계에서 어떤 특정한 상황에 있어 어떤 유형의 리더십이 가장 적절한가를 규명한 이론

(2) 하우스(House)의 진로–목표 이론(Path–goal theory)

- 미국의 사회심리학자 하우스(Robert J. House)의 진로–목표이론
- 진로–목표 이론은 지도자의 역할이라면 조직구성원으로 하여금
  - 주어진 목표를 달성할 수 있도록 진로를 명백히 해 주는 것에 초점
- 리더의 역할은 부하들에게 업무수행 시 목표달성에 대한 기대를 높여 주는 것
- 리더는 부하의 특성, 과업 및 조직의 환경적 특성을 잘 분석함
  - 부하가 과업달성에 장애물로 인식하는 것을 제거함
  - 그들이 효과적으로 일할 수 있도록 도와주는 것
- 리더십은 하급자가 목표를 달성하기 위한 경로역할을 해야 함

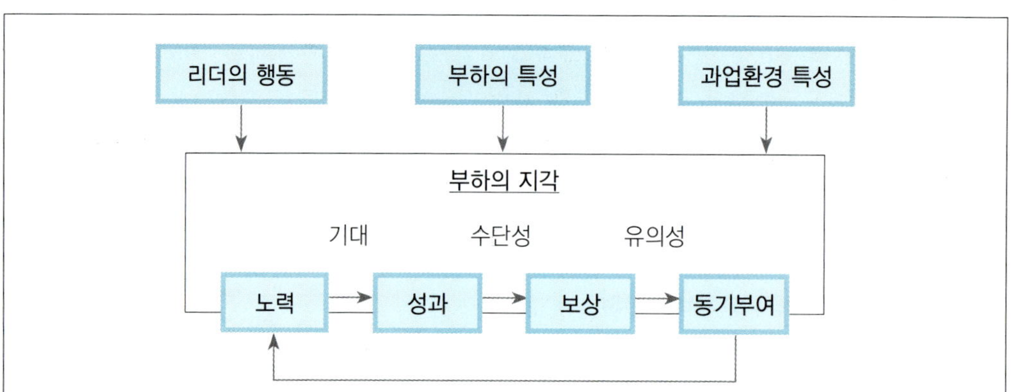

그림 9-3. 하우스의 진로–목표 이론 모형

예) 부하의 능력이 부족할 경우

- 지시적 리더십이 효과적
- 하급자의 성취욕구가 높은 경우는 성취 지향적 리더십이 효과적

• 과업이 비구조화되어 있어 모호할 경우에는 지시적 리더십이 효과적

4) 변혁적 리더십이론(Transformational leadership theory)

• '변환적(전환적) 리더십이론'이라고도 함
• 지도자가 부하들에게 기대되는 비전(vision)을 제시
- 그 비전 달성을 위해 함께 힘쓸 것을 호소
- 부하들의 가치관과 태도의 변화를 통해 성과를 이끌어내려는 지도력에 관한 이론

중요 내용

◐ 리더십이론의 발달과정

▶ 특질이론 – 행동이론 – 상황이론 – 변혁적 리더십이론

◐ 리더십이론의 변천 및 내용

1) 특질이론 : 올포트

▶ 특질이 다양한 외부 자극에도 일관적으로 반응하려는 경향

2) 행동이론 : 학습이론

▶ 유기체가 활동, 사고 및 느끼는 것을 행동으로 보고 변화를 학습으로 간주

예 1) 파블로프의 고전적 조건화 이론 : 개 실험
- 조건자극과 무조건자극을 관련시켜 조건자극으로부터
- 새로운 반응(조건반응)을 만들어내는 과정

예 2) 스키너의 조작적 조건형성이론 : 쥐 실험
- 스키너는 상자 내부에 있는 지렛대를 누르면 먹이가 나오도록 장치

3) 상황이론

▶ 피들러의 상황이론
- 지도자의 역할, 기술 및 행태와 조직구성원의 실적과 만족
- 이에 영향을 주는 상황변수가 어떠한 것들인지를 밝혀내려는 이론

▶ 진로–목표 이론
- 지도자 역할은 조직구성원으로 하여금 주어진 목표를 달성할 수 있도록
- 진로를 명백히 해 줌

4) 변혁적 리더십 이론

▶ 부하들의 가치관과 태도의 변화를 통해 성과를 이끌어내려는 지도력에 관한 이론

2. | 리더십의 종류 및 특성

2.1 리더십의 종류

1) 부하중심적 리더십

- 부하직원과의 관계를 중요시하고 부하직원의 욕구충족과 발전 등
  - 이들의 개인적 문제에 많은 관심을 갖고 권한을 이양하면서 부하직원에게 자유재량을 주는 리더십

2) 지시적 리더십

- 과업에 대해 높은 관심을 보이지만 과업에 대해서 낮은 관심도 나타냄
- 부하가 소극적인 성격의 사람이거나 안전을 바라는 사람일 경우
  - 지시적 리더십형이 쉽게 받아들여짐
- 적극적인 성격을 가진 사람이거나 업무 수행능력이 큰 사람
  - 지시적 리더십을 싫어함
- 업무가 평소에 하는 것일 경우
  - 지시적 리더십을 쓸데 없는 간섭으로 느껴 싫어함
- 반대로 업무가 생소하거나 복잡하고 어려운 것일 경우
  - 지시적 리더십이 요구됨

3) 주도적 리더십

- 하급자를 도와주고 목표를 달성하도록 유도
- 모호한 과업, 강력한 지휘 권한, 복종적인 하급자 구조

4) 후원적 리더십

- 하급자에 우호적이고 친밀감 있는 관계 지향적 스타일
- 직무와 성원간 상호작용 필요시 사회화 욕구가 강한 하급자 구조
- 직무가 구조화되어 있고 일상적인 경우
  - 사회화 욕구가 강한 부하가 많은 부서의 관리자에게 요구되는 리더십

5) 참여적 리더십

- 의사결정과 시행과정에서 정보와 권한을 부하와 공유하는 스타일
- 상호작용이 필요한 경우 성취욕구 강한 하급자 구조

6) 성취지향적 리더십

- 집단성원이 최대한 능력발휘를 기대하는 스타일의 리더십
- 참여적 리더십과 같은 상황이면서 하급자가 유능한 경우

7) 서번트 리더십(Servant leadership)

- 로버트 그린리프(Robert K. Greenleaf)라는 컨설턴트가 소개한 사회과학용어
- 무조건적 명령보다는 신뢰와 믿음으로 구성원들이 소신껏 일할 수 있도록 하는 이론
- 부하직원이나 종업원을 '부림'이 아닌 '섬김'의 대상으로 하는 리더십
- 이 시대의 발전 전략이자 성장의 키워드가 되었음

8) 거래적 리더십(Transactional leadership)

- 부하의 욕구와 조직의 보상을 근거로 교환관계에 의한 형태의 리더십
- 리더가 구성원들과 맺은 교환(또는 협상)관계에 기초해서 영향력을 발휘

2.2 상황적 리더십(Situational leadership)

1) 리더십 경로-목표 이론

- 1970년대 M. Evans(에반스)와 R. House(하우스)에 의해 개발
- 리더의 특성보다는 상황과 리더의 행동에 초점을 둔 이론

2) 리더십 상황이론의 의미

- 특성이나 행위들이 서로 다른 상황의 리더들에 있어 다르게 적용된다는 이론

3) 리더십 상황이론의 유형

- F. Fiedler(피들러)의 리더십 : 상황이론
- R. J. House(하우스)의 경로이론-목표이론

- Vroom & Yetton(브룸과 이튼)의 리더-참여이론
- Hersey & Blanchard(허쉬와 브렌챠드) : 상황이론
- Grean(그렌)의 수직쌍관이론

2.3 변혁적 리더십(Transformational leadership)

1) 변혁적 리더십이론

- T. Burns(번스)에 의해 1978년 처음 제기
- B. M. Bass(바스)에 의해 정립된 새로운 리더십이론

2) 변혁적 리더십의 정의

- 번스는 리더와 부하가 상호간 더 높은 도덕적 및 동기적 수준을 갖도록 만드는 과정
- 리더십에 내재해 있는 리더-부하 간 거래적인 이해관계를 극복하기 위해 리더 부하 간 상호신뢰(trust)에 근거하여 새롭게 제시된 리더십이론
- 환경을 변화시키는 가식적 특성보다는 자기확신과 이념적 신념을 보유하는 리더십
- 공유된 비전의 창출
- 환경변화와 위험에 민감한 대처
- 모험적 정책의 수행 및 전형(example)의 제시

3) 변혁적 리더의 특징

(1) 카리스마(charisma)

- 비전과 미션을 제공하고 자부심이 스며들도록 하여 존경과 신뢰를 받음
- 카리스마 리더는 부하들이 모범을 보이도록 강력한 권력을 발휘하기 보다
  - 부하들에게 자신이 먼저 모범을 보이려고 노력
- 부하들의 동기유발을 위하여 감정에 호소하는 경우도 많음
- 고도의 자신감과 신념에 대한 높은 확신
- 자신이 유능하고 성공적이라는 인상을 심기 위한 노력
- 구성원들에게 이데올로기적 목표의 제시

(2) 영감적 동기부여(inspiration)

- 높은 기대감을 불러일으키고 단순한 방법으로 중요한 목표를 표현

(3) 지적자극(intelectual)

- 지성과 합리성 및 주의 깊은 문제해결을 촉지시킴

(4) 개별적 고려(individualized consideration)

- 각각의 직원들에 대하여 개별적 관심을 가지고 처우하며 코치와 충고를 해 줌

표 9-2. 거래적 및 변혁적 리더십의 특징

특징	거래적 리더십	변혁적 리더십
목표	현상의 유지	현상의 개선
행동	규정 안에서 활동	규정의 변화
보상의 위치	개인 보상	시스템 보상
인센티브의 본질	거래적 보상	거래적 보상 초월 – 대의명분 제공
관리자–부하 상호관계	거래적 의존	상호 독립적 의존
충족된 욕구	낮은 수준	높은 수준
성과	일상적	비일상적

2.4 칼더의 4단계 리더십 귀인모델

1) 칼더의 리더십 : 귀인모델

- 칼더(Calder)의 4단계 리더십 귀인모델(Attribution theory of leadership)은 다음과 같음

(1) 1단계

- 사람들은 다른 사람들의 행동 뿐 아니라 그 행동의 결과를 관찰

(2) 2단계

- 리더와 관련된 행동과 결과를 그 집단의 다른 사람의 행동과 비교

(3) 3단계

- 리더십 추론이 만들어지면 그것은 전형(typicality) 추론
- 리더십 원형(prototype)과 맞추어질 것임

(4) 4단계

- 전형추론은 드러나는 행동이 사회적 바람직성(social desirability)은 아닌지와 같은 추가적인 분석을 받게 됨

2) 리더-성원 교환 모형

- 리더와 부하 사이의 역할형성 과정을 말함
- 시간이 경과함에 따라 리더가 다양한 부하들과 상이한 교환관계를 발전시켜 나가는 것

3. | 조직문화, 교육훈련과정 및 훈련관리

3.1 조직문화의 개념

1) 조직문화의 의미

- 조직 구성원들의 공유된 가치나 신념의 체계
- 구성원에게 행위기준을 제시함으로써 그들을 결합시키는 접착제 구실을 함

2) 조직문화의 경영자원 중시 이유

- 조직의 성패를 결정하는 전략의 수립과 진행과정에 영향을 미치기 때문
- 조직문화는 구성원의 만족도와 생산성에 영향을 미치기 때문
- 조직문화는 사고팔 수 없는 독특한 경쟁자원이기 때문
- 조직 구성원들의 공유된 가치나 신념의 체계로 구성원에게 행위기준을 제시
  - 그들을 결합시키는 접착제 구실을 하는 것

3) 조직행위의 장애요소

- 병원 조직 구성원의 조직행위 장애요소
  - 고충(distress, 디스트레스), 갈등

4) 조직의 업무수행 및 성과의 영향 요인

- 조직의 업무수행이나 성과에 영향을 미치는 요인
  - 문화, 리더십, 능력

중요 내용

◐ 리더십의 종류

1) 부하중심적 리더십
▶ 부하직원과의 관계를 중요시하고 부하직원의 욕구충족과 발전 등

2) 지시적 리더십
▶ 과업에 대해 높은 관심, 과업에 대해 낮은 관심을 나타냄

3) 주도적 리더십
▶ 하급자를 도와주고 목표를 달성하도록 유도

4) 후원적 리더십
▶ 하급자에 우호적이고 친밀감있는 관계 지향적 스타일

5) 참여적 리더십
▶ 의사결정과 시행과정에서 정보와 권한을 부하와 공유하는 스타일

6) 성취지향적 리더십
▶ 집단성원이 최대한 능력발휘를 기대하는 스타일의 리더십

7) 서번트 리더십(Servant leadership)
▶ 명령보다는 신뢰와 믿음으로 구성원들이 일할 수 있도록 하는 이론

8) 거래적 리더십
▶ 부하의 욕구와 조직의 보상을 근거로 교환 관계에 의한 형태의 리더십

3.2 교육훈련과정 및 훈련관리

1) 교육훈련과정의 의미

- 지식과 기술을 개인에게 향상시켜 조직입장에서는 능률향상과 인재육성
- 직원입장에서는 자기개발을 통해 조직의 유지발전을 도모

2) 훈련관리의 의미

- 조직에서 개인의 목표와 조직의 목표가 조화되도록 하는 인적자원관리 제도

3.3 인적자원의 반감기 및 교육훈련의 중요성

1) 인적자원의 반감기(Half-life cycle)

- 인적자원의 지식과 기술은 3년마다 50%씩 감소
  - 10년 후에는 조직체에서 거의 무용지물로 변해 버린다는 가설

2) 교육훈련의 중요성 확인

- 100% → 50%(3년) → 25%(6년) → 12.5%(9년)
- 교육훈련과 인력개발을 통하여 인적자원의 역량감소를 예방해야 함

3.4 조직변화의 단계

1) 해빙단계

- 변화의 필요성을 인식하는 단계, 고정된 습관을 녹임
- 내 · 외부의 저항요인 감소

2) 변화단계

- 실제로 계획된 변화를 실행시키는 단계
- 시스템 및 휴먼 측면의 진화

3) 재동결단계

- 새로운 방식이 안정될 수 있도록 정착시키는 단계
- 새로운 시도를 위한 내부적 혁신

3.5 부하의 성숙도에 따른 리더십 유형

- 위임형 : 극히 높은 부하
- 지시형 : 극히 낮은 부하
- 참여형 : 높은 부하
  - 리더십 상황요인 이론에서 부하의 성숙도가 높음
  - 업무수행 능력과 의욕이 모두 높은 것으로 평가될 때 적당한 리더십 유형
- 설득형 : 낮은 부하

중요 내용

◐ 조직행위의 장애요소
▶ 병원 조직 구성원의 조직행위 장애요소
– 고충(distress, 디스트레스), 갈등

◐ 조직의 업무수행 및 성과의 영향 요인
▶ 조직의 업무수행이나 성과에 영향을 미치는 요인
– 문화, 리더십, 능력

◐ 조직변화의 단계
▶ 해방단계 : 변화의 필요성을 인식하는 단계, 고정된 습관을 녹임
▶ 변화단계 : 실제로 계획된 변화를 실행시키는 단계
▶ 재동결단계 : 새로운 방식이 안정될 수 있도록 정착시키는 단계

◐ 부하의 성숙도에 따른 리더십 유형
▶ 위임형 : 극히 높은 부하
▶ 지시형 : 극히 낮은 부하
▶ 참여형 : 높은 부하
– 리더십 상황요인 이론에서 부하의 성숙도가 높음
– 업무수행 능력과 의욕이 모두 높은 것으로 평가될 경우
→ 적당한 리더십 유형
▶ 설득형 : 낮은 부하

◐ 귀릭(Gulick)의 제안 : POSDCoRB
▶ 계획(planning), 조직(organizing), 인사(staffing), 지휘(directing)
▶ 조정(coordinating), 보고(reporting), 예산(budgeting)

3.6 Gulick의 POSDCoRB

- Gulick(귀릭)이 제안한 POSDCoRB
  - 계획(planning), 조직(organizing), 인사(staffing), 지휘(directing)
  - 조정(coordinating), 보고(reporting), 예산(budgeting)

표 9-3. 부하의 성숙도에 따른 리더십 유형

리더십 : 부하의 성숙도	
▶ 위임형 : 극히 높은 부하 ▶ 지시형 : 극히 낮은 부하	▶ 참여형 : 높은 부하 ▶ 설득형 : 낮은 부하

3.7 조직의 유형 : 상세 3장 참조

1) 매트릭스(Matrix) 조직

- 프로젝트 조직이 기능적, 계층적 조직에 추가되었을 때 나타나는 조직
- 전통적 기능조직이 상하관계인데 반하여 수평적, 수직적 조직
- 분화와 통합을 조화시킬 수 있음
- 조직의 환경영역이 복잡하고 볼확실할 때 유용
- 기능부서와 사업부서간의 갈등을 조정할 수 있음
- 병원조직은 다양한 전문인력으로 구성되어 있음
- 조직구조가 복잡하고 일괄적인 통제와 조정이 어렵다고 볼 수 있는 조직의 조직구조로 적당한 형태

  예) 병원

2) 개방체계 조직

- 개방체계 조직은 조직 구성의 모든 요소들 사이에서 상호관련성과 상호의존성을 강조하는 조직체계로 하위체계 등으로 이루어진 조직체계

3) 프로젝트(Project) 조직

- 고도의 산업에서 일정기간 내에 특정의 과제에 많은 기술과 자원을 집중시키기 위

한 구조적 수단으로 사용하는 조직
- 고전적 조직구조와는 달리 전문가 사이에 직접적인 수평관계 강조
- 여러 분야의 전문가로 구성되어 있음
- 프로젝트 조직과 기능적 조직을 절충한 조직
- 종측과 횡측의 지휘 명령체계를 갖추고 이원적 관리를 하는 조직

4) 사업부 조직

- 고도의 산업에서 일정기간 내에 특정의 과제에 많은 기술과 자원을 집중시키기 위한 구조적 수단으로 사용하는 조직
- 프로젝트 조직과 유사한 개념

중요 내용

◐ 조직의 유형

▸ 매트릭스(Matrix) 조직
- 프로젝트 조직이 기능적, 계층적 조직에 추가되었을 때 나타나는 조직
  예) 병원

▸ 개방체계 조직
- 조직 구성의 모든 요소들 사이에서 상호관련성과 상호의존성 강조
- 하위체계 등으로 이루어진 조직체계

▸ 프로젝트(Project) 조직
- 고도 산업에서 일정기간 내 특정의 과제에 많은 기술과 자원 집중시킴
- 구조적 수단으로 사용하는 조직
- 전문가 사이에 직접적인 수평관계 강조
- 여러 분야의 전문가로 구성되어 있음

▸ 사업부 조직
- 고도 산업에서 일정기간 내 특정 과제에 많은 기술과 자원을 집중시킴
- 구조적 수단으로 사용하는 조직
- 프로젝트 조직과 유사한 개념

4. | 상호의존성 및 병원 조직화 추세

4.1 상호의존성(Interdependency)의 기술분류

1) 순차적 상호의존성 : 연속형 기술

- 한 부서의 활동이 다른 부서의 활동에 직접적으로 관련되어 있는 상호의존성을 의미
- 상호의존성 정도가 집합적 상호의존성 정도보다 높음

2) 교호적 상호의존성 : 집약형 기술

- 하나의 과업을 수행하기 위하여 여러 부서의 활동이 동시에 상호관련되어 있는 것
- 관련 부서간 상호의존성이 가장 높은 상태
- 병원조직이 목표달성과 함께 운영의 효과성을 높이기 위해 기본적으로 갖추고 있어야 할 기술

3) 집합적 상호의존성 : 중개형 기술

- 부서간 상호의존성이 거의 없는 형태
- 각 부서는 독립적으로 조직의 공동목표에 공헌

4.2 최근 병원 조직화 추세

- 현대 병원환경의 변화는 소비자 주도시장 전환, 소비자운동 확대
- 의료보장의 강화, 대자본의 병원참여, 외국병원의 진출
- 정부의 경쟁유인책 시도
- 최근 병원 조직화 추세는 짧아지는 명령체계, 넓어지는 관리의 폭
- 느슨해지는 명령일원화 원칙, 권한위임의 확대
- 분권화와 집권화의 동시추구, 축소되는 스탭부분 등

5. | 집단적 갈등의 원인별 유형 및 갈등관리 방법

5.1 집단적 갈등의 원인별 유형

1) 기능적 갈등

- 기능적 갈등은 각기 기능이 다른 집단 간에 생기는 갈등
- 과업이나 목표 또는 역할의 비양립성으로 인해 발생

2) 계층적 갈등

- 조직에서 각 계층 간에 발생하는 갈등
  - 이러한 계층적 갈등은 조직의 보상을 둘러싼 이익집단 사이에 발생

3) 경쟁적 갈등

- 한 조직 내에서 여러 집단이 유사한 기능을 가질 때 발생

5.2 문제해결 위한 갈등관리 방법

- 상호 공동목표의 설정
- 조직구조의 변경
- 상위목표의 도입

5.3 조정의 방법

- 회의 또는 위원회 제도를 활용
- 공식적 비공식적 의사전달을 원활히 함
- 조직단위의 권한과 책임의 한계를 명확히 함

6. | 정원의 분류 및 영향

6.1 정원(Quota)의 분류

1) 법정정원

- 조직의 정원의 구분에 의료관계 법령에 의해 기준이 설정된 정원
- 의료법 시행규칙에 의한 의료인 수
- 산업안전보건법령의 안전보건관리자

2) 기구정원

- 조직기구의 변경으로 인한 인원의 증감
- 조직도상 부, 과, 실 및 계 등을 설치함에 따라 필요한 정원

3) 설비정원

- 시설, 장비 및 설비의 신설에 따라 운영할 기술직을 채용하는 것

4) 산정정원

- 업무량(환자수 등), 질적 측면을 분석하여 정원관리를 하는 것
- 업무량에 비례하여 필요로 하는 인원

6.2 정원의 수 측정의 영향 요인

- 병원에서 정원 관리를 하고자 할 때 정원의 수를 측정하는데 영향 요인
  - 병상규모
  - 입원 및 외래 환자수
  - 의료서비스 및 전문화 수준

중요 내용

◐ 집단적 갈등의 원인별 유형

1) 기능적 갈등
▶ 과업이나 목표 또는 역할의 비양립성으로 인해 발생

2) 계층적 갈등
▶ 조직에서 각 계층 간에 발생하는 갈등

3) 경쟁적 갈등
▶ 한 조직 내에서 여러 집단이 유사한 기능을 가질 때 발생

◐ 갈등관리 방법
▶ 상호 공동목표의 설정
▶ 조직구조의 변경
▶ 상위목표의 도입

7. | 인사정보시스템 및 행정조직

7.1 인사정보시스템(Personal information system, PIS)의 개념

1) 인사정보시스템의 의미

- 인사정보시스템이란 오늘날 신속하고 정확한 인사관리 의사결정을 지원
  - 이를 위해 가장 절실히 요구되는 것
- 인사정보시스템은 경영정보시스템의 하위 시스템
  - 인적자원관리에 필요한 정보자료를 수집, 처리
  - 이를 통해 경영자나 인적자원관리에 관련된 의사결정을 내릴 경우
  - 유용한 정보를 제공할 수 있도록 설계된 인간-기계 시스템
  - 기계란 주로 컴퓨터를 뜻하며 인간은 정보처리자를 일컬음

2) 인사정보시스템의 특징

- 인사정보시스템

- 신속하고 정확한 인사관리 의사결정을 지원하기 위해 요구

- 인사관리업무를 원활
- 인적자원 관리에 필요한 각종 정보를 가치있게 정돈하고 분석
- 인사관리 의사결정자(경영자, 라인관리자, 인사관리자)에게 제공
- 공정하고 적절한 인사결정을 하는 데 목적이 있음
- 의료기관의 대형화에 따른 인력증가
- 다양한 직종의 직무관리, 효율적인 급여관리 등을 위해 인사정보시스템은 필수적

7.2 행정조직의 원칙 및 리더 요인

1) 행정조직의 원칙

(1) 조정의 원칙(Principles of adjustment)

- 조직 내 업무는 목표 달성을 위하여 존재하며 목표 달성을 위하여 모든 업무는 조정되어야 한다는 원칙
- 조직의 공동 목표를 달성하기 위해 하위 체계 사이의 노력을 통합하고 조정하는 원리

(2) 명령통일의 원칙(Unit of command principle)

- 조직의 어떤 구성원도 한 사람의 직속상관으로부터만 명령을 받아야 한다는 원칙

(3) 통솔범위의 원칙(Span of control principle)

- 한 사람의 상관이 감독하는 부하의 수는 그 상관의 통제 능력 범위 내에 한정되어야 한다는 원리
- 조직의 원리 중 인간이 기울일 수 있는 주의력의 범위에 한계가 있음
  - 부하의 수와 직무의 량을 적절히 해야 함

(4) 계층화의 원칙(Principle of hierarchy)

- 권한과 책임의 정도에 따라 직무를 등급화(grading)함
- 상하 조직 단위 사이를 직무상의 지휘 · 감독 관계로 만드는 것

(5) 분업의 원칙(Division of work)

- 업무를 그 종류와 성질별로 나누어 조직구성원에게 한가지의 주된 업무를 분담시킴으로써 조직의 능률을 향상시키려는 원칙

(6) 목적의 원칙(Principle of purpose)

- 실현하고자 하는 목표의 관념 또는 목표로 향하는 방향

(7) 일치의 원칙(Principle of consensus)

- 비교되는 대상들이 서로 어긋나지 아니하고 같거나 들어맞는 원리

2) 계선조직(Line organization)

- 조직상 최고책임자를 정점으로 하여 수직적 관계에 있는 집행조직
- 조직의 전체목적 집행에 대해 직접책임을 짐
- 조직목적의 수행에 직접 관계하므로 일반인과의 접촉이 밀접하고 직접적인 봉사를 함
- 구체적인 결정권이나 집행권이 명확한 수직적이고 책임있는 조직구조

3) 리더의 요인

- 관리적 및 기술적 자질
- 지식, 정규적인 교육

중요 내용

◐ 행정조직의 원칙

▶ 조정의 원칙
- 조직 내 업무는 목표 달성을 위해 모든 업무는 조정되어야 함

▶ 명령통일의 원칙
- 조직의 어떤 구성원도 한 사람의 직속상관으로부터만 명령을 받아야 함

▶ 통솔범위의 원칙
- 한 사람의 상관이 감독하는 부하의 수
- 그 상관의 통제 능력 범위 내에 한정되어야 함

▶ 계층화의 원칙(Principle of hierarchy)
- 권한과 책임의 정도에 따라 직무를 등급화(grading)함

▶ 분업의 원칙(Division of work)
- 업무를 그 종류와 성질별로 나누어 조직구성원에게 한가지의 주된 업무
- 이를 분담시켜 조직의 능률 향상

실전문제

* 가장 맞는 것에 번호를 기재하시오.

1. 리더가 되기 위한 요인으로 옳지 않은 것은?

① 지식
② 정규적인 교육
③ 기술적 자질
④ 관리적 자질
⑤ 의지력

2. 리더의 관리기능 중심 유형 중 생산중심적 리더의 특성이 아닌 것은?

① 경영자훈련(ATP)
② 집단훈련(OD)
③ 중간관리자훈련(MTP)
④ 직장내 교육훈련(OJT)
⑤ 직장외 교육훈련(OFF. J.T)

3. 리더십 유형 중 리더십 상황요인 이론에서 부하의 성숙도가 높아 업무수행 능력과 의욕이 높은 것으로 평가될 수 있는 것은?

① 참여형
② 위임형
③ 지도형
④ 분화형
⑤ 지위형

4. 부하의 성숙도에 따라 리더십이 옳지 않은 것은?

① 참여형 – 높은 부하
② 설득형 – 낮은 부하
③ 위임형 – 극히 높은 부하
④ 중간형 – 극히 낮은 부하
⑤ 지시형 – 극히 낮은 부하

5. 리더십 상황이론으로 옳지 않은 것은?

① 피들러 – 리더십 상황이론
② 그렌 – 동기이론
③ 브룸바 이튼의 리더 – 참여이론
④ 허쉬와 브렌챠드 – 상황이론
⑤ 하우스의 경로이론 – 목표이론

정답 1. ⑤ 2. ① 3. ① 4. ④ 5. ②

실전문제

6. 무조건적 명령보다는 믿음과 신뢰로 구성원들이 소신껏 일할 수 있도록 하는 이론의 리더십은?

① 후원적 리더십
② 서번트 리더십
③ 거래적 리더십
④ 참여적 리더십
⑤ 성취지향적 리더십

7. 변혁적 리더십의 특징에 해당되지 않는 것은?

① 환경변화의 대처
② 공유된 비전의 창출
③ 조직의 보상을 근거로 교환관계
④ 모험적 정책의 수행
⑤ 이념적 신념을 보유

8. 리더십의 유형 중 부하중심적 리더의 특성은?

① 부하직원들을 치밀하게 감독
② 공식적 권한과 권력에 많이 의존
③ 생산과업을 중요시
④ 생산방법과 절차에 관심
⑤ 부하직원에게 자유재량 많이 부여

9. 조직의 원리 중 인간이 기울일 수 있는 주의력의 범위에 한계가 있어 부하의 수와 직무의 량을 적절히 해야 한다는 이론은?

① 분업의 원리
② 계층제의 원리
③ 명령통일의 원리
④ 통솔범위의 원리
⑤ 조정의 원리

10. 귀릭(Gulick)이 제안한 POSDCoRB에 해당되지 않는 것은?

① Processing(처리)
② Coordinating(조정)
③ Organizing(조직)
④ Staffing(인사)
⑤ Budgeting(예산)

정답 6. ② 7. ③ 8. ⑤ 9. ④ 10. ①

실전문제

11. 다양한 분야의 전문가로 구성되어 있고 전문가 사이에 수평관계 조직은?

① 매트릭스 조직 ② 개방체계 조직
③ 프로젝트 조직 ④ 폐쇄체계 조직
⑤ 사업부 조직

12. 매트릭스 조직에 대한 내용으로 옳지 않은 것은?

① 매트릭스 조직 ② 개방체계 조직
③ 프로젝트 조직 ④ 폐쇄체계 조직
⑤ 사업부 조직

13. 조직변화 단계 중 시스템 및 휴먼 측면의 진화에 해당되는 것은?

① 재동결 단계 ② 해빙단계
③ 변화단계 ④ 고정단계
⑤ 참여단계

14. 정원의 종류 중 조직기구의 변경으로 인한 인원의 증감에 해당되는 것은?

① 기구정원 ② 산정정원
③ 설비정원 ④ 법정정원
⑤ 변경정원

15. 행정조직의 원칙 중 조정의 원칙은?

① 감독 부하수는 상관 통제 범위 내 한정
② 권한 정도에 따라 직무 등급화
③ 조직구성원에게 업무를 분담
④ 조직구성원은 직속상관으로부터 명령 받음
⑤ 조직 내 업무는 목표 달성을 위해 조정

정답 11. ③ 12. ④ 13. ③ 14. ① 15. ⑤

실전문제

16. 정원의 수 측정의 영향 요인이 아닌 것은?

① 입원 및 외래 환자수
② 환자 재원일수
③ 전문화 수준
④ 의료서비스
⑤ 병상규모

17. 상자 내부에 있는 지렛대를 누르면 먹이가 나오도록 하는 장치는 어떤 이론인가?

① 조직이론
② 행동이론
③ 변혁이론
④ 상황이론
⑤ 특질이론

18. 과업이나 목표의 비양립성으로 인해 발생하는 갈등은?

① 기능적 갈등
② 계층적 갈등
③ 경쟁적 갈등
④ 정치적 갈등
⑤ 조직적 갈등

19. 리더십이론의 변천단계의 순서가 옳은 것은?

① 특질이론 – 행동이론 – 변혁적 리더십이론 – 상황이론
② 특질이론 – 상황이론 – 행동이론 – 변혁적 리더십이론
③ 특질이론 – 행동이론 – 상황이론 – 변혁적 리더십이론
④ 행동이론 – 특질이론 – 상황이론 – 변혁적 리더십이론
⑤ 행동이론 – 특질이론 – 변혁적 리더십이론 – 상황이론

20. 카리스마 리더의 특징으로 옳지 않는 것은?

① 구성원들에게 이데올로기적 목표의 제시
② 자신의 유능하고 성공적이라는 인상을 심기 위한 노력
③ 고도의 자신감과 신념에 대한 높은 확신
④ 부하들이 모범을 보이도록 강력한 권력 발휘
⑤ 부하들에게 동기유발을 위해 감정에 호소

정답 16. ② 17. ② 18. ① 19. ③ 20. ④

10

경영혁신기법

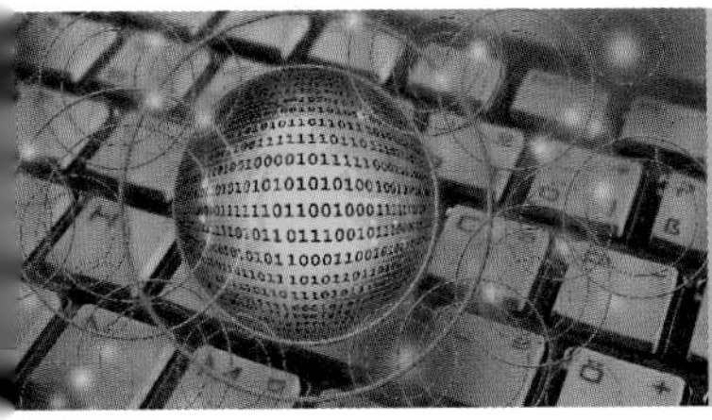

1. 경영혁신기법의 종류
2. 6시그마의 배경, 개념 및 활용
3. 의사소통 수행 원칙, 방안 및 모델
4. 인간관계관리의 의미 및 기법
5. 균형성과기록표의 개념, 관점 및 기대효과

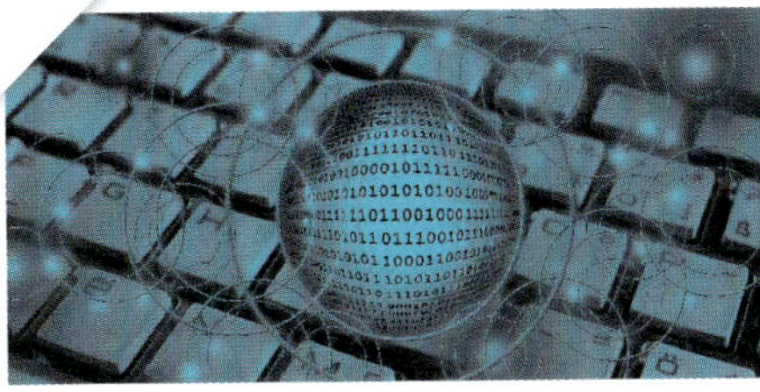

제 10 장

경영혁신기법

1. | 경영혁신기법의 종류

1.1 리스트럭처링(Restructuring) : 구조조정 또는 사업 재구축

1) 리스트럭처링의 도입 배경

(1) 환경변화

- 환경변화가 급격한 상황에서 기업은 비즈니스 전개를 위해 환경을 우선적으로 고려해야만 함
- 환경변화란 결국 비즈니스 성패와 직결되므로 끊임없이 환경변화를 고려해 사업 구조를 조정할 필요가 있는 것
- 기존의 사업 구조만으로는 장래에 생존 자체에 위협을 받게 된다는 기업의 인식이 작용한 결과
- 산업 구조의 고도화와 기술의 융합화, 사업의 복잡화 등으로 기존 사업과 인접한 관련 신규 산업으로 진출은 쉬워졌음
- 경쟁의 심화를 가져옴으로써 변화하지 않는 기업은 시장에서 사라지거나 도태할 것이라는 인식의 결과

(2) 사업 구조 개혁

- 기업들이 제한된 자원을 어떻게 효율적으로 배분해 변화에 대응할 것인가가 매우 중요한 전략적 이슈로 등장
- 이러한 상황에서 기업들이 환경변화에 적극적으로 대응
- 미래의 경쟁우위를 확보하기 위해 사업 구조를 개혁하는 리스트럭처링(restructuring)이 각광을 받게 되었음

2) 리스트럭처링의 역사

- 리스트럭처링이란 용어는 1980년대 미국에서 등장
- 리스트럭처링은 국제 경쟁력을 상실한 기업들이 주력사업의 경쟁력을 회복시키기 위해 수익성이나 성장성이 낮은 사업의 축소나 철수, 중복 사업의 통폐합
- M&A를 통한 외형 부풀리기, 더 나아가 공장 재편, 인원 감축, 합리화하는 수단으로 주로 사용
- 오늘날과 같은 급격한 환경변화를 맞이하면서 미봉책이 아닌 보다 근본적인 사업 구조 혁신이 필요
- 리스트럭처링은 좀 더 적극적인 사업 구조의 혁신으로 인식

3) 리스트럭처링의 개념

(1) 리스트럭처링의 의미

- 리스트럭처링이란 구조조정 또는 사업 재구축이란 명칭으로 사용
- 오랫동안 만들어진 구조를 철저하게 뜯어고치는 것을 의미
- 1990년대 후반의 기업이 치열한 경쟁에서 우위를 확보
  - 우량기업으로 살아남기 위해 채택한 전략적 배경이 강함
- 리스트럭처링이란 경영 환경의 급변으로 위기의식을 느끼기 시작한 기업
  - 경영 상태를 개선하기 위해 사업의 종류와 내용을 의도적이고 계획적으로 선택하는 급격한 변화
- 리스트럭처링을 통해서 기업은 미래 지향적이고 경쟁력 있는 사업 구조
  - 이를 통해 기업의 제한된 자원을 올바르게 배분할 수 있음

(2) 리스트럭처링의 필요성

- 국내외 환경변화, 경쟁자의 동향, 기술 혁신, 고객의 욕구변화 등을 고려
- 현재의 전략이나 기존 업종으로는 미래 보장이 어렵다고 판단될 때 리스트럭처링이 필요
- 기업의 생산 활동, 인적 자원, 금융 자원 및 정보 자원 등의 분야
  – 개선과 개혁을 꾀하는 파격적인 조처 등을 총괄

4) 리스트럭처링의 수립 절차와 체계

(1) 비전과 미래 목표 수립

- 효과적인 리스트럭처링을 위해서는 우선, 비전과 미래 목표를 설정해야 함
- 기업의 거시적 환경, 산업 환경, 경쟁자와 고객의 동향, 기업의 위상 등에 대한 분석을 바탕으로 기업의 비전과 미래의 목표를 새롭게 설정하는 일
- 기업이 앞으로 도달해야 할 모습을 갖고 있지 않다면 모든 구성원들이 단기 수익성의 증대와 같은 근시안적 사고를 하게 됨
- 그러다 보면 경쟁력이 취약한 업종 구조를 갖게 되는 것

(2) 효율적 경영전략수립량 분석

- 이러한 비전과 미래 목표는 앞으로의 분석을 거치면서 계속 수정되어야 함
- 리스트럭처링의 방향은 선도 기업들을 그들이 사용하는 전략을 기준으로 몇 개 그룹으로 만드는 작업을 통해 구체화함
- 이를 통해 우리의 상대적 위치와 앞으로의 전개 방향에 대한 전략적 시사점을 얻을 수 있음
- 현재 기업의 역량에 대한 분석을 추가해 기업은 리스트럭처링의 방향을 구체적으로 도출

(3) 사업의 시너지 창출

- 리스트럭처링은 사업 영역, 제도 등의 개편보다는 조직원 스스로 변화의 주체가 된다는 인식
  – 변화에 대한 공감대 형성, 조직원 참여와 이해를 구하는 경영자의 일관된 의지

및 기업 전체 차원에서 시너지 효과 창출을 필요로 함

- 구조 혁신의 방향이 정해지면 먼저 구조조정에 영향을 받는 사람들에 대한 고려와 이로 인한 혜택의 수혜가 공유되도록 배려해야 함
- 구조 혁신의 성과를 기업만 취하고 종업원들은 상대적 불이익을 받게 될 경우
  - 리스트럭처링이 소기의 성과를 얻기 어려울 수 있기 때문

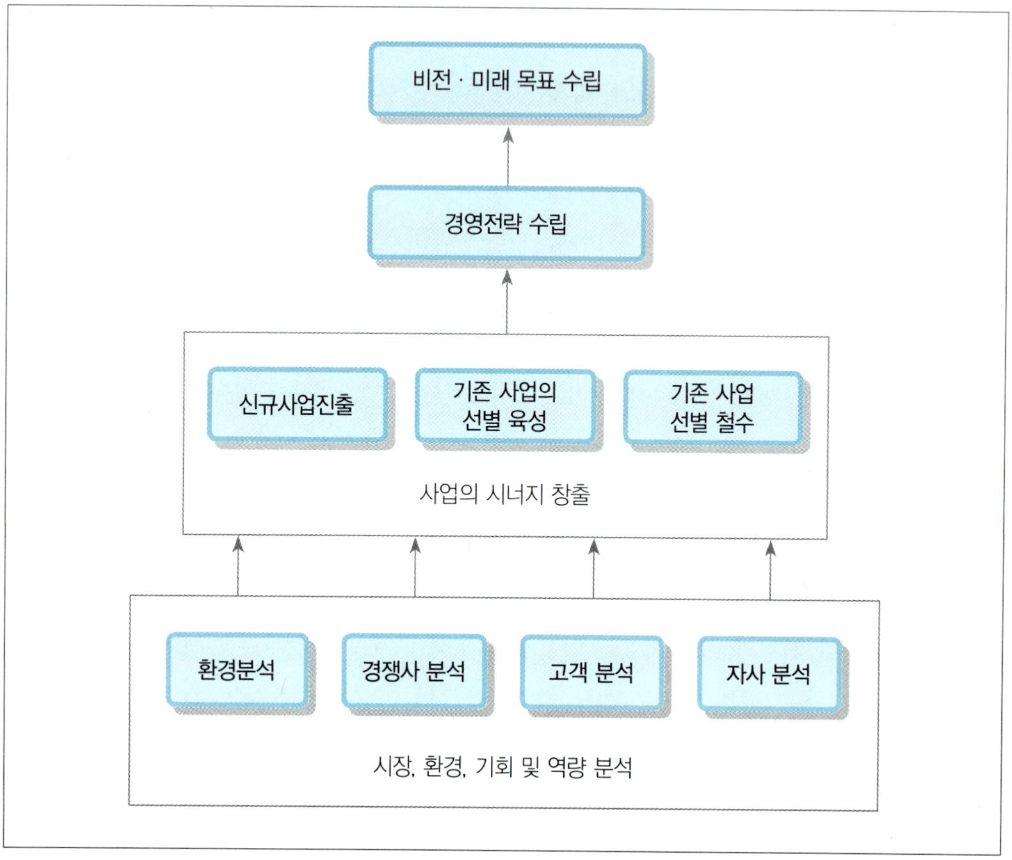

그림 10-1. 리스트럭처링의 수립체계

1.2 아웃소싱(외주용역, Outsourcing) : 외부의 위탁 처리

1) 아웃소싱(외주용역)의 개념

- 아웃소싱은 기업 내부의 프로젝트 활동을 기업 외부의 제3자에 위탁해 처리하는 시스템

- 기업은 중심에만 집중
- 중요도가 떨어지는 업무는 외부에 위탁하는 기법
- 기업 업무의 일부 프로세스를 경영 효과 및 효율의 극대화를 위한 방안
- 제3자에게 위탁해 처리
- 외부 전산 전문업체가 고객의 정보처리 업무의 일부 또는 전부를 장기간 운영 · 관리하는 것
- 인소싱(insourcing)과 반대되는 개념

2) 아웃소싱 역사

- 1980년대 후반에 미국 기업이 제조업 분야에서 활용하기 시작한 이후 전세계 기업들로 급격히 확산되고 있음

3) 아웃소싱의 도입 배경

- 상호 복합적이고 의존적이며, 장기적인 파트너 관계를 형성해 하나의 통합시스템으로 운영
- 비용절감보다는 기업의 성장과 경쟁력 · 핵심역량 강화를 위한 대안
- 세계 시장의 급격한 변화와 경쟁력 심화에 따라 기존의 인소싱에 주력하던 기업들도 경영자원을 집중시킴
  - 핵심역량을 강화하기 위한 수단으로 아웃소싱을 채택하고 있음
- 이 추세는 갈수록 증가

4) 아웃소싱의 특징

- 기술 진보가 가속화되고 경쟁이 심화되면서 기업의 내부조직(인소싱)을 통한 경제활동비용보다 아웃소싱을 통한 거래비용이 훨씬 적게 듬
- 국내외의 경제 상황 악화와 이에 따른 경쟁의 격화
  - 한정된 자원을 가진 기업이 모든 분야에서 최고의 위치를 유지하기 어려움
  - 해당 기업이 가장 유력한 분야나 핵심역량에 자원을 집중시킴
- 기타 활동은 외부의 전문기업에 위탁 처리함으로써 경제효과를 극대화하는 전략

5) 아웃소싱의 장점

- 전문업체가 외주를 담당할 경우 환자에게 질 높은 서비스 제공 가능
- 단순 업무분야에 근무하는 직원수가 증가하여 노무관리가 용이
- 외주 내용에 따라 해당부문 공간을 활용할 수 있음

경영혁신기법의 종류

◐ **리스트럭처링(Restructuring) : 구조조정 또는 사업 재구축**
- ▶ 중장기 경영 혁신 전략
- ▶ 기존 사업 단위를 통폐합, 축소 또는 폐지
- ▶ 신규 사업에 진출할 수도 있고 전체의 경쟁력 제고를 위해
  - 사업 단위들을 어떻게 통합해 나갈 것인가를 결정

◐ **다운사이징(Downsizing) : 기업의 소형화**
- ▶ 기업규모 축소 또는 감원 = 구조조정의 일종
- ▶ 흑자를 내기 위해 기구 축소, 폐쇄 및 단순화
- ▶ 단기적 전략이 아닌 장기적인 경영전략
- ▶ 기업은 비생산적인 사업부문을 수익성이 높은 사업으로 전환
- ▶ 직원들의 사기가 저하되고 생산성 저하의 부작용 발생이 아닌 장기적인 경영전략

◐ **아웃소싱(Outsourcing, 외주용역) : 외부의 위탁 처리**
- ▶ 기업이 업무의 일부를 제3자에게 위탁해 처리하는 것
- ▶ 기업 내부의 정보화나 정보시스템의 개발, 운영 등
  - 일부 서비스를 외부 회사에 일괄 위탁

◐ **벤치마킹(Benchmarking) : 우수사례 모방**
- ▶ 최고 수준의 경쟁력을 확보하기 위해
  - 제품, 서비스와 프로세스의 질적 수준
  - 경쟁업체 또는 업계를 선도하는 선진 기업의 수준과 비교 및 분석

1.3 다운사이징(Downsizing) : 기업의 소형화

1) 다운사이징의 의미

- 기업의 감량경영을 통칭, 규모축소의 의미
- 기업이 환경변화에 능동적으로 대처하기 위해 비대해진 조직을 가볍고 역동적인 조

직구조(팀제)로 개편하는 경영기법

- 고도성장기에 비대한 기업조직의 군살빼기 등은 모두 다운사이징(소형화, 감량화) 전략의 일환
- 다운사이징은 벤치마킹 · 리엔지니어링과 함께 21세기 새로운 경영기법

2) 다운사이징의 도입 배경

- 규모가 비대해 가는 경향이었으나 최근에는 전통적 기법으로 소형화
- 일본의 자동차 업계에서는 1991년 중반까지의 호황
- 150여 종으로 차종이 늘었으나 그 후의 불황으로 차종을 줄여가는 계획을 세웠음
  – 이것을 '자동차업계의 다운사이징'이라고 부르고 있음

1.4 벤치마킹(Benchmarking) : 우수사례 모방

1) 벤치마킹의 개념

- 벤치마킹은 "경쟁자에게서 배운다"라는 말을 실행 가능하게 만들어주는 경영혁신 기법
- 벤치마킹이란 '최고 수준은 어떻게 이룩되었나?'에 대한 정보를 파악
- 최고 수준의 정보와 비교할 때 우리의 성취가 어느 정도인지를 분석
- 목표를 재설정하고 전략을 수립해 추진
- 최고 수준의 경쟁력을 확보하기 위해 제품, 서비스와 프로세스의 질적 수준을 경쟁업체 또는 업계를 선도하는 선진 기업의 수준과 지속적으로 비교 및 분석
- 격차 극복을 위한 전략을 수립 및 실행하는 일련의 개선 활동

2) 벤치마킹의 등장 배경

- 벤치마킹은 1979년에 이를 시작한 미국의 제록스(Xerox)가 효시
- 이름도 없던 일본의 캐논 복사기는 제록스의 생산가보다 낮은 소매점 가격으로 시장의 일대 돌풍 일으킴
- 이로 인한 경쟁력 하락의 대안 마련 차원에서 시작

3) 벤치마킹의 제록스 사례

- 제록스는 미국뿐만 아니라 전 세계 복사기 시장의 96%까지 점유해 왔음
- 캐논을 비롯한 신규 복사기 업체들이 품질, 기능 및 디자인면에서 우수한 중저가 제품을 내놓으면서 제록스의 시장 점유율은 45%까지 추락
- 이런 위기상황에서 데이비스 컨즈(David Kearns) 회장은 제품의 경쟁력 회복을 목표로 벤치마킹을 통한 경영 혁신 및 고객 요구에 맞는 제품 혁신을 추진
- 그 결과 제록스는 시간 단축, 비용 절감, 생산성 및 품질 향상에 성공
- 1986년 이후 제품의 경쟁우위를 확보하고 시장 점유율을 회복할 수 있었음
- 제록스의 성공을 보고 GE(Generic Electric)는 1989년 제록스의 벤치마킹 혁신 기법을 도입해 성공
- 제록스와 GE 등 기업에서 벤치마킹이 성공을 거두면서 벤치마킹은 전 미국으로 확산 보급되면서 프로세스 혁신의 유력한 수단으로 활용되고 있음
- 특정 분야가 아닌 전 산업 분야에서 활용되고 있음

4) 벤치마킹의 토목공사 사례

- 몇 개 회사의 제품이나 기술, 경영방식 등을 면밀히 비교분석
  - 가장 뛰어난 성적을 달성한 기업의 경영기법을 배워 자기 회사의 경영과 생산에 합법적으로 응용하는 기법
  - 조직의 경영혁신기법에 국한된 것이라고 볼 수 없음
- 개인, 기업, 정부 등 다양한 경제주체가 자신의 성과를 제고하기 위해 참고할 만한 가치가 있는 대상이나 사례를 정함
  - 그와의 비교 분석을 통해 필요한 전략 또는 교훈을 찾아보려는 행위
- 기술이 부족했던 과거에는 건축물을 세울 때 그 높이를 정확히 측정할 수 있는 방법이 없었음
  - 동원된 방법이 건축물 주변에 수치가 매겨진 쇠막대를 세워 둠
  - 그때그때 높이를 표시해 두는 것
- 이렇게 함으로써 작업 진도를 용이하게 파악했고, 표시된 기준점(point of reference)으로부터 얼마나 더 작업을 진척시킬지 계획
- 과거 토목공사에 사용하던 벤치마크, 이때 쇠막대에 표시한 기준점을 지칭하는 용어가 '벤치마크(Bench mark)'

- 벤치마킹(Benchmarking)은 참고의 대상이나 사례를 특정하는 행위

5) 벤치마킹의 전략 단계

- 벤치마킹의 첫걸음은 '너 자신을 알라'
- 본인의 프로세스에 대한 이해를 시작으로 함
- 경쟁사나 선진 기업 등 대상 프로세스와 비교를 통해 본인의 취약점을 발견해 냄
- 궁극적으로 고객의 요구에 충족되는 세계 수준의 프로세스를 만들어 전략적 우위를 확보하는 것이 벤치마킹 전략

6) 벤치마킹의 방법

(1) 모범사례 분석(Best Practice Analysis)

- 개별 기업이 특정 분야의 최우수 기업을 비교 대상으로 삼아 자신의 경영 프로세스 및 성과를 평가한 뒤 기업 발전을 위해 혁신이 요구되는 요인들을 찾고자 하는 벤치마킹 방법

(2) 동종기업 벤치마킹(Peer Benchmarking)

- 개별 기업이 동종 분야에서 사업을 수행하는 경쟁기업을 비교 대상
  – 자신의 사업 경쟁력 이상 유무를 판단해 보고자 하는 벤치마킹 방법

(3) 스왓 분석(SWOT Analysis)

① 스왓 분석 기법의 의미

- 기업 내외의 환경요인을 파악하여 마케팅 전략을 수립하는 기법
- 미국의 경영 컨설턴트인 험프리(Humphrey A.)가 고안한 기법
- 내부 환경요인인 강점(strength)과 약점(weakness)
- 외부 환경요인인 기회(opportunity)와 위협(threat)의 머리글자를 따옴

② 스왓 분석의 적용

- 개별 기업이 현재 직면하고 있는 사업 환경 진단 차원

  - 본인에게 강점, 약점, 기회 및 위협으로 작용할 수 있는 요인들을 도출하려는 벤치마킹 방법
- 경쟁 우위를 얻기 위해 경쟁자의 특성을 확인하고 비교
  - 자사의 강점과 약점, 기화와 위협 등의 요인 등을 파악

  예) ▸ 스왓 분석, 제품, 공간 분석, 제품 · 시장 포트폴리오 분석
  ▸ 제품 · 반응 분석

(4) 공동 벤치마킹(Collaborative Benchmarking)

- 기업들은 대체로 자기가 소속된 업계 공동의 이해관계를 대변하기 위한 이익단체에 회원사 자격으로 가입
- 협회, 연합회 등
- 이러한 단체가 회원사들을 대신해 모범사례 분석을 수행
  - 그 결과를 각 회원사가 공유하도록 하는 벤치마킹 방법

7) 벤치마킹 대상 결정

- 벤치마킹을 위한 정보시스템을 도입하는 데는 비용과 시간이 듬
- 그러나 정보시스템의 구축과 활용은 경영 혁신 측면에서 상당한 시너지 효과를 가져온다는 것이 실증됨

(1) 1단계

- 1단계에서는 무엇을 벤치마킹할 것인지를 결정
- 이 단계는 벤치마킹해야 할 대상을 정하고 특정 주제를 정하는 것
- 이것이 정해지면 대상 기업의 핵심 성공 요인(CSFs, Critical Success Factors)을 조사하기 위해 필요한 정보와 자원이 무엇인지가 파악됨
- 이때 경쟁사에 대한 분석 등이 필요
- 분석과정에 요구되는 데이터는 데이터베이스나 거래 처리시스템과 같은 ICT를 활용해 얻게 됨

(2) 2단계

- 벤치마킹을 구성

- 벤치마킹은 개인별로 실행할 수 있지만 대부분의 활동은 팀 단위로 이루어짐

(3) 3단계

- 벤치마크 파트너를 선정
- 이 단계는 벤치마크 정보를 수집하는 데 이용될 정보의 원천을 확인
- 정보의 원천으로는 벤치마킹하는 상대 기업의 직원, 컨설턴트, 분석가, 정부관계자, 경영, 무역서적 및 업계 보고서

(4) 4단계

- 벤치마킹 정보를 수집 및 분석
- 이 단계에서는 정보수집을 책임지고 있는 사람(팀장)이 정한 주제에 적합한 정보수집 기법을 선택한 후 벤치마크 파트너를 접촉해서 데이터를 수집하고 분석을 위한 정리

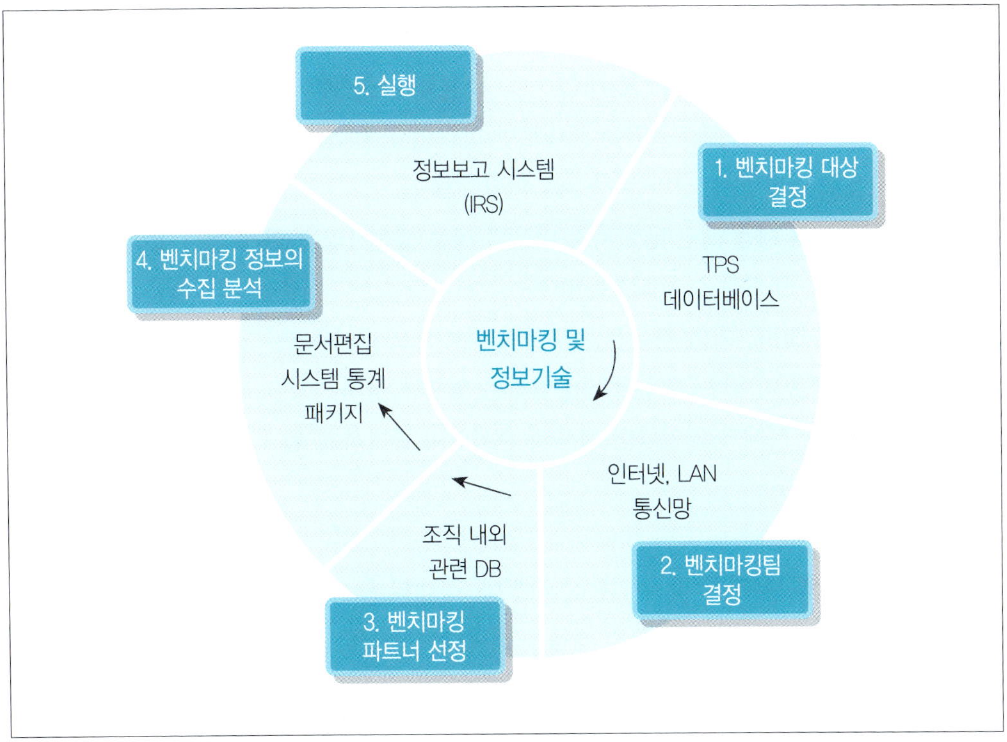

그림 10-2. 벤치마킹 절차 및 정보 기술의 활용

(5) 5단계

- 실제로 행동을 취하게 됨
- 이 단계는 원래 벤치마킹 목적과 분석된 정보에 의해 영향을 받음

2. | 6시그마의 배경, 개념 및 활용

2.1 6시그마(Six sigma)의 배경

1) 6시그마의 시작

- 경영 혁신은 위기로부터 출발
- 6시그마 역시 모토롤라의 품질 위기로부터 출발
- 1980년대 초 일본 무선호출기 시장에서 모토롤라가 품질 불량으로 고전
  - 위기에 빠지자 이를 타개하기 위한 전략적 시도에서 6시그마 시작

2) 모토롤라(motorola)의 품질 개선

- 품질 위기에 빠진 모토롤라는 제대로만 한다면 품질 개선
  - 비용을 절감할 수 있다는 사실을 인식하게 됨
- 최고 품질의 제품 생산자가 최저 비용의 제품 생산자라고 믿게 됨
- 모토롤라는 불량품을 처리하는 비용
  - 연간 5~10%, 어떤 경우는 20%까지 지출하고 있었음
  - 이는 매년 약 8억~9억 달러에 달하는 엄청난 금액
- 제품공정에 문제가 없었다면 회사의 순이익이 증가하게 됨

☞ 모토롤라

- 휴대전화, 무전기 및 무선통신 시스템, 광대역 통신제품
- 각종 전자부품과 네트워킹 제품을 개발하여 공급하는 회사

3) 6시그마 탄생

- 1981년에 로버트 갤빈(Robert Galvin) 회장

– 5년에 걸쳐 10%가 아닌 10배의 개선을 달성하라고 명령을 내렸음
- 회장 명령에 의해 모든 임직원들의 노력으로 품질을 획기적으로 개선
  – 목표를 달성하기 위한 6시그마(six sigma)가 탄생
- 모토롤라가 이 운동을 도입한 지 10년 후
  – 거의 전 사업장에서 6시그마 수준을 달성했음
  – 그 결과 불량품 99.7% 감소, 제품 단위당 품질 비용 84% 감소
  – 생산성 20% 향상, 매출 17% 증가, 그리고 주가 6.6배 향상 성과

2.2 6시그마의 개념

1) 6 시그마 의미

- 모토롤라의 품질 향상 노력의 결과로 탄생한 6시그마
  – 20년 이상 지속, 발전해 오면서 기업 경영 혁신의 중심
- 6시그마는 σ로 표기되며 통계학의 표준편차 의미
  – 기업이 최고의 품질 수준을 달성할 수 있도록 유도
  – 고객에 초점을 맞추고 데이터에 기반을 둔 경영 혁신 방법론
- 6시그마는 통계에 근간을 둔 시스템적 접근 방법
  – 정규 분포에서 평균을 중심으로 질이 좋은 물품의 수
  – 6배의 표준편차 이내에서 생산할 수 있는 공정의 능력을 정량화한 것
- 6시그마는 제품 100만 개당(ppm) 2개 이하의 결함을 목표로 함
  – 무결점 수준의 품질을 추구
- 전통적인 품질 관리는 생산 현장에서 불량을 최소화하는 데 초점과 차이

2) 6시그마 프로젝트 수행 방법론

- 6시그마 프로젝트 수행 방법론은 DMAIC와 DMADOV의 두 가지 유형

(1) DMAIC

① DMAIC의 의미

- 현재 존재하는 프로세스나 제품의 결함을 획기적으로 개선한 방법론

- 6시그마 프로젝트를 수행하기 위해 가장 일반적으로 사용하는 방법론

② DMAIC의 5단계

- 문제정의(Define), 측정(Measure), 분석(Analyze)
- 개선(Improve), 관리(Control)

③ DMAIC의 5단계 추진 절차

- DMAIC의 5단계를 거쳐 혁신 프로세스를 완료
- Define(정의) → Measure(측정) → Analyze(분석) → Improve(개선) → Control(관리)

④ DMAIC 5단계별 주요 추진 절차

- 각 단계는 각각 세부 단계로 나누어 진행
- 필요한 활동 수행을 위해 다양한 도구와 통계적 기법 사용

㉠ D : 문제정의(Define) 단계

- 품질 혁신이 필요한 문제를 파악

㉡ M : 측정(Measure) 단계

- 현재의 품질 수준(Y)을 파악
  - 이 수준에 이르게 하는 잠재적 원인 변수(X)를 찾게 됨

㉢ A : 분석(Analyze) 단계

- 수집된 데이터를 근거로 문제의 근본 원인인 핵심 인자를 찾음

㉣ I : 개선(Improve) 단계

- 프로세스 개선안과 문제 해결책을 찾아 시행

㉤ C : 관리(Control) 단계

- 개선 결과를 문서화

• 이를 토대로 지속적인 피드백을 시행할 계획을 수립하게 됨

(2) DMADOV

① 신제품을 설계하거나 현재 존재하지 않는 새로운 프로세스
– 처음부터 6시그마 수준으로 설계하기 위한 방법론

② 공정개발은 제품의 생산을 위해 최적 조건의 가공단계가 구성될 수 있도록 변경하고 개발하는 것

③ DMADOV의 절차
– Define(문제정의)–Measure(측정)–Analyze(분석)–Design(설계)–Optimize(최적화)–Verify(검증)

④ DMADOV의 단계
– 공정을 재설계하거나 개발하는 과정에서 발생하는 문제해결에 사용하는 절차

㉠ D(Define) : 문제정의
• 공정 데이터 수집, 현수준 확인 및 문제점 도출 단계

㉡ M(Measure) : 측정
• 정규성 검사, 관리도, 공정능력 분석 및 4블록 다이어그램 통해 현 수준 측정

㉢ A(Analyze) : 분석
• 각각의 조건이 다른 투석기의 통계량을 가지고 다양한 분석/검정 실시

㉣ D(Design) : 설계
• 실험계획법을 통해 여러 요인들 중 어느 요인이 가장이 큰지 없는지 파악

㉤ O(Optimize) : 최적화
• 최적의 조건으로 재설계

ⓑ V(Verify) : 검증

• 최적 설계 공정을 검증하는 단계

– 정규성 검정, 관리도, 공정 능력 분석을 통해 한 수준을 재확인

표 10-1. DMAIC의 5단계별

D(define) 정의	M(Measure) 측정	A(Analyze) 분석	I(Improve) 개선	C(Control) 관리
▶ 고객 요구사항 파악 ▶ 프로젝트 목표 또는 정의	▶ Y의 현 수준 파악 ▶ 잠재 원인변수 – X 발굴	▶ 수집된 데이터 근거 – 근본 원인인 핵심인자X 확인	▶ 최적 프로세스 ▶ 개선안 ▶ 문제의 해결책 도출	▶ 개선 결과의 문서화 ▶ 유지 계획 수립

2.3 6시그마 활용 및 정보통신기술

1) 6시그마 활용 분야

• 기업 정보 인프라의 고도화, PC의 고성능화

• 통계 패키지의 사용 편의성 증대 등과 같은 정보통신기술(ICT)의 발전

– 기업의 6시그마 도입을 촉진시키는 중대한 역할을 함

2) 정보통신기술(ICT)이 6시그마 도입의 촉매제 이유

(1) 설계 단계부터 업무 프로세스 정의 → 6시그마 도입 전제조건

• 기업이 정보시스템을 도입할 경우

– 설계 단계에서부터 업무 프로세스를 정의

– 이를 표준화해 시스템에 반영하게 됨

– 업무 프로세스와 데이터의 흐름 분석이 가능하게 됨

• 이는 회사 내의 어떤 일들이 어떻게 이루어지고 있는지를 쉽게 확인

• 이러한 일들은 문제나 불량이 발생되는 곳을 확인

– 이를 제거하도록 하는 6시그마 도입의 전제조건이라 할 수 있음

(2) 전사적 자원관리(ERP) → 6시그마 데이터 수신 가능

• 전사적 자원관리(Enterprise Resources Planning, ERP)

– 기업 내의 생산, 물류, 재무, 회계, 영업, 구매 및 재고 등

- 경영 활동 프로세스들을 통합적으로 연계해 관리해 줌
- 기업에서 발생하는 정보들을 서로 공유
- 새로운 정보의 생성과 빠른 의사결정을 도와주는 전사적 자원 관리시스템 또는 전사적 통합시스템 등
- 기업 정보시스템에 축적된 기업 내의 많은 업무 처리 내용이나 거래데이터(transaction data)
- 6시그마 적용시 결함 정의와 측정 문제를 상당 부분 해결해 줌

• 고객 클레임(claim) 접수 내역, 주문 접수 건수 및 비용 정산 내역 등
  - 모든 업무 처리 내용이 기업 데이터베이스에 저장됨
  - 6시그마에서 필요로 하는 데이터를 언제든지 받아볼 수 있게 됨

◐ 클레임(claim)

• 무역 거래에서 수량 · 품질 · 포장 등에 계약 위반시
  - 매주(賣主)에게 손해배상을 청구하거나 이의를 제기하는 일

(3) 정보시스템 도입 결과 업무 표준화 → 6시그마 적용의 기반

• 정보시스템 도입 결과 업무 표준화가 이루어질 경우
  - 프로세스 관리가 가능하게 됨
• 업무 처리 방식이 ICT(정보통신기술)에 의해 상당 부분 표준화해 개선 결과를 유지
  - 관리할 수 있는 기틀이 마련됨
• 6시그마 적용에 적절한 기반이 형성됨

☞ ICT(Information and Communications Technology, 정보통신기술)

2.4 6시그마의 사례

1) 6시그마 도입

• 한국철도공사 경쟁력을 확보하고 생존하기 위한 방안
  - 2000년에 6시그마를 도입하기 시작
• 철도공사는 6시그마를 통해 총체적 고객 만족과 고객 중심 지향적 프로세스 개선
  - 그동안 추진해온 혁신 활동을 보다 구체적이고 성과 지향적으로 변신

- 철도공사는 고객 만족 경영과 철도 설비의 품질 관리 활동 추진
  - 경영의 효율화와 철도 수입 증대의 연결 미흡 등에 따른 수익성 개선
  - 철도청의 공사화 등 경영 여건 변화를 반영할 필요
  - 이에 철도공사는 민간 경영 체제의 도입과 책임 경영의 구현
  - 서비스 혁신을 위해서 6시그마를 도입

2) 추진 내용

- 공사 직원의 의식, 관행, 제도와 시설을 고객 위주로 일대 전환
  - 6시그마의 3P 전략
- 6시그마의 3P 전략
  - 사람의 혁신(People Innovation)
  - 경영 방식의 혁신(Process Innovation)
  - 상품의 혁신(Product Innovation)을 중심
- 기존의 고객 만족 활동과 총체적 품질 관리(TPM) 활동을 KMS(지식관리시스템) 기반 위에서 전개

3) 개선 효과

- 철도공사는 6시그마 추진을 통해 2003년 말 기준
  - 278건에 1309억 원의 개선 효과를 봄
  - 수송량 증가에 따른 직원 1인당 매출액이 연 평균 12% 증가
  - 고객 만족도 향상, 이미지 개선, 프로세스 개선, 생산성 향상

표 10-2. 6시그마(Six sigma)의 내용

6시그마 의미	DMAIC의 5단계 추진 절차
▶ 6시그마는 제품 100만 개당(ppm) 2개 이하의 결함을 목표로 함 ▶ 무결점 수준의 품질을 추구	▶ Define(정의) → Measure(측정) → Analyze(분석) → Improve(개선) → Control(관리)
6시그마 활용 분야	**6시그마의 3P 전략**
▶ 기업 정보 인프라의 고도화 ▶ PC의 고성능화 ▶ 통계 패키지의 사용 편의성 증대 ▶ 정보통신기술(ICT) 발전	▶ 사람의 혁신(People Innovation) ▶ 경영 방식의 혁신(Process Innovation) ▶ 상품의 혁신(Product Innovation)을 중심

– 시간 단축, 서비스 개선, 내부 직원의 근무 만족도
– 복리 후생 만족도 향상 등 많은 부분에서 유 · 무형의 추진 성과

3. | 의사소통 수행 원칙, 방안 및 모델

3.1 의사소통의 중요성

- 의사소통의 중요성은 환경에 따라 달라질 수 있음
  – 병원 조직에 있어 중요성은 다음과 같음

1) 환자와의 관계의 영향

- 환자와의 관계에 영향을 미침
- 보건의사소통과 관련하여 언론에 해마다 기사화되는 것 중
  – '의료에 대한 국민의식조사'라는 것이 있음
- 의료기관이 고객들의 마음에 들기 위해 환자의 질문에 대해 예의바른 태도
  – 이를 통해 성심껏 답변해 주고 최선을 다하여 진료하는 모습을 보임
  – 진정으로 염려해 주는 태도와 언어를 사용해야 함

2) 조직의 목표 달성 기여

- 의사소통은 조직 속에서 구성원들의 역할관계와 협동 작업
  – 이를 위한 상호관계를 유지시켜 주는 집단행동의 중요한 요소
  – 성과에 크게 영향을 미침

3) 조직의 성장과 발전의 기여

- 의사소통은 조직의 성장과 발전에 기여
- 조직을 연구하는 많은 학자들 가운데 일부는 조직 내 의사소통을 접착제에 비유
- 조직이 구조적으로 발전하고 사업의 범위가 확장되기 위해
  – 그 조직의 구성원들이 거기에 맞는 의사소통 기술을 가져야 함

4) 조직의 경쟁력 강화 및 환자 만족도 제고의 기여

- 의사소통은 조직의 경쟁력 강화 및 환자 만족도 제고에 기여
- 병원의 시장조사팀에서 변화하는 의료시장에서 차별화된 경쟁력을 갖추기 위해
  - 환자들이 원하는 의료서비스의 시장조사 결과를 파악했어도
  - 이것이 직접 환자와 접촉하는 의사와 간호사 또는 의료기사에게 효과적으로
  - 전달되지 못한다면 실제 환자들이 원하는 의료서비스를 생산하기 어려움

3.2 의사소통을 수행해야 하는 원칙

- 명료성, 일관성, 적당성
- 적시성, 분포성, 적응성
- 통일성 관심과 수용성

3.3 효과적인 의사소통 방안 및 모델

1) 효과적인 의사소통 방안

(1) 사후검토와 피드백

- 좋은 의사소통을 위해서는 피드백을 해줌

(2) 언어의 단순화

- 수신자의 수준을 고려하여 언어를 사용

(3) 적극적 경청

- 감정이입의 적극적 경청을 하도록 함

(4) 감정의 억제

- 대화 중 발생할 수 있는 감정을 최대한 억제

(5) 비공식적 네트워크의 이용

- 직접 전달하기 곤란한 정보는 비공식 네트워크 활용

(6) 의사소통 목적의 설정

- 상대방에게 정보를 전달하기 위한 것인지
  – 상대방의 태도를 변화시키기 위한 것인지
  – 분명히 하고 의사소통함

(7) 신뢰성 회복

- 언행일치로 신뢰성을 확보하는 것이 중요

(8) 평가적 판단의 억제

- 평가적 태도를 보일 때 정보전달이 억압됨
- 태도나 언어에서 평가적인 습관이 있는 경우에는 수정하도록 함

(9) 타인에 대한 감수성 훈련

- 인간에 대한 이해를 높이기 위해 감수성 훈련 등이 도움이 됨

(10) 의사소통 기술 향상

- 언어적 또는 비언어적 의사소통 기술의 향상이 필요함

(11) 적절한 의사소통 매체 사용

- 효과적 전달 매체의 선택은 의사소통 효율과 효과성을 높임

(12) 의사소통 타이밍

- 효과적인 의사소통을 위해서는 적시성 중요

2) 효과적 의사소통 모델

- 병원을 방문하는 환자의 만족을 극대화시키고 성공하는 의료기관
  – 차별화된 고객만족을 목표로 경영자와 모든 직원 사이에 원활한 의사소통이 이루

어지는 것이 보장

– 이와 같은 효과적 의사소통 모형은 다음과 같음

4. | 인간관계관리의 의미 및 기법

4.1 인간관계관리(Human Relations Mangement)의 의미

- 인간관계관리는 경영자와 직원이 상호이해와 신뢰의 바탕 위에서 일체감을 형성
  – 그들이 그 조직에 호의와 열의를 가지고 조직의 유지, 발전에 기여하고자 하는
  – 정신태도를 형성하기 위한 일련의 계획적이고 조직적인 제도

  예) • 제안제도, 브레인스토밍, 인사상담제도, 사기조사
  • 의사소통, 소시오메트릭스, ZD(zero defects) 운동

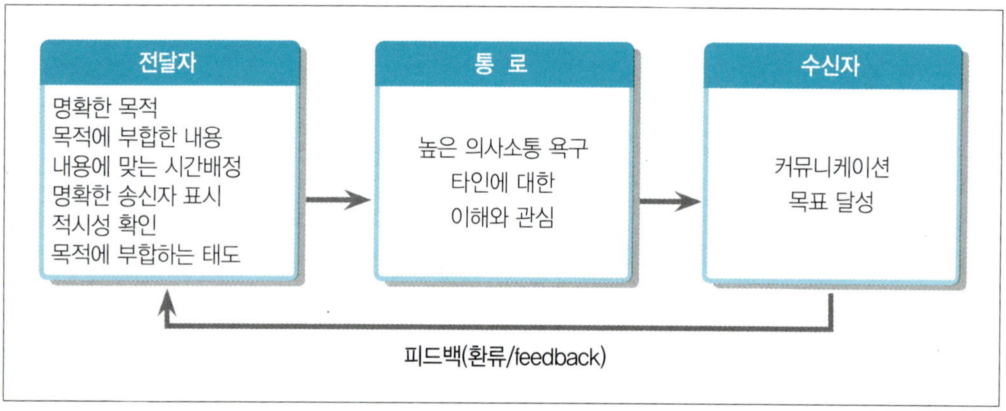

그림 10-3. 효과적인 의사소통 모델

4.2 인간관계관리 기법

1) 제안제도(Suggestion system)

(1) 제안제도의 목적

- 제안제도는 근로자들의 창의력을 발전시키고 근로의욕을 고양시키기 위한 목적

- 조직운영이나 기타 경제적, 기술적 사항에 관한 개선안을 일반 직원들에게 제안함
  - 그것을 심사하고 우수한 안에 대해 적당한 보상을 하는 제고

(2) 제안제도의 기대효과

- 직원의 개별적인 아이디어를 경영자에게 전달하여 경영개선에 기여
- 직원의 사기와 참여의욕을 증진시키려는 제도
- 행정관리의 개선을 통해 행정의 합리화와 능률화를 가져옴
- 공무원들의 사기앙양을 도모

(3) 제안제도의 절차

- 제안제도는 종업원의 아이디어로부터 시작
- 아이디어를 완전한 제안으로 완성
- 제안을 제안제도의 담당자나 제안함에 제출
- 제안 담당자는 제안을 접수
  - 이때 제안자에게는 감사의 답신을 보내도록 함
- 접수된 제안들을 제안심사위원회를 구성
  - 신속하고 공정한 심사를 실시하고 그 결과를 통보
- 훌륭한 제안은 공개하고 실행에 옮김
- 제안자들에게는 여러 가지 형태의 보상을 제공

2) 브레인스토밍(Brainstoming)

- 인간관계관리 기법 중 참가자로 하여금 자유분방한 아이디어를 내재
  - 이를 결합하거나 연결지어 실행 가능한 많은 아이디어나 착상을 끌어내기 위한 방법
- 집단적인 착상에 의하여 경영개선에 기여
- 참가의욕을 증진시키려는 제도
- 일반적으로 다수의 직원을 하나의 그룹으로 형성하여 진행
- 브레인스토밍을 효율적으로 진행하기 위해서는 타인이 제출한 아이디어를 절대로 비판해서는 안 됨
- 참가자는 자유로운 분위기 속에서 어떤 아이디어라도 거리낌 없이 발표할 수 있어야 함

- 이름 결합, 교체 및 연결해 새로운 아이디어를 도출하는 방법
- 참가자의 아이디어를 제출시 질적으로 훌륭한 아이디어만을 제출
  – 심리적으로 위축될 수 있으므로 질보다는 양에 치중해야 함

3) 델파이기법(Delphi technique)

- 델파이기법은 사회과학의 조사방법
- 정리된 자료가 별로 없고 통계모형을 통한 분석을 하기 어려울 경우
- 관련 전문가들을 모아 의견을 구하고 종합적인 방향을 전망해 보는 기법

4) 소시오매트릭스(Sociomatrix)

- 소집단의 구성원들 사이에서 일어나는 흡인, 무관심 또는 거부의 유형을 알아내는 데 사용
  – 사회심리학적 인간관계연구의 한 기법
- 소집단 구성원들 사이의 사회관계를 수량적으로 측정하여 집단내의 인간관계
  – 즉 구성원 상호간의 감정관계를 객관적으로 표현하는 방법
  – 이 방법을 통하여 어떤 직원을 마음이 맞지 않는 주변 사람들로부터 분리시켜 줌
  – 작업집단을 재구성할 때 마음이 맞는 사람들과 함께 일하도록 배려함
  – 이로써 직원 개인의 사기와 만족도를 높이기도 함
- 집단구성원인 직원들과의 상호관계를 말해 주는 척도
- 관찰, 면접 및 검사 등 여러 방법을 사용
- 직원들간의 선호와 우호관계에서 나타나는 구조를 평가하는 방법
- 집단행동과 효율성을 진단, 평가하는 방법
- 응집력이 높으면 더 적극적이고 협조

5) 사기(Moral) 조사

- 사기는 공통의 목적을 가진 개인 또는 단체의 심정이나 태도의 상태
- 사기는 성과에 영향을 미치는 중요한 요소
- 사기조사는 근로자들의 사기 또는 근로의욕을 저해하는 요인과 불평불만의 원인 등을 통계적 방법이나 태도 조사를 통해 알아내는 방법

  예) ▸ 노동이동률에 의한 측정

- ▸ 1인당 생산성에 의한 측정
- ▸ 결근율과 지각률에 의한 측정
- ▸ 사고율에 의한 측정
- ▸ 고충과 불평의 빈도조사 등

6) 인사상담제도

(1) 인사상담제도의 의미

- 상담은 직원이 안고 있는 문제를 스스로 해결하는데
  - 도움을 줄 목적으로 직원과 함께 문제를 해결하기 위해 토론하는 과정
- 많은 조직들이 직장 내에 전문적인 상담원(counsellor)을 둠
  - 근로자들의 불평불만이나 희망사항, 가정적, 개인적 고민을 자유로이 상담
  - 이를 통해 직장 사기를 앙양 내지 유지시키기 위한 노력을 하고 있음

(2) 조직에서 상담의 유형

① 지시적 상담(directive counseling)

- 주로 충고의 기능 수행
- 이것은 직원의 문제에 귀를 기울여 경청
  - 직원과 함께 문제해결을 위해 무엇을 할 것인가를 결정
  - 결정된 것을 실행하도록 동기유발을 시키는 것

② 비지시적 상담(nondirective counseling) : 의뢰인 중심의 상담

- 일명 의뢰인 중심의 상담(client-centered counseling)이라고 함
- 직원의 말을 경청
  - 직원으로 하여금 곤란한 문제를 스스로 설명하고 이해함
  - 적절한 해결책을 강구하도록 격려하는 상담

③ 참여적 상담(participative counseling) : 협조적 상담

- 일명 협조적 상담(cooperative counseling)

- 지시적 상담과 비지시적 상담의 중간 형태
- 어떤 문제를 해결하기 위하여 함께 토론하고 힘을 모으는 것
- 협조적 상담

7) 감수성 훈련

- 감수성 훈련은 개방적인 분위기를 갖는 자유로운 상황에 모인 사람들
  - 상호간에 깊은 관계를 맺게 함
  - 자신이 그룹 내 다른 구성원들로부터 어떻게 인지되고 있는지
  - 아는 능력을 개발하는데 중점을 둔 훈련방법
- 훈련과정에서 참가자들은 자신과 타인 및 대인관계에 대한 사항
  - 오랫동안 간직해왔던 기본 전제에 대해 의문을 갖게 됨
- 훈련 참가자들은 개인 간 관계를 구조화하는 과정
  - 이 과정에서 생각, 의견 및 개인의 철학 등을 교환
- 토론이 진행되는 동안 참가자들은 오랫동안 억눌려 왔던
  - 적개심과 두려움을 토로하게 됨
  - 이전의 태도, 가치관 및 습관 등이 해체

8) 임파워먼트(Empowerment)

(1) 임파워먼트의 의미

- 임파워먼트는 조직 구성원들에게 힘을 실어 주는 것
  - 조직의 하위 구성원들에게 권한과 책임을 부여하는 것
- 임파워먼트는 조직의 하위 구성원들에게 힘을 부여함
  - 주인의식을 갖게 함
  - 이를 기초로 조직에 대한 애정과 공헌의욕을 고취하려는 것

(2) 임파워먼트의 4가지 구성요소

- 근로자들이 느끼는 임파워먼트의 4가지 구성요소는 다음과 같음

① 의미감(Meaning)

- 어떤 개인이 자신의 표준이나 이상과 관련

- 판단하는 작업 목표나 목적의 가치를 말하는 것

- 의미감은 작업의 역할이 요구하는 기준과 직원 개인의 신념이나 가치와
  - 비교해서 작업이 자신에게 얼마나 가치가 있는가
  - 인식하는 과정을 통해 형성

② 영향력(Impact)

- 어떤 개인이 자신이 수행하는 일의 결과에 영향을 미칠 수 있다고 느끼는 정도

③ 역량(Competence)

- 어떤 개인이 자신에게 맡겨진 일을 해낼 수 있는 능력을 갖추고 있다는 신념

④ 선택(Choice)

- 한 개인이 일하는 방법을 선택하는 것
- 개인들이 작업행위를 시작하거나 바꾸는데 있어 자율성을 갖는 것

9) 브레인스토밍(brain storming) : 두뇌짜기, 뇌 선동

- 일명 뇌 선동 또는 두뇌짜기라고 함
- 집단에서 다른 사람들과 함께 일할 때 나타나는 부정적인 효과를 최소화하면서 새로운 아이디어를 만들어내는 인간관계 활성화 기법
- 여러 참가자들로 하여금 자유분방한 아이디어를 내게 하고 이를 종합하거나 교체하거나 혹은 연결지어 실행 가능한 새로운 아이디어나 착상을 끌어내게 됨
- 브레인스토밍 실행의 4가지 원칙
  - 브레인스토밍을 실행함에 있어 자유분방, 타인 아이디어에 대한 비판금지 양 우선, 결합 및 개선이라는 4가지 원칙이 준수되어야 함
- 집단의 구성원이 자신의 아이디어를 말할 경우
  - 리더는 그 아이디어를 칠판에 기록하여 모든 사람이 볼 수 있도록 함
  - 아이디어를 만들어내는 과정은 30~40분 정도가 할당됨
  - 이렇게 하여 창출된 아이디어는 다른 집단이 평가하도록 함
- 최종 결론은 합의에 도달하거나 그것이 안되면 투표를 하도록 함
- 브레인스토밍의 성공여부

– 4가지 원칙 : 자유분방, 타인 아이디어 비판금지, 양 우선, 결합 및 개선
– 상기 원칙을 얼마나 잘 지키느냐에 달려 있음

10) 동기조사

- 인간의 행동을 유발시키는 근본적인 욕구나 동기들
  – 심층면접(depth interview), 집단토론법(group discussion)
  – 투영기법(projective techniques) 등의 방법으로 파악하는 것

표 10-3. 경영혁신기법과 인간관계관리 기법의 구분

경영혁신기법	인간관계관리 기법
▸ 리스트럭처링 : 구조조정 또는 사업 재구축 ▸ 다운사이징 : 기업의 소형화 ▸ 아웃소싱 : 외부의 위탁 처리 ▸ 벤치마킹 : 우수사례 모방	▸ 제안제도 /브레인스토밍 ▸ 델파이기법 / 소시오매트릭스 ▸ 사기(Moral) 조사 / 인사상담제도 ▸ 감수성 훈련 / 임파워먼트 ▸ 동기조사

5. | 균형성과기록표의 개념, 관점 및 기대효과

5.1 균형성과기록표(Balanced score card, BSC)의 개념

- 재무적 시각과 함께 고객, 내부 비즈니스 프로세스, 학습 및 성장 등의 광범위한 측면을 균형 있게 함
- 단기적 및 장기적 성과를 균형 있게 함
- 비전 설정, 전략 개발, 목표수립 및 성과측정을 균형 있게 함
- 균형적 시간으로 평가하여 조직을 관리하는 새로운 기법

5.2 균형성과기록표 산출방법 및 관점

1) 균형성과기록표(BSC) 산출방법 및 관점

- 기업조직의 사명과 전략을 측정하고 관리할 수 있도록 측정지표를 만들어주는 틀

- 재무제표 이외 과거성과에 대한 미래성과를 측정하는데 한계가 있었기 때문
  - 재무적인 측정지표를 통해 고객, 내부프로세스, 학습과 성장 등 4분야로 구분
  - 기업별 특성에 맞는 지표를 선정하고 각 지표별로 가중치를 적용하여 산출하는 방법을 적용

인간관계관리 기법

◐ 제안제도
- ▸ 직원의 개별적인 아이디어를 경영자에게 전달하여 경영개선에 기여
- ▸ 직원의 사기와 참여의욕을 증진시키려는 제도

◐ 브레인스토밍(Brainstoming)
- ▸ 인간관계관리 기법 중 참가자로 하여금 자유분방한 아이디어를 내재
- ▸ 이를 결합하거나 연결지어 실행 가능한 많은 아이디어나 착상을 끌어내기 위한 방법

◐ 델파이기법(Delphi technique)
- ▸ 델파이기법은 사회과학의 조사방법
- ▸ 정리된 자료가 별로 없고 통계모형을 통한 분석을 하기 어려울 경우
- ▸ 관련 전문가들을 모아 의견을 구하고 종합적인 방향을 전망해 보는 기법

◐ 소시오매트릭스(Sociomatrix)
- ▸ 집단구성원인 직원들과의 상호관계를 말해 주는 척도
- ▸ 관찰, 면접 및 검사 등 여러 방법을 사용
- ▸ 직원들간의 선호와 우호관계에서 나타나는 구조를 평가하는 방법
- ▸ 집단행동과 효율성을 진단, 평가하는 방법
- ▸ 응집력이 높으면 더 적극적이고 협조

2) 균형성과기록표(BSC)의 주요 4가지 관점

- 새로운 성과측정시스템 균형성과 기록표의 주요 관점

  ① 고객(customer)

  ② 재무지표(financial index)

  ③ 내부 비즈니스 프로세스(internal business process)

  ④ 학습과 성장(learning and growth)

표 10-4. 임파워먼트 및 균형성과기록표(BSC) 핵심 요인

임파워먼트 구성요소	BSC(균형성과기록표) 핵심 요인
▶ 의미감(Meaning) ▶ 영향력(Impact) ▶ 역량(Competence) ▶ 선택(Choice)	▶ 고객(customer) ▶ 재무지표(financial index) ▶ 내부 비즈니스 프로세스(internal business process) ▶ 학습과 성장(learning and growth)

5.3 균형성과표의 균형적 시각의 평가

- 개인의 성과지표와 회사 목표가 어떻게 연동돼 있는지 한 눈에 파악 가능
- 유형과 무형, 단기와 장기의 균형 잡힌 관점에서 성과를 측정하고 관리하기 위해 개발
- 재무, 고객, 내부 프로세스 등 3분야에 대해 측정지표를 선정해 평가한 뒤 각 지표별로 가중치를 적용해 산출
- 재무상태는 양호하나 고객만족도와 내부 프로세스의 효율성이 낮고 구성원의 학습과 성장상태가 좋지 않으면 전체적인 균형성과기록표의 점수는 낮게 나타남

5.4 균형성과기록표(BSC)의 기대효과

- 균형성과기록표를 적용한 병원경영성과의 통합관리의 기대효과
  ① 목표달성 및 성과에 상응하는 공정한 처우실현 및 보상체계의 확립
  ② 목표달성을 향상시키고 구성원의 일체감 형성
  ③ 구성원 스스로 목표설정에 참여

중요 내용

◐ 균형성과표의 관점
▶ 재무적인 측정지표를 통해
  – 고객, 내부프로세스 및 학습과 성장으로 구분하는 측정지표를 제고

◐ 균형성과표의 의미
▶ 재무적 시각과 함께 고객, 내부 비즈니스 프로세스 학습 및 성장 등의 광범위한 측면을 균형 있게 함
▶ 비전 설정, 전략 개발, 목표수립 및 성과측정을 균형 있게 함

◐ 균형성과표 기대효과
▶ 목표달성 및 성과에 상응하는 공정한 처우실현 및 보상체계 확립
▶ 목표달성을 향상시키고 구성원의 일체감 형성
▶ 구성원 스스로 목표설정에 참여

실전문제

* 가장 맞는 것에 번호를 기재하시오.

1. 관찰, 면적, 검사 등 여러 방법을 사용하여 직원들간의 우호관계에서 구조를 평가하는 방법은?

① 델파이기법 ② 브레인스토밍
③ 소시오매트릭스 ④ 의사소통기법
⑤ 제안제도

2. 인간관계관리(CRM)와 관련이 없는 것은?

① 브레인스토밍 ② ZD(Zero defects)
③ 인사상담제도 ④ 제안제도
⑤ 직원협력제도

3. 균형성과표(BSC)의 핵심요인에 해당되지 않는 것은?

① 고객 관점 ② 기업조직의 목표
③ 재무지표 ④ 내부프로세스 관점
⑤ 학습과 성장

4. 균형성과표를 적용한 병원경영성과의 통합관리의 기대효과로 옳지 않은 것은?

① 구성원 스스로 목표설정에 참여 ② 목표달성을 향상시킴
③ 보상체계의 확립 ④ 재고관리의 활성화
⑤ 구성원의 일체감 형성

5. 리스트럭처링에 대한 내용과 관련이 없는 것은?

① 과거 지향적 ② 사업 계획적으로 선택
③ 경쟁력 있는 사업 구조 ④ 기존 사업의 축소 또는 통합
⑤ 중장기 경영 혁신 전략

정답 1. ③ 2. ⑤ 3. ② 4. ④ 5. ①

실전문제

6. 기업 내부의 프로젝트 활동을 기업 외부의 제3자에 위탁해 처리하는 시스템은?

① 인소싱
② 리스트럭처링
③ 다운사이징
④ 아웃소싱
⑤ 벤치마킹

7. 최고 수준의 경쟁력을 확보하기 위해 업계를 선도하는 선진 기업의 수준과 지속적으로 비교하고 분석하는 것은?

① 인소싱
② 리스트럭처링
③ 다운사이징
④ 아웃소싱
⑤ 벤치마킹

8. 경영기법의 종류에 해당되지 않는 것은?

① 경영사이징
② 리스트럭처링
③ 다운사이징
④ 아웃소싱
⑤ 벤치마킹

9. 통계모형을 분석하기 어려울 경우 관련 전문가들의 의견을 구하고 종합적인 방향을 전망해 보는 기법은?

① 분석기법
② 분산분석기법
③ 델파이기법
④ 과학기법
⑤ t-검정기법

10. 6시그마(Six sigma)기법 중 DMAIC의 5단계 중 M에 해당되는 것은?

① Missing
② Measure
③ Movement
④ Method
⑤ Magic

정답 6. ④ 7. ⑤ 8. ① 9. ③ 10. ②

실전문제

11. 효과적인 의사소통 방안에 해당되지 않는 것은?

① 감정의 억제
② 신뢰성 회복
③ 언어의 다양화
④ 타인에 대한 감수성 훈련
⑤ 의사소통 타이밍

12. 어떤 개인이 자신에게 맡겨진 일을 해낼 수 있는 능력을 갖추고 있다는 신념의 의미로 옳은 것은?

① 역량
② 신념
③ 동기
④ 영향력
⑤ 의미감

13. 균형성과표에서 균형적 시각의 평가내용으로 옳지 않은 것은?

① 유형과 무형, 단기와 장기의 균형 잡힌 관점에서 성과를 측정하고 관리하기 위해 개발
② 목표달성을 위하여 조절과 통제를 할 수 있기 위한 목적으로 수행
③ 개인의 성과지표와 회사 목표가 어떻게 연동돼 있는지 한 눈에 파악
④ 재무상태는 양호하나 고객만족도와 내부 프로세스의 효율성이 낮고 구성원의 학습상태가 좋지 않으면 전체적 균형성과기록표의 점수는 낮음
⑤ 재무, 고객, 내부 프로세스 등 3분야에 대해 측정지표를 선정해 평가한 뒤 지표별로 가중치를 적용해 산출

14. 6시그마의 DMAIC 5단계의 순서가 옳은 것은?

① 정의 → 측정 → 개선 → 분석 → 관리
② 분석 → 정의 → 측정 → 관리 → 개선
③ 분석 → 정의 → 관리 → 측정 → 개선
④ 정의 → 측정 → 분석 → 개선 → 관리
⑤ 정의 → 관리 → 측정 → 개선 → 분석

정답 11. ③ 12. ① 13. ② 14. ④

11

성격유형, 모집 및 거버넌스

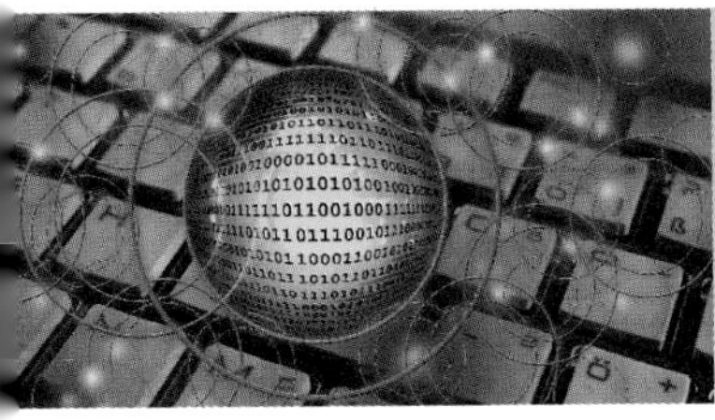

1. 성격유형(MBTI) 및 조직성격
2. 해고 및 직무교육
3. 면접방법의 장 · 단점 및 종류
4. 거버넌스의 개념, 분류 및 기능
5. 보건의료데이터 거버넌스의 개념 및 영역

제11장

성격유형, 모집 및 거버넌스

1. | 성격유형(MBTI) 및 조직성격

1.1 성격유형(MBTI) 및 조직성격의 이해

- 성격의 이해는 조직행동을 이해하는데 중요
- 성격(personality)이란 한 개인을 독특하게 특정지어 주는 특질들의 집합
  - 사고, 행동 및 감정 등을 반영하는 일련의 정신적 특징
- 성격은 주로 타인에게 반응하거나 타인을 대할 때 나타나기 때문에
  - 개인이 외부에 반응하는 대응방식의 총체라고 할 수 있음
- 한 개인의 성격을 이해하면 그 사람의 미래의 행동 경향을 예측할 수 있기 때문
  - 조직행동연구에서 행동은 중요한 부분 차지

1) 성격유형의 이해

(1) MBTI(Myers Briggs Type Indicator) 모형

- 최근 성격유형분류로 가장 많이 사용되는 MBTI 기법
  - C. Jung의 분류에 기초를 두고 있음
- 100개의 질문으로 사람들이 외부환경이나 타인을 대하는 방식을 측정
  - 4가지 축에 사람들을 분류하게 됨

- 이것은 문제를 해결하고 의사결정을 하는데 있어 정보를 수집하고 평가하는 방식
  – 직장에서 많이 사용

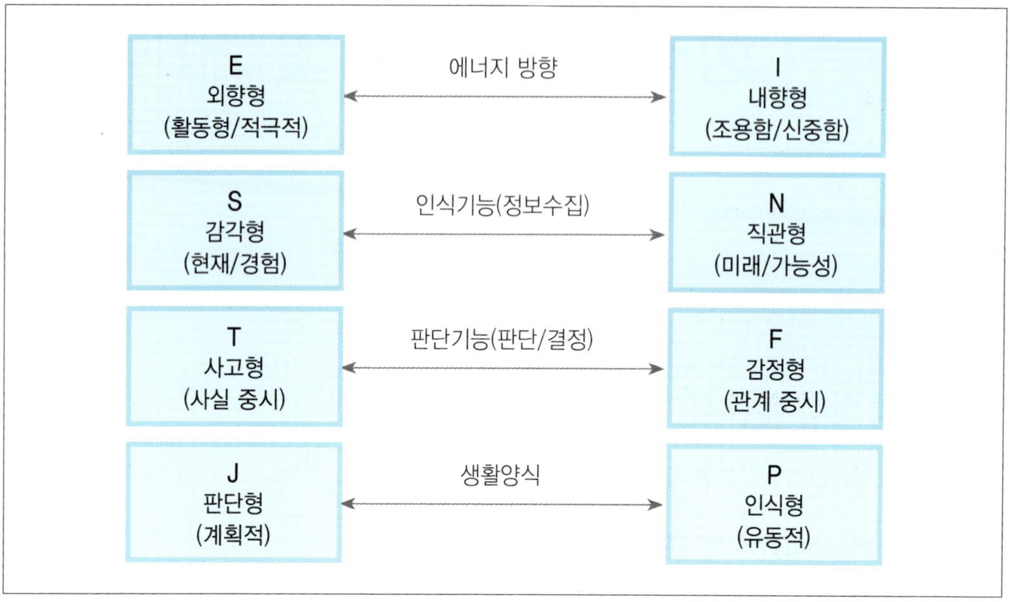

그림 11-1. 성격유형분류 : MBTI 모형

(2) MBTI 타입

- MBTI 타입의 문제해결 스타일이 나타남
  – 이를 이용하여 타입에 적합한 특정 직무를 찾아볼 수 있음

① 감각형(sensation–type) : S – **현재, 경험**

- 정보수집에 있어 틀에 박힌 것과 질서를 선호
- 잘 정의된 세부사항을 강조
- 새로운 가능성을 찾기보다는 이미 잘 알려진 사실을 다룸
- 지금 당장 느껴지는 것을 그대로 인지하는 타입
- 현실적이고 꼼꼼하며 객관적인 룰을 쫓아가며 실용적인 유형

② 직관형(intuitive–type) : N → **미래, 가능성**

- 큰 비전을 선호하고 새로운 문제해결을 좋아함

- 틀에 박힌 것을 싫어 함
- 이미 잘 알려진 것보다는 새로운 가능성을 추구
- 미래에 대한 감정이나 감각을 더욱 중요하게 인지하는 타입
- 직관적이고 이상적인 유형

③ **사고형**(thinking-type) : T → **사실 중시**

- 문제를 처리하는데 이성과 지성을 활용
- 문제해결에 정서적인 측면을 고려하지 않음
- 자신의 룰을 쫓는 타입으로 이성적이고 명분을 중요시 여기는 유형

④ **감정형**(Feeling-type) : F → **관계 중시**

- 만족을 중심으로 쫓는 타입으로 공감적이고 인간적인 유형

⑤ **판단형**(Judging-type) : J → **계획적**

- 결과가 중요한 유형으로 분류, 정리하기를 좋아함
- 계획하며 행동하는 것을 좋아하며 판단력이 좋은 유형

⑥ **인식형**(Perceiving-type) : P → **유동적**

- 과정이 중요한 유형으로 즉흥적이고 융통성이 있음
- 편한 것이 최고라고 생각하는 유형

표 11-1. MBTI : 4가지 문제해결 타입

감각-사고(ST) 타입	직관-사고(IT) 타입
▶ 기술적 감각, 자료처리, 정확한 순서 ▶ 규칙과 절차, 관찰과 지시, 서류철에 강함 ▶ 회계 생산, 컴퓨터 프로그래밍, 시장조사 예) 엔지니어링, 증권거래	▶ 이해력 강조, 통합과 해석, 논리중시 ▶ 객관적, 탐구와 발견 및 문제해결에 강함 ▶ 시스템 디자인, 시스템 분석, 법률 예) 중간 및 최고경영자
감각-감정(SF) 타입	**직관-감정(IF) 타입**
▶ 대인관계, 동정과 우정, 개발적 의사소통 ▶ 협력과 설득에 강함 예) • 직접감독, 카운슬링, 인사관리 • 교사, 상담사	▶ 직관, 이상적, 창의적, 개인적 ▶ 형상과 조합에 강함, 광고 판매 예) 고객서비스, PR, 예술

(3) 내향성과 외향성

① **내향성**(introvert orientation) : I형

- I형은 사람들과 함께 있기 보다 혼자만의 시간을 더 중요하고 좋아함
- 내향성은 관심이 자신의 내부로 향하는 성격
- 반응에너지가 개인의 감정이나 의식 등 내적으로 내면화하는 행동경향성
- 비교적 조용하고 부끄럼을 타며 교제를 싫어하는 경향
- 감정에 민감하고 관심이 많음
  - 추상적인 관념과 개념을 다루는데 자연스러움

  예) 기술고문이나 연구부서에 적당

㉠ I-A

- I-A는 자기확신이 있고 독립적인 내향형
  - 타인과의 교류를 크게 신경 쓰지 않음
- 필요한 일에서는 자신감이 넘치는 유형

㉡ I-T

- I-T는 주변에 영향을 많이 받고 예민한 내향형
  - 혼자 있으면서도 주변에 항상 신경을 씀
  - 주위사람으로부터 스트레스를 받음
- 갈등을 싫어하기 때문에 속상한 일이 있어도 밖으로 표현하지 않는 유형

② **외향성**(extrovert orientation) : E형

- 외향성은 관심이 외부로 향하는 성격
- 반응에너지가 외적 행동으로 많이 나타나는 행동경향성
- 사교적, 활달하며, 항상 사람들과 교제하기를 원함
- 여러 일들에 관련되기를 희망

  예) 판매직

㉠ E-A

- E-A는 사람과의 관계를 좋아하고 인간관계에 대한 스트레스가 거의 없음
- 관계에 집착하지도 않아 때론 타인에게 상처를 주기도 함

㉡ E-T

- E-T는 외로운 걸 싫어해 사람들과 함께 하지만 인맥관리에 매우 신경씀
- 모임에 초대받지 못할 경우 무척 불안해 함
- 겉으로는 쾌활해 보이지만 속으로는 스트레스를 무척 많이 받는 성격

(4) MBTI

① MBTI-A : 자기확신(Assertive)

- 독립적으로 주변의 영향을 잘 받지 않음
- 폭풍 속에서도 고요함을 느낄 만큼 감정의 변화가 크지 않음
- 주변 상황에 스트레스를 잘 받지 않음
- 사회적 성취에 별로 연연해 하지 않으며 느긋하고 긍정적인 성격
- 일상적인 어려움에 직면했을 때 대부분 자신감을 느낌
- 끝난 일에 대해 미련을 두지 않는 편

② MBTI-T : 민감(Turbulent)

- 심한 감정기복과 의존적으로 주변의 영향을 많이 받음
- 스트레스에 민감하고 주변 눈치를 많이 봄
- 완벽주의 성향으로 성공과 성장을 위해 노력
- 사회적 성취 욕구가 무척 높음
- T형은 감정적으로 예민하기 때문에 예술적 활동에서 두각을 나타내는 편
- 끝난 결과에 대해 많이 후회함
- 다른 사람들과 자신을 비교할 때 A형 보다 더 부정적인 느낌을 가짐

(5) IJFJ : 높은 예측 능력

- 판단형 성격으로 루틴과 예측 가능한 걸 선호

- 공감 능력과 타인의 요구를 예측하는 능력이 높음
- 동일한 INFJ이지만 민감성이 다른 경우 다른 성격처럼 보일 수도 있음

① IJFJ-A : 문제 접근
- INFJ-A 유형은 자신에 대한 확신으로 여유가 있음
- 문제접근, 주위사람 아낌, 독립적 결정, 변화에 유연
- 세상의 부조리, 불평등, 사람들이 겪는 문제들에 대해 걱정을 함
- 희망적으로 문제에 접근하고 해결하려고 함
- 문제에서 오는 스트레스로부터 스스로를 잘 보호하는 편

② INFJ-T : 자기희생
- INFJ-T 유형은 스스로에 대해 확신이 약함
- 문제 핵공감, 주위의 인정 욕구 영향 받음, 자기희생
- '내 생각이 맞나?'하고 스스로 질문을 계속하는 성향
- INFJ-A형 보다 스트레스에 더 취약하고 걱정이 더 많은 편
- 이런 점들 때문에 노력을 더 많이 하고 그런 노력이 큰 성과로 이어지기도 함
- INFJ 유형은 세상 사람들이 어떤 문제를 겪는지 잘 파악하고 느낌
  - INFJ-T형은 훨씬 더 잘 느낀다고 함
- INFJ-T 유형은 도덕적인 잣대가 높고 이타적인 성향
  - 다른 사람들의 문제에 지나치게 관여하는 경향이 있음
- 다른 사람들의 문제를 극공감하며 때론 자신의 문제로 착각하기도 함
  - 도움을 주지 못할 경우 스스로를 자책하며 스트레스를 받음

2) 조직의 성격

(1) 통제의 위치(locus of control)
- 사람들이 자신의 삶에서 얻은 결과에 자신이 영향을 줄 수 있다고 믿는지
  - 나타내는 개념
- 사람들은 자신과 관련된 일의 결과가 주로 자기 자신에 의해 통제되는지
  - 외부의 요인에 의해 통제되는지에 대한 일반적인 믿음이 있음

① 내재론자(internals)

- 자신이 자신의 운명을 통제할 수 있다고 믿는 사람
- 내재론자에게는 일의 방법이나 기간 등 자세한 지침을 갖고 관리하면
  - 역효과가 남
  - 스스로 알아서 책임있는 행동을 하려고 하기 때문

② 외재론자(externals)

- 자신에게 일어난 일들이 자신의 통제권 밖에 있음
- 외부 요인에 의해 결정된다고 믿는 사람
- 모든 것이 자신의 상사에게 달려 있다고 생각하는 외재론자들
  - 이들에게 자율적으로 일을 하도록 한다면 성과가 오르지 않을 것임

③ 내재론자와 외재론자의 차이점 : 현장연구 결과

- 현장연구 결과 내재론자가 외재론자보다 직무만족도가 높음
  - 보다 적극적이며 참여적인 행동을 보임
  - 정서적으로도 안정되어 있으며 스트레스에 대한 수용력도 강함
- 내재론자들이 외재론자들에 비해 일반적으로 더 높은 성과를 보여 줌
  - 출세 및 승진에서도 빠름
- 외재론자들은 비교적 불안감을 많이 느끼고 스트레스에도 약함

(2) A 및 B형의 성격 유형

① A형의 성격

- 매우 경쟁적이고 급하게 일을 처리하는 유형

② B형의 성격

- 매사에 태평하고 덜 경쟁적으로 행동하는 유형

(3) 모험 선호도

① 모험선호도가 낮은 성격

- 모험선호도가 낮은 성격을 가진 사람일 경우
  - 책임이 크거나 도전적인 일을 피하려 함
  - 복지부동의 상태에서 남의 눈치를 봄
  - 상사가 지시하는 일만 꾸중 안들을 정도로 해낼 것

② 모험선호도가 높은 성격

- 모험선호도가 높은 성격을 가진 사람일 경우
  - 해외시장 개척이나 도전적 분야에서 능률을 올릴 것
  - 계속해서 혁신을 추구함
  - 항상 새로운 사업과 새로운 방식을 택할 것임

(4) 권위주의와 독단주의

① 권위주의(authoritarianism)

- 권위주의적 성격의 소유자는 전통적 가치를 엄격하게 준수
  - 인정된 권위에 절대 복종하는 경향
  - 이러한 사람은 권한에 잘 복종하며 규칙을 잘 지킴

② 독단주의(dogmatism)

- 독단주의란 자신의 신념에 있어 너무 완고한 성격을 말함
- 독단주의가 강한 사람
  - 타인의 의견을 듣지 않는 폐쇄적 마음(close-minded)을 갖고 있음
- 독단주의가 약한 사람
  - 개방적 마음(open-minded)을 갖고 있음
  - 다양한 의견을 경청하지 않아
  - 사실에 대한 정보가 부족한 상태에서 의사결정을 하게 됨

(5) 마키아벨리즘(Machiavellism)

- 16세기 이탈리아의 정치사상가인 마키아벨리의 저서 '군주론'
  - 권력을 쟁취하기 위해 수단과 방법을 가리지 말아야 한다는 주장

① 마키아벨리즘이 약한 성격 소유자

- 주변 사람을 도덕적으로 혹은 정직하게 대하며 누구를 이용하려 들지 않음

② 마키아벨리즘이 강한 성격 소유자

- 타인을 이용하려 들고 마음대로 구슬림
  - 냉정하게 대하면서 자신의 이익만을 챙기려 함
- 이런 성격 소유자는 조직에 불화를 가져오고 때로는 위험을 초래하기도 함

2. | 해고 및 직무교육

2.1 해고 및 징계제도

1) 징계에 의한 해고

- 어느 조직이나 계약된 직무성과를 달성하지 못하거나 규정을 위반하는 직원들이 있기 마련
- 병원이 이들을 보유하고 있으면 계속해서 손해를 보게 됨
  - 다른 직원들에게도 좋지 않은 영향을 미침
- 이러한 부정적 상황을 개선하고 극복하기 위해
  - 각 조직에는 징계위원회가 있거나 노동조합과 교섭하는 절차도 있음

2) 징계에 의한 해고 회피 방법

(1) 예방적 방법

- 모집과 선발 시부터 문제가능성이 있는 직원을 걸러낼 수 있는 방법을 최대한 동원

(2) 교정적 방법

- 조직 내 과학적 교육 및 상담제도를 운영함으로써 문제사원의 행동을 수정함

(3) 학습적 방법

- 직원의 개선된 행동에 대해 칭찬과 포상으로 동기를 부여
- 잘못된 행동에 대해 처벌과 벌칙으로 조직 내에 학습이 이루어지도록 함

(4) 징계에 의한 해고

- 어떤 방법을 통해서도 개선되지 않는 직원에 대해
  – 일정한 징계절차를 거쳐 고용계약을 파기할 수 있음

3) 징계 방식 및 제도적 장치

- 대부분 조직들은 잘못을 저지른 직원의 행동 정도에 따라 점진적인 징계방식 택함
- 징계 순서
  – 구두경고 → 견책 → 감봉 → 정직 → 해고
- 징계에 의한 해고과정에서 억울한 경우 청원절차
  – 이를 통해 직원에게도 변명과 자기주장을 할 수 있는 기회가 주어질 수 있도록
  – 제도적 장치를 마련해야 함

4) 경영상 이유의 해고 조건

- 긴박한 경영상의 필요가 있어야 함
- 해고를 피하기 위한 노력을 다해야 함
- 합리적이고 공정한 기준을 정하고 이에 따라 대상자를 선정해야 함

5) 조직 내 징계제도의 기대효과

- 부적절한 행동의 예방 및 개선
- 부당하게 징계결정이 내려지지 않도록 하는 신분보장 효과
- 의사소통의 증대

2.2 고용 및 모집관리

1) 고용관리

(1) 광의적 범위

- 모집, 선발, 배치, 퇴직 및 해고에 이르기까지의 관리활동

(2) 협의적 범위

- 모집, 선발 및 배치의 3가지 활동에 국한

표 11-2. 고용관리의 광의적 및 협의적 범위

광의적 범위	협의적 범위
▶ 모집, 선발, 배치, 퇴직 및 해고까지 – 관리활동	▶ 모집, 선발 및 배치 – 3가지 활동에 국한

2) 직원모집(recruitment)

(1) 원내모집

- 이동, 승진, 현종업원의 추천, 퇴직자 재고용 업적에 대한 동기부여
- 승진기회, 능력평가기회 확대, 사기, 충성심 앙양, 직무적용기간 단축
- 진부한 사고 탈퇴 어려움, 비업무적 경쟁관계의 조장
- 관리자 교육프로그램 개발 필요

(2) 원외모집

- 광고모집, 직업소개소, 교육기관 추천, 타기관 추천 등
- 새로운 사고와 관점의 도입, 개혁, 변화모색 용이
- 직무적용시간 소요, 내부직원 동기부여상실
- 신입자의 정보 불충분

표 11-3. 원내 및 원외모집

원내모집	원외모집
▶ 이동, 승진, 현종업원의 추천, 퇴직자 재고용 업적에 대한 동기부여 ▶ 승진기회, 능력평가기회 확대, 사기, 충성심 앙양, 직무적용기간 단축 ▶ 진부한 사고 탈피 어려움, 비업무적 경쟁관계의 조장 ▶ 관리자 교육프로그램 개발 필요	▶ 광고모집, 직업소개소, 교육기관 추천, 타기관 추천 등 ▶ 새로운 사고와 관점의 도입, 개혁, 변화모색 용이 ▶ 직무적용시간 소요, 내부직원 동기부여상실 ▶ 신입자의 정보 불충분

3. | 면접방법의 장·단점 및 종류

3.1 면접방법의 장·단점

1) 면접방법의 장점

- 면접방법은 비교적 정확한 정보를 얻을 수 있음
- 자료를 수집할 때 용어를 통일시킬 수 있음

2) 면접방법의 단점

- 많은 대상자를 조사하는 경우 막대한 시간과 비용이 소요

3.2 면접방법의 종류

1) 집단면접(group interview)

- 응시자를 소규모로 집단화하여 자유롭게 토론하는 과정에서 우수한 인재를 선발
- 1-2인 면접자가 여러 지원자를 면접하는 방법
  예) 토의를 통한 개인능력 심사

2) 보오드 면접(board interview)

- 여러 명의 면접자가 한사람 지원자를 상대로 면접
  예) 전문직이나 고위층 선발

3) 스트레스 면접(stress interview)

- 지원자에게 적대적으로 대해 당황하거나 짜증나게 함
  예) 감정 지배력 심사

중요 내용

1) 정원수 측정시의 영향
  ▸ 병상규모
  ▸ 입원 및 외래 환자수
  ▸ 의료서비스 및 전문화수준

2) 면접의 종류

◐ 집단면접(group interview)
  ▸ 1–2인 면접자가 여러 지원자를 면접하는 방법
  예) 토의를 통한 개인능력 심사

◐ 보오드 면접(board interview)
  ▸ 여러 명의 면접자가 한사람 지원자를 상대로 면접
  예) 전문직 고위층 선발

◐ 스트레스 면접(stress interview)
  ▸ 지원자에게 적대적으로 대해 당황하거나 짜증나게 함
  예) 감정 지배력 심사

4. | 거버넌스의 개념, 분류 및 기능

4.1 거버넌스(Governance)의 개념

1) 거버넌스의 용어

- 거버넌스는 의사결정과 관련이 있음
- 최근에는 행정을 '거버넌스'의 개념으로 보는 견해
- 데이터와 정보로부터 파생된 새로운 개념인 거버넌스

2) 거버넌스의 의미 : 통합관리체계

- 거버넌스란 공동 목표를 달성하기 위해 주어진 자원 제약하에서 이해 당사자들이 책임

감을 가지고 투명하게 의사결정(decision making)을 수행할 수 있게 하는 제반 장치

- 공통된 목표를 위해 상이한 집단들이 수평적으로 협력하는 조직체계
- 거버넌스는 통합관리체계라고 할 수 있음

거버넌스의 개념

◐ 거버넌스의 포괄적 개념

▶ 거버넌스 = 의사결정 = 데이터와 정보의 파생 = 통합관리체계

▶ 데이터 양 증가 → 데이터 신뢰, 관리 및 활용문제 → 해결방안 데이터 거버넌스

◐ 거버넌스의 의미

▶ 공동 목표 달성하기 위함

– 주어진 자원하에서 이해 당사자들

– 의사결정을 수행할 수 있게 하는 제반 장치

9.2 거버넌스의 분류

1) 데이터 거버넌스(Data governance, DG)

(1) 데이터 거버넌스의 의미

- 데이터 거버넌스는 전사적으로 보유하고 있는 데이터를 관리하기 위한 정책, 지침, 표준, 전략 및 방향을 수립
- 데이터를 관리할 수 있는 조직 및 서비스를 구축하는 통합적 데이터 관리체계 데이터 관리에 있어 정부가 주도하는 것이 아니라 조직이 자발적으로 데이터 관리에 관한 정책과 프로세스, 프라이버시 방안, 데이터 질 관리 방안 등을 만들고 준수함
- 프라이버시나 보안성 등 국가에서 정한 기준이 있는 경우에는 국가의 기준을 반영하여 시행해야 함
- 데이터 거버넌스의 관리 영역은 조직에서 사용하는 데이터의 가용성, 유용성, 통합성 및 보안성을 관리하기 위한 정책과 프로세스, 프라이버시, 보안성, 데이터 품질, 관리규정 준수 등에 관한 사항

(2) 데이터 거버넌스의 필요성

- 데이터가 넘쳐나는 현대사회에 기업 내부의 데이터 관리와 활용문제

– 이를 해결하려면 데이터 거버넌스 정착이 필수적임

(3) 데이터 거버넌스의 구성요소 및 실행

① 데이터 거버넌스의 구성요소
- 사람, 기술, 프로세스(process, 과정)
  – 데이터 거버넌스가 이루어지기 위해 3가지 요소가 유기적으로 연계되어야 함

② 데이터 거버넌스의 실현하기 위한 방법
- 첫째 : 데이터 표준관리, 데이터 구조관리, 데이터 품질관리, 데이터 보안관리 영역의 데이터 관리에 관한 정책과 원칙이 만들어져야 함
- 둘째 : 이를 실현하는 프로세스와 데이터관리 조직이 구성되어야 함

③ 실행 단계
- 기획, 조직 및 통제

(4) 데이터 거버넌스 및 데이터 관리의 기능

① 데이터 거버넌스의 주요 기능
- 데이터 품질관리, 메타데이터 관리
- 데이터 수명주기를 고려한 데이터 주기관리
- 데이터 접근 및 권한 부여
- 데이터 인벤토리(inventory), 데이터 통합 등의 통제기능
- 데이터 보안 및 프라이버시 관리 등

  ☞ 인벤토리(inventory) : 물품 목록(일반 용어)

② 데이터 관리 기능
- 업무용어정리, 기준 정보관리
- 데이터 표준관리, 데이터 구조관리
- 데이터 질관리, 데이터 흐름관리

- 데이터 보안관리

③ 데이터 거버넌스의 세부적 기능

㉠ **데이터 품질관리**(Data quality management)

- 데이터 프로파일링 및 데이터 정체와 같은 작업을 포함하여 데이터 사용 방법에 따라 실행

㉡ **메타데이터 관리**(Metadata management)

- 데이터 검색 중 데이터를 찾고 분석 도구가 빅데이터를 정확하게 해석하고 사용할 수 있도록 실행

㉢ **데이터 주기관리**(Data cycle management)

- 데이터 생성 및 초기 저장에서부터 데이터가 폐기될 때까지 시스템의 데이터 흐름을 관리하는 정책 수립 필요

㉣ **데이터 보안 및 프라이버시 관리**(Data security and privacy)

- 데이터 요구 사항 및 정책은 사용자의 역할을 기반으로 필요한 데이터 보호 수준을 정의

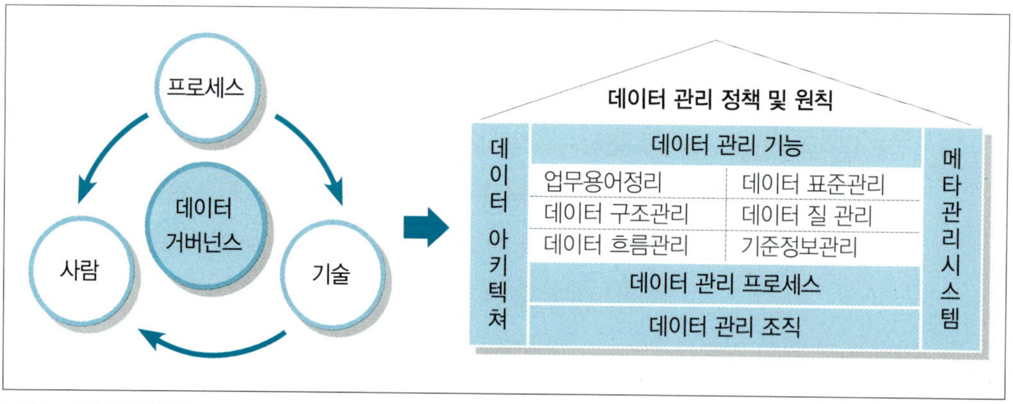

그림 11-2. 데이터 거버넌스의 구성 요소

☞ 데이터 아키텍쳐(data architecture)

▸ 기업의 전사적 아키텍쳐의 중요한 하부 구조

▸ 데이터 측면에서 기업 시스템을 처음부터 끝까지 조망

▸ 시스템의 본질인 데이터를 체계적, 구조적으로 관리하고 설계하는 전 과정

→ 아키텍쳐 : 건축(일반 용어)

표 11-4. 데이터 거버넌스의 기능

데이터 품질관리 (Data quality management)	메타데이터 관리 (Metadata management)
▸ 데이터 프로파일링 및 데이터 정체와 같은 작업 포함 – 데이터 사용 방법에 따라 실행	▸ 데이터 검색 중 데이터를 찾음 – 분석 도구가 빅데이터를 정확하게 해석하고 사용할 수 있도록 실행
데이터 주기관리 (Data cycle management)	**데이터 보안 및 프라이버시 관리 (Data security and privacy)**
▸ 데이터 생성 및 초기 저장에서부터 데이터가 폐기될 때까지 – 시스템의 데이터 흐름을 관리하는 정책 수립 필요	▸ 데이터 요구 사항 및 정책은 사용자의 역할을 기반 – 필요한 데이터 보호 수준을 정의

2) 정보 거버넌스(Information governance, IG)

- 정보 거버넌스는 데이터와 정보를 사용
  - 이를 통해 정보 품질, 마스터 데이터, 보안 및 보존, 건강정보의 교류, 법적 준수에 대한 감사(audits), 기록의 전자적 검색 및 보관, 정보수명주기 등
  - 정보를 기업의 비즈니스를 위한 핵심자산으로 최적화하고 보호하며 활용하는 방안
- 정보 거버넌스는 조직과 조직 내의 프로세스와 정보기술 기반의 일환으로 통합되어 관리되는 시스템

표 11-5. 데이터 및 정보 거버넌스의 차이점

데이터 거버넌스	정보 거버넌스
▸ 기업에서 사용하는 데이터의 가용성, 유용성, 통합성 및 보안성을 관리하기 위한 정책과 프로세스 다룸 ▸ 데이터의 가치를 보전하고 활용하기 위해 정책, 지침, 표준, 전략 및 방향을 수립하는 관리체계 및 프로세스	▸ 정보 거버넌스는 데이터와 정보를 사용 ▸ 이를 통해 정보 품질, 마스터 데이터, 보안 및 보존, 건강정보의 교류, 법적 준수에 대한 감사(audits) ▸ 기록의 전자적 검색 및 보관, 정보수명 주기 등

5. | 보건의료데이터 거버넌스의 개념 및 영역

5.1 보건의료데이터 거버넌스의 개념

1) 보건의료데이터 거버넌스의 의미

- 보건의료데이터란 환자의 증상, 진단, 시술 및 치료결과를 포함
  - 환자의 진료내용에 관련된 데이터의 의료기관의 운영에 필요한 데이터를 말함
- 보건의료데이터 거버넌스
  - 의료기관이 자발적으로 환자의 의무기록 데이터와 의료기관의 운영에 관련
  - 데이터에 관한 정책과 프로세스, 프라이버시 방안, 비밀보장 방안, 데이터 질 관리방안 등을 제정하고 준수하는 것

  예) ▸ 데이터의 수집, 정제, 저장 및 이용

  ▸ 보건의료정보 거버넌스는 보건의료정보의 분석 및 활용

2) 보건의료데이터 거버넌스의 유익성

- 보건의료데이터 거버넌스는 데이터를 활용함으로써 얻을 수 있는 이익을 최대화함
- 이로 인해 발생할 수 있는 위험은 최소화는 것
- 이익과 위험에 대한 평가가 중요
- 보건의료데이터를 활용함으로써 얻을 수 있는 이익
  - 환자 개인의 이익과 건강권 보장과 보건의료데이터의 사회적 공적 가치
  - 보건의료의 질 및 효율성 향상, 보건의료분야의 과학적 발견 및 혁신이 포함

3) 보건의료데이터 거버넌스의 배경 및 필요성

(1) 보건의료데이터 거버넌스의 배경

① 데이터 양 증가 및 연계성 확대

- 빅데이터 시대가 본격화되면서 데이터의 종류, 양 및 활용도 증가
  - 데이터간의 연계성도 확대
- 보건의료분야는 다른 분야에 비해 데이터의 증가 속도가 신속

– 데이터간의 연계의 필요성이 높은 분야

- 의무기록 데이터 기반
  – 진단, 치료, 의료의 질 향상 활동, 진료비 청구
  – 국가 공공보건 보고 등이 이루어짐
  – 데이터의 일관성, 연계성 및 질관리가 필요

② 의사결정 및 양질 데이터 관리

- 데이터를 기반으로 부가가치를 창출하고 의사결정을 하는 시대
  – 양질의 데이터 관리가 중요

③ 부정확한 보건의료데이터 관리

- 부정확한 보건의료데이터
  – 환자안전과 의료의 질에 부정적인 영향을 미칠 수 있음
- 데이터 거버넌스를 중심으로 하는 전사적 차원의 데이터 관리가 필요

④ 보건의료데이터 효율적 활용

- 보건의료데이터를 효율적으로 활용
  – 표준만을 해서는 안되고 보건의료데이터 거버넌스를 해야 함

(2) 보건의료데이버 거버넌스의 필요성

① 디지털 데이터 양의 증가

- 디지털 데이터는 지속적이고 급속하게 양이 증가
- 데이터를 체계적으로 관리하기 위해 데이터 거버넌스가 필요
- 보건의료분야
  – EMR, PACS, EHR 도입, 정교한 모니터링 및 영상기술, 유전체학 (genomic) 등
  – 의료의 발전, IT 분야 신기술, 법적 명령이 도입
  – 전자화된 데이터 양이 증가

② 데이터 활용영역의 확대 관리

- 진료비 청구, 임상연구, 의료의 질 평가, 경영 및 행정 의사결정지원
- 국내외 의료기관평가 근거 도구, 수집되는 데이터의 활용영역이 확대됨
  - 데이터를 보다 체계적이고 유기적으로 관리할 필요성이 증대
  - 데이터 거버넌스의 중요성이 강조됨

③ 데이터의 낮은 신뢰성 및 품질

- 방대하게 축적된 데이터는 광범위한 영역에서 활용이 되는 조직의 귀중한 자산
  - 데이터의 신뢰성과 품질 수준이 낮으면 양질의 정보관리에도 장애가 됨
  - 조직의 경제적 측면에서도 손실을 끼침
  - 데이터 거버넌스 활동을 통해 데이터의 신뢰성과 질 수준을 향상시킬 필요

④ 개인정보 보호 및 데이터 활용 확대

- 환자의 개인정보 보호가 강조됨에 따라 의료데이터의 활용이 용이하지 않음
- 데이터 활용을 확대하고 환자 안전 및 프라이버시 피해는 최소화
  - 이를 위해 데이터 거버넌스 필요

⑤ 조직의 자산인 데이터 관리

- 필요한 시점에 필요한 사람에게 필요한 의료정보를 제공하기 위해 인센티브 동반
- 의료정보 정책, 보건의료데이터 거버넌스, 정보화된 조직 및 인력 양성
  - 조직의 자산인 데이터를 효율적으로 관리 위해 데이터 거버넌스가 중요

5.2 보건의료데이터 거버넌스의 영역

1) 보건의료데이터 거버넌스의 영역

- 보건의료데이터 거버넌스의 영역
  - 데이터 생애주기별(data life cycle), 데이터 아키텍쳐, 메타 데이터 관리
  - 마스터 데이터 관리, 내용관리, 데이터 보안관리, 비즈니스 인테리전스
  - 데이터 질관리, 용어 및 분류체계관리 등

- 데이터 거버넌스의 각 영역별 보건의료정보관리사의 역할이 필요

(1) 데이터 거버넌스(Data governance)

- 퇴원요약의 생성에서 이용, 파기 및 보안까지 전사적인 관점으로 관리

  예) ▸ 퇴원요약 서식 생성에 필요한 구성 항목을 수집하고 정리

  – 서식을 개발 및 적용

  ▸ 개발한 서식

  – 주기적으로 점검, 활용도가 낮은 서식은 보완 또는 폐기여부 결정

- 서식의 생애주기를 관리
- 서식의 접근권한의 정의와 이용을 위한 의사결정 및 보안을 적용하여 관리

  ☞ 전사적 관점

  – 시스템의 용도, 범위 및 정책 측면에 초점을 둠

  – 개방형 분산 처리 시스템 및 그 환경에 대한 관점

(2) 데이터 생애주기 관리(Data life cycle management)

- 데이터 생애주기 관리는 의무기록 서식생성에 필요한 구성항목을 수집 및 정리
- 서식을 개발하고 개발한 서식을 주기적으로 점검하여 활용도가 낮은 서식은 폐기

(3) 데이터 아키텍쳐 관리(Data architecture management)

- 데이터의 뼈대를 설계하는 작업

  – 일관성 없는 데이터 요소의 이름과 의미가 불충분한 데이터의 질을 체크하는 작업

  예) ▸ 퇴원요약지의 경우 데이터 아키텍쳐의 설명

  – 퇴원요약이 생성하고 운영하는데 필요한 정책을 세움

  – 표준을 어떤 것을 선택할 것인지 접근권한을 어디까지 부여할 것인지

  – 보안 정책은 어떻게 세우고 퇴원요약지의 질은 어떻게 관리할 것인지

  – 조회 및 출력 디자인은 어떻게 결정할 것인지

  – 데이터 수집을 어떻게 하고 활용은 어떻게 할 것인지 등

  ▸ 방법을 결정하는 규칙, 정책 및 모델 세트임

(4) 메타 데이터 관리(Metadata management)

- 메타 데이터는 데이터에 관한 구조화된 데이터
- 메타 데이터는 다른 데이터를 설명해 주는 데이터
- 데이터를 보다 쉽게 검색, 사용 또는 관리할 수 있게 해 주는 구조화된 정보

  예 1) ▸ 의사가 EHR 시스템에서 퇴원요약에 접근하려면
  - 의사는 반드시 본인의 ID와 password를 입력하게 됨
  - 의사가 이 시스템에 접근하거나 접속이 끊기거나 하는 것
  - 자동으로 의사 고유의 ID와 함께 접속시간이 메타 데이터로 저장됨

  예 2) ▸ 3개월간 어떤 직종의 누가 퇴원요약에 접근 후
  - 얼마나 의무기록을 조회하고 기록을 작성했는지
  - EHR(전자의무기록) 시스템에 문의시
  - 메타 데이터에서는 이에 대한 정보를 추출할 수 있음

(5) 마스터 데이터 관리(Master data management)

- 마스터 데이터는 데이터의 속성, 구조, 위치 및 연결정보 등
  - 정보를 유지, 데이터를 설명하기 위한 데이터
  - 참조데이터(reference data)라고 함
- 보건의료정보관리사는 데이터 중복, 부정확 및 불일치 등을 제거
  - 의무기록의 질관리를 해야 함

  예) ▸ 상병 테이블에서 같은 진단명
  ▸ 용어형태가 다른 동의어는 마스터 데이터에서 추출 가능

(6) 전사적 콘텐츠 및 기록관리(Enterprise content and record management)

- 마스터 데이터를 기본으로 하여 서식의 구성에 필요한 항목들을 검토
  - 적정한 내용으로 구성될 수 있도록 함

  예) 수술동의서는 수술에 대한 의료진의 충분한 설명과 환자의 이해 상황
  - 동의라는 조건을 충족할 수 있도록 내용을 표준하고 검증하여 관리해야 함

(7) 비즈니스 인텔리전스/경영지식(Business intelligence, BI)

- 비즈니스 인텔리전스

– 기업이 보유하고 있는 수많은 데이터를 정리하고 분석
– 기업의 의사결정에 활용하는 일련의 프로세스

- 빅데이터 시대의 보건의료정보관리사
  – 의무기록이 1차자료(primary data)에서 파생된 다양한 2차자료(secondary data)를 이용할 수 있어야 함
    예) 데이터를 활용하여 환자진료를 지원하는 임상의사결정지원시스템(clinical decision support system, CDSS)

(8) 데이터 보안관리(Data security management)

- 데이터 보안관리는 의무기록내에 개인정보를 관리함
- 업무상 필요하지 않은 개인정보는 삭제, 비식별화함
- 보건의료정보관리사는 용도에 따라 출력항목을 제한하는 접근권한 관리를 담당

(9) 데이터 질관리(Data quality management)

- 의무기록의 질관리 범위
  – 데이터의 정확성, 접근성, 포괄성, 일관성, 최신성, 데이터 정의
  – 데이터 세분성, 데이터 정밀성, 데이터 관련성, 데이터 적시성에 따라 관리

(10) 용어 및 분류체계관리(Terminology and classification system management)

- 보건의료정보관리사는 의료기관의 표준용어 대상을 정의
  – 표준체계 및 관리체계를 수립하여 관리해야 함
    예) 국제표준용어 : SNOMED CT, UMLS(통일의학용어시스템)
  ☞ 심사평가원, 처치 및 수술료 EDI-SNOMED CT

(11) 내용관리

- 보건의료정보관리사는 마스터 데이터를 기본으로 서식구성에 필요한 항목들 검토
  – 적정한 내용으로 구성될 수 있도록 해야 함
- 콘텐츠 관리시
  – 법적 제약조건, 인증조사와 같은 외부조사 기준, 질 평가 등에 부합되게 관리

2) 보건의료데이터 관리와 보건의료데이터 거버넌스의 차이점

- 보건의료데이터 관리가 상위의 개념
- 보건의료데이터 거버넌스는 이를 구현하는 구체적인 방법론

  예) ▸ 진료데이터와 진료비 데이터를 연계하여 분석할 필요가 있음

  – 과거에는 이 둘은 구축시 연계를 고려하지 않았음

  – 이로 인해 데이터 활용이 잘 되지 않음

  ▸ 과거에는 퇴원요약 데이터는 진료 목적으로 관리되었고 진료비데이터는 진료비 목적으로만 관리되었음

  ▸ 이들을 모두 고려해야 하는 데이터 거버넌스의 시대가 왔음
- 과거에 사용하는 데이터 항목이 적어 전문적인 용어 관리하지 않아도 문제 없었음
- 현대는 데이터 사용 범위가 확대되고 사용자가 다수
  – 여러 목적으로 사용되기 때문에 용어의 정의가 달라질 필요성이 있음
- 과거에는 진료가 주요 목적이었으나 진료비 data, 인사관리 data, 병원경영 data 등
  – 2차 활용도와 데이터 간 연계의 필요성이 지속적으로 확대되고 있음
- 진료 이외 목적
  – 진료비 청구, 의료의 질 관리, 통계, 국가 보건정책수립 자료 등으로 확대되었음
  – 개인건강기록(PHR), 공공보건, 감염병관리, 인공지능(AI) 분석기법 등 데이터가 연계될 것임
- 이처럼 데이터에 연계된 전체 데이터를 관리하는 것이 보건의료데이터 거버넌스임
- 보건의료데이터 거버넌스를 중심으로 하는 전사적 차원의 데이터 관리가 필요

표 11-6. 보건의료데이터 관리와 보건의료데이터 거버넌스의 차이점

보건의료데이터 관리	보건의료데이터 거버넌스
▸ 상위 개념 ▸ 구축된 데이터는 구축 목적에 적합한 용도로만 사용 – 다른 기관과 연계가 어렵고 용도의 데이터와도 연계하여 분석하기 힘듬 예) 입출력 서식의 데이터 관리시 – 데이터 지식이 부족한 전산전문가가 사용자에게 데이터의 요구사항 파악하여 관리	▸ 보건의료데이터 관리를 구현하는 구체적 방법론 ▸ 구축 목적 용도의 다른 기관과 연계하고 분석 – 모두 고려해야 하는 데이터 거버넌스 예) ▸ 진료데이터와 진료비 데이터 – 이 둘은 구축시 연계를 고려하여 분석 ▸ 퇴원요약 데이터는 치료목적으로 관리 ▸ 진료데이터는 진료비 목적으로 관리 – 이들 모두 고려해야 하는 데이터 거버넌스

실전문제

* 가장 맞는 것에 번호를 기재하시오.

1. 데이터 생성에서부터 폐기까지 시스템의 데이터 흐름을 관리하는 정책 수립이 필요한 데이터 거버넌스는?

① 메타 데이터 관리 ② 데이터 주기관리
③ 데이터 품질관리 ④ 데이터 보안관리
⑤ 데이터 프라이버시 관리

2. 데이터와 정보의 사용을 위해 정보 품질, 마스터 데이터 보안 및 법적 준수의 감사를 하는 것은?

① 데이터 거버넌스 ② 흐름 버거넌스 ③ 표준 거버넌스
④ 구조 버거넌스 ⑤ 정보 거버넌스

3. 보건의료데이터 거버넌스의 필요성이 아닌 것은?

① 데이터 양의 증가 ② 데이터 활용 영역의 확대
③ 데이터의 낮은 신뢰성 ④ 데이터의 양질과 무관
⑤ 개인정보의 과도한 보호

4. 데이터 거버넌스의 구성요소인 것은?

① 사람-기술-프로세스 ② 사람-기준-프로세스
③ 사람-기술-결과 ④ 지식-태도-실천
⑤ 지식-기술-실천

5. 거버넌스 개념과 관련이 없는 것은?

① 통합관리시스템 ② 행정 ③ 분리성
④ 의사결정 ⑤ 연계성

정답 1. ② 2. ⑤ 3. ④ 4. ① 5. ③

실전문제

6. 보건의료데이터 거버넌스의 영역에 해당되지 않는 것은?

① 용어 관리　② 데이터 생애주기별
③ 데이터 질관리　④ 데이터 아키텍쳐
⑤ 데이터 종류관리

7. MBTI 유형 중 새로운 가능성을 찾기보다 이미 알려진 사실을 다루는 것은?

① 감각형　② 직관형　③ 사고형　④ 감정형　⑤ 판단형

8. MBTI 중 판단형과 계획적인 유형은?

① T　② N　③ J　④ S　⑤ P

9. 성격유형 중 I-T에 해당되는 것은?

① 자기확신　② 독립적인 내향형
③ 타인교류 신경 안씀　④ 필요한 일에 자신감
⑤ 주변 영향 많이 받음

10. 개인의 성격 특성으로 옳은 것은?

① 내향성은 관심이 타인에게 향함　② B형은 급하게 일을 처리
③ 외향성은 관심이 자신에게 향함　④ A형은 경쟁적
⑤ 독단주의 성격은 전통적 가치 중시

11. 경영상 이유에 의한 해고의 조건이 아닌 것은?

① 해고를 피하기 위한 노력을 다해야 함
② 공정한 기준을 정함
③ 합리적인 기준을 정하고 대상자를 선정해야 함
④ 긴박한 경영상의 필요가 있어야 함
⑤ 생산성 향상과 경쟁력 회복을 위한 작업형태의 변경

정답 6. ⑤ 7. ① 8. ③ 9. ⑤ 10. ④ 11. ⑤

12

성과관리

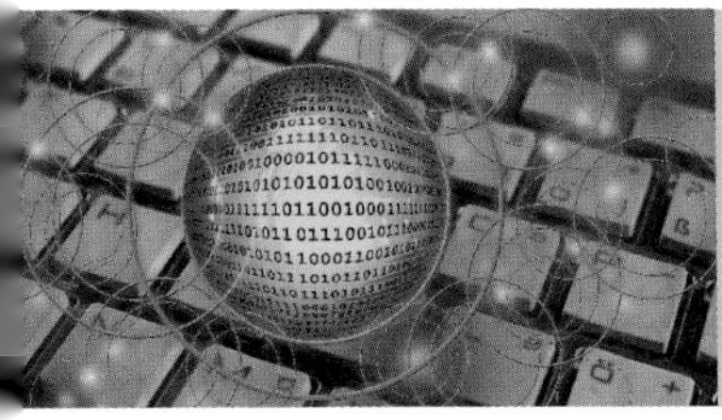

1. 성과관리의 개념, 필요성 및 구축
2. 기업의 성과관리 및 공급망관리
3. 성과지표(KPI)의 의미, 작성 및 측정값
4. 성과관리의 교육 사례 및 리더의 역할
5. 작업 분할 구조도 및 사례
6. 조직의 성과 및 성과관리의 구성 요소
7. 인사평가와 성과관리의 관계
8. 균형성과기록표(BSC) 기반의 성과관리제도

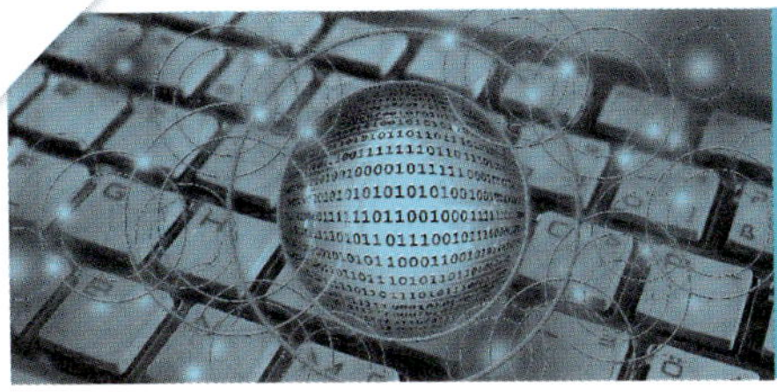

제12장

성과관리

1. | 성과관리의 개념, 필요성 및 구축

1.1 성과관리(Performance management)의 개념

1) 성과관리의 의미

- 성과관리란 생산성과 직원 및 팀의 지속적인 개선에 초점을 맞춘 지속적인 목표지향 프로세스임
- 성과관리는 조직구성원들이 주어진 성과 목표를 달성하도록 체계적으로 관리하는 것
- 성과관리는 먼저 성과 목표가 결정되면 목표 달성 과정에서 사업추진자는 자율성을 가지고 목표를 추구
  - 사후에 성과 목표의 달성 여부를 측정해 차기 사업 및 보상 체계에 반영하는 방식으로 추진
- 국내 정부업무평가 기본법은 '성과관리'를 정부 업무 추진시
  - 기관의 임무, 중·장기 목표, 연도별 목표 및 성과지표를 수립
  - 집행 과정 및 결과를 경제성·능률성·효과성 등의 관점에서 관리하는 일련의 활동으로 규정

2) 성과관리의 프로세스(process 과정)

- 성과관리의 프로세스는 성과평가와 직무분석을 통해 직원의 임금인상, 승진 또는

해고 결정시에 활용할 수 있음
- 직원의 교육 요구를 파악하는데 도움이 될 수 있음
- 경영진이 직원채용 및 선발에 효율성을 평가하는데 도움을 줄 수 있음

(1) 직원의 교육과 훈련(Education and training)

- 직원의 교육, 훈련 또는 연수
  - 담당 직무에 대한 사고방식, 행동, 기술, 지식 및 적응성을 강화함
  - 직무수행의 성과를 극대화하고 미래를 준비해 나가기 위한 과정
- 직원의 교육과 훈련
  - 구성원의 잠재적 능력을 이끌어 내어 발휘할 수 있도록 함
  - 직무에 대하여 많은 지식과 기술을 습득할 수 있게 함

(2) 신입직원교육(Orientation training)

- 신입직원교육
  - 신입직원에게 조직 문화, 정책 및 규율 등을 알리기 위한 교육 프로세스
  - 인사부서에서 총괄하여 실시하는 경우가 많음
- 강사와 교육내용에 따라 조직에 대해 갖는 인상과 근무의욕 등이 달라질 수 있음
- 강사 자질과 교육내용의 개발에 관심을 가지고 향상시키도록 노력해야 함
- 어떤 형태의 교육이든 교육 프로세스 개선을 위해 피드백(feedback, 환류)을 얻는 것이 필수적

(3) 경력개발(On the job training)

- 경력개발
  - 개인이 가지고 있는 기존의 기술, 지식 및 경험을 평가하는 과정
  - 현재와 미래의 직업에 대해 탐구하고 목표를 확립
  - 적절한 행동 과정을 개발하는 것
- 관리자는 조직의 능률향상과 인재육성을 위해 지속적 교육환경을 제공
  - 직원의 직무 성과, 교육 요구사항 및 경력사항 등을 성과관리 프로세스와 연결하여 활용할 수 있도록 함

- 코칭과 멘토링(mentoring)을 활용
  - 원만한 직원관계가 유지될 수 있도록 지원해야 함

☞ 멘토링
- 경험과 지식이 풍부한 사람이 특정한 사람에게 지도와 조언을 함
- 실력과 잠재력을 개발시키는 활동

성과관리의 프로세스(process)

▸ 직무분석 및 직무기술
▸ 직원 모집 및 선발
▸ 훈련 및 개발
▸ 성과평가

1.2 성과관리의 결과 책임

- 성과관리는 정책 등의 계획수립과 집행과정에 대해 자율성을 부여
- 결과에 대해 책임이 확보될 수 있도록 해야 함
- 성과관리는 업무의 성과, 품질 및 만족도가 제고될 수 있도록 함

1.3 성과관리의 필요성

- 급변하는 경영 환경에서 기업은 조직의 생존과 지속적 성장을 위해 환경변화에 적합한 조직 목표 달성에 조직 역량을 전략적으로 집중함
  - 조직 전체의 성과를 효과적으로 달성할 수 있도록 성과관리를 강화
- 성과관리란 조직의 비전과 전략을 달성하기 위한 경영 목표와 활동계획을 수립 · 시행
- 결과를 평가해 경영 및 조직 관리에 환류시킴
  - 조직의 성과를 극대화하기 위한 노력
- 성과관리가 혁신 도구로 필요한 것은 혁신 추진의 결과로 얻게 되는 성과
  - 잘 관리해야만 지속적인 혁신이 가능해지기 때문
- 혁신 성과가 정확히 평가 · 측정되고 이에 대한 보상이 공정하게 이루어져야만 혁신에 대한 동력이 지속됨

표 11-1. 성과관리와 변화관리의 차이점

성과관리	변화관리
▶ 생산성과 직원 및 팀의 지속적인 개선에 초점을 맞춘 지속적인 목표지향 프로세스 ▶ 조직구성원들이 주어진 성과 목표를 달성하도록 체계적으로 관리하는 것 ▶ 성과관리는 정책 등의 계획수립과 집행과정에 대해 자율성을 부여 – 결과에 책임이 확보될 수 있도록 해야 함 ▶ 성과관리는 업무의 성과, 품질 및 만족도가 제고될 수 있도록 함 ▶ 결과를 평가해 경영 및 조직 관리에 환류시킴	▶ 기업에 발생하는 중대한 변화를 기업 성과가 향상되는 방향으로 관리 ▶ 변화관리는 혁신을 추구하면서 병행적으로 수행해야 하는 관리 업무 ▶ 실무적으로는 조직이 어떤 목적을 달성하기 위해 취한 변화 – 조직의 구성원이 영향을 받음 – 조직의 성과 저하가 예상될 때 취하는 조직 대상 관리 프로그램

1.4. 성과관리의 구축

1) 성과관리의 의미 및 성과관리시스템의 구축 목적

- 정부업무평가 기본법 제4조

2) 성과관리시스템 구축의 목적

- 성과를 관리함으로써 조직목표를 달성하고자 하는 전략적 목적
- 인적자원의 채용, 상벌, 유지 및 해고 등에 관련된 의사결정을 지원하려는 관리적 목적
- 구성원의 역량제고를 위한 토대로 활용하는 발전적 목적

2. | 기업의 성과관리 및 공급망관리

2.1 기업의 성과관리

- 성과관리란 각 기업의 환경에 따라 정립된 SCM(공급망관리) 프로세스가 얼마나 잘 운영되고 있는지를 점검하여 개선시키기 위한 것
- 한 기업의 SCM 프로세스는 영업부터 구매까지 많은 과정을 거치면서 많은 조직이 관여되어 있음

- 전체 과정 중에서 한 부문이 뛰어나게 좋은 성과를 보인다고 해서 기업의 전체 효율이나 성과가 높아지는 것은 아님
- 기업의 전체 효율은 가장 낮은 성과를 보이는 부문에 의해 결정됨
- 각 부문의 평균값에 의해 결정되는 것이 아님
- 가장 낮은 성과를 보이는 부문의 프로세스를 찾아내어 집중적으로 개선시켜 나가는 것이 시급
- 성과관리는 이러한 프로세스를 진단하고 처방하기 위해 SCM 프로세스 정립과 함께 반드시 고려되어야 함
- 성과관리는 정립된 SCM 프로세스를 단기간에 정착시키는 역할도 함
- 프로세스(Process)란 어떻게 업무를 수행하느냐를 정의
  – 이에 대한 지속적인 체크가 없이는 프로세스 자체가 정립되기 힘들어짐
- 어떤 계획에 대한 실적 또는 목표 수준에 대한 성과 등을 관리해 나가지 않으면 해당 프로세스는 개선되기 어려워짐

중요 내용

◐ 성과관리시스템 구축의 목적
▸ 성과를 관리함으로써 조직목표를 달성하고자 하는 전략적 목적
▸ 인적자원의 채용, 상벌, 유지 및 해고 등에 관련된 의사결정을 지원하려는 관리적 목적
▸ 구성원의 역량제고를 위한 토대로 활용하는 발전적 목적

2.2 공급망관리(SCM)의 개념

1) 공급망관리(Supply chain management, SCM)의 의미

- 고객 및 이해관계자들에게 부가가치를 창출할 수 있도록 최초의 공급업체로부터 최종 소비자에 이르기까지 전략
  – 상품, 서비스 및 정보의 흐름이 이루어지는 비즈니스 프로세스들을 통합적으로 운영하는 전략
- 기업마다의 최적화에 머물렀던 정보, 물자, 현금에 관련된 업무의 흐름을 공급사슬 전체의 관점에서 재검토
  – 정보의 공유화와 비즈니스 프로세스의 근본적인 변혁을 꾀하여 공급 사슬 전체

현금흐름의 효율을 향상시키려는 관리

2) 공급사슬관리의 필요성

- 공급사슬관리란 공급자로부터 최종고객에 이르기까지의 전체적인 물자의 움직임을 통합적으로 관리하는 것
- 전체적인 채널과 흐름상에서 물자의 움직임에 대한 최적을 구하는 것
- 단순한 내부적 통합은 물론 공급사슬 전체의 정보흐름을 유도할 수 있는 외부적 통합이 반드시 필요
  - 이것이 공급망관리의 시작
- 소매와 도매 단계뿐 아니라 제조, 유통 등 전 단계에서의 실수요에 기초하여 제품을 공급하는 것
  - 이를 위해 개별적인 공급사슬망을 전체로 통합하여 보다 신속하고 저렴하게 보다 확실한 제품을 공급
  - 자원획득으로부터 소비자에게까지 전달되는 전 과정에 대해 유기적인 관계를 구축하고 강화할 필요

3) 공급사슬의 목적

- 공급사슬의 목적은 보다 신속하게, 보다 저렴하게, 보다 확실한 제품을 공급하여 물류비용을 절감하는데 있음

4) 공급망관리(SCM)의 수치화 및 운영

- SCM은 여러 기능의 공정을 함께 연결하여 통제되고 관리
- 지속적인 모니터링과 개선을 필요
- 기업의 성숙도에 따른 관리목표지표를 설정하여 성과관리를 해 나가게 됨
- 구체적으로 수치화할 수 있어야 하고, 경영효율화와 연동되도록 설정
- 기능부서간의 연계를 통해 목표수준을 달성해 나갈 수 있도록 운영

3. | 성과지표(KPI)의 의미, 작성 및 측정값

3.1 성과지표(Key Performance Indicator, KPI)의 의미

- 성과지표란 이루고자 하는 성과를 구체적이고 측정 가능한 형태로 정의
  - 달성 수준을 평가할 수 있도록 하는 문서
- 성과지표는 개인 및 부서, 기업의 성과를 측정할 수 있는 척도가 됨
- 성과지표는 문서를 통해 보고서의 형태로 작성하기도 함
- 파일의 형태로 작성하여 발표 자료로 사용되기도 함
- 성과지표를 얼마나 구체적이고 정확하게 기재하느냐가 성과를 달성하는데 중요

3.2 성과지표의 작성

- 성과관리 부문에서 가장 핵심적인 사항이 KPI(성과지표)
- 산출 및 성과에 대한 직접적인 계량지표가 없을 경우
  - 산출 또는 성과와 관련된 특성 및 정보를 나타내 주는 간접적 측정 단위를 이용해 성과를 측정
- 성과지표를 작성할 때에는 목표를 구체적으로 기재하고 이를 성취하기 위한 방법을 함께 기재

3.3 성과지표(KPI)의 측정값

- 성과지표는 무엇을 체크할 것인가를 정의하는 일
- KPI는 SCM(공급망관리) 운영전략을 고려하여 정의되고 관리되어야 함
- KPIS(주요 성능 지표)는 성능의 시각적 측정값
- 특정 계산 필드에서 지원되는 KPI는 사용자가 정의된 대상에 대해 메트릭의 현재값 및 상태를 빠르게 평가할 수 있도록 디자인됨
- KPI는 기준 측정값에 의해 정의된 값의 성능을 측정값 또는 절대값으로 정의한 대상값에 대해 측정

표 11-2. 공급망관리와 성과지표

공급망관리(SCM)	성과지표(KPI)
▶ SCM은 고객 및 이해관계자들에게 – 부가가치를 창출할 수 있도록 최초의 공급업체로부터 최종 소비자에 이르기까지 전략 ▶ 상품, 서비스 및 정보의 흐름이 이루어지는 비즈니스 프로세스들을 통합적으로 운영하는 전략 ▶ 기업마다의 최적화에 머물렀던 정보, 물자, 현금에 관련된 업무의 흐름을 공급사슬 전체의 관점에서 재검토	▶ 성과지표란 이루고자 하는 성과를 구체적이고 측정 가능한 형태로 정의 – 달성 수준을 평가할 수 있도록 하는 문서 ▶ 성과지표는 개인 및 부서, 기업의 성과를 측정할 수 있는 척도가 됨 ▶ 성과지표는 문서를 통해 보고서의 형태로 작성하기도 함 ▶ 성과지표를 얼마나 구체적이고 정확하게 기재하느냐가 성과를 달성하는데 중요

4. | 성과관리의 교육 사례 및 리더의 역할

4.1 교육내용, 대상, 시간 및 특징

1) 교육내용

- 성과관리, 목표관리, 목표설정 및 피드백(feedback)

2) 교육대상 및 시간

- 관리자, 신임 관리자를 대상으로 5–6시간 교육

3) 교육특징

- 관리자들이 조직의 성과를 높일 수 있도록 직원들과 소통
- 목표관리하는 구체적인 방법론 제시

4.2 제1모듈(module) 성과관리 위한 리더의 역할

- 조직에서 성과 창출, 지속적인 성과, 성과관리 개요
- 성과를 생각하라, 동영상 사례
- 팀 전체의 관점, 목표관리(MBO), 성과관리의 흐름

- 목표관리의 특징, 목표설정의 SMART 원칙
- 목표설정의 상하 연계성, 목표관리의 사이클
- 정량지표, 목표설정의 단계, 목표 할당, 목표설정 면담법
- 지표 설정, 목표 확정 절차

1) 목표관리(Management by Objective, MBO)

- 구성원이 기업 활동에 자발적으로 참여함으로써 동기유발을 향상시키도록 함
- 전원이 자기 목표를 설정하고 스스로 관리 및 실행

2) SMART 원칙

- 목표를 정하는 원칙 5가지(SMART 원칙)
  - For Your Eyes and Ears 눈과 귀를 위하여

(1) Specific(구체적)

- 무엇을, 어떻게 할지, 명확해야 함

(2) Measurable(측정가능)

- 측정가능하고 계량화해야 함

(3) Achievable(달성가능)

- 도전적이나 달성 가능해야 함

(4) Realistic(실현가능한)

- 현실적으로 가능해야 함

(5) Time-limited(시간제한)

- 기한이 정해져 있어야 함

▶ 계량화(quantification)

- 어떤 사실이나 현상을 관찰, 조사, 실험 및 모의상황 등을 통해 숫자화함

– 객관적이고 과학적인 결과로 파악하려는 노력

3) 제2모듈 성과관리를 위한 팀원 관리 및 피드백

- 팀장의 고민, 직원들에 대한 자원 및 관리법, 일의 진행방법
- 작업 분할 구조도(WBS), 진척 확인과 목표 수정, 업무 지도법
- 지시 후 점검, 중간 점검, 복기하라, 질문을 통한 육성법
- 구성원이 기업 활동에 자발적으로 참여함으로써 동기유발을 향상시키도록 함
- 평가와 피드백, 평가시 고려사항, 피드백 면담, 팀워크 향상법

5. | 작업 분할 구조도 및 사례

5.1 작업 분할 구조도(Work Breakdown Structure, WBS)의 의미

- WBS는 프로젝트 목표를 달성하기 위해 필요한 활동과 업무를 세분화하는 작업
- 일정 계획의 시작
- 프로젝트 구성 요소들을 계층구조로 분류하여 프로젝트의 전체 범위를 정의하고 프로젝트 작업을 관리하기 쉽도록 작게 세분화함
- 이때 계층구조에서 최하위에 있는 항목을 작업 패키지(work package)라고 함
  – 작업 패키지는 해당업무의 담당자를 할당할 수 있을 정도로 작게 나눔

표 12-3. SMART 원칙과 WBS(작업 분할 구조도)의 차이점

SMART(목표를 정하는 원칙)	WBS(작업 분할 구조도)
▶ Specific(구체적) – 무엇을, 어떻게 할지, 명확해야 함 ▶ Measurable(측정가능) – 측정가능하고 계량화해야 함 ▶ Achievable(달성가능) – 도전적이나 달성 가능해야 함 ▶ Realistic(실현가능한) – 현실적으로 가능해야 함 ▶ Time-limited(시간제한) – 기한이 정해져 있어야 함	▶ WBS는 프로젝트 목표를 달성하기 위해 필요한 활동과 업무를 세분화하는 작업 ▶ 일정 계획의 시작 ▶ 프로젝트 구성 요소들을 계층구조로 분류하여 프로젝트의 전체 범위를 정의 – 프로젝트 작업을 관리하기 쉽도록 작게 세분화함

5.2 작업 분할 구조도(WBS)의 사례

- 매 학기 초에 학생들이 MT를 가기 위해 준비하는 과정
- 학회 임원들이 모여 전체 할 일을 세부적으로 나눔
- 이 일을 누가, 언제까지 수행할지 역할 분담을 분명히 한 후 철저히 준비
- 일을 세분화하고, 일정을 짜고, 역할 분담을 하는 작업이 WBS임

5.3 작업 분할 구조도(WBS)의 목적과 용도

- 사용자와 개발자 간의 의사소통 도구로 사용함
- 프로젝트 업무 내역을 가시화할 수 있어 관리가 용이함
- 프로젝트 팀원의 책임과 역할이 분명함
- 필요 인력과 일정 계획을 세우는 데 기초로 활용함

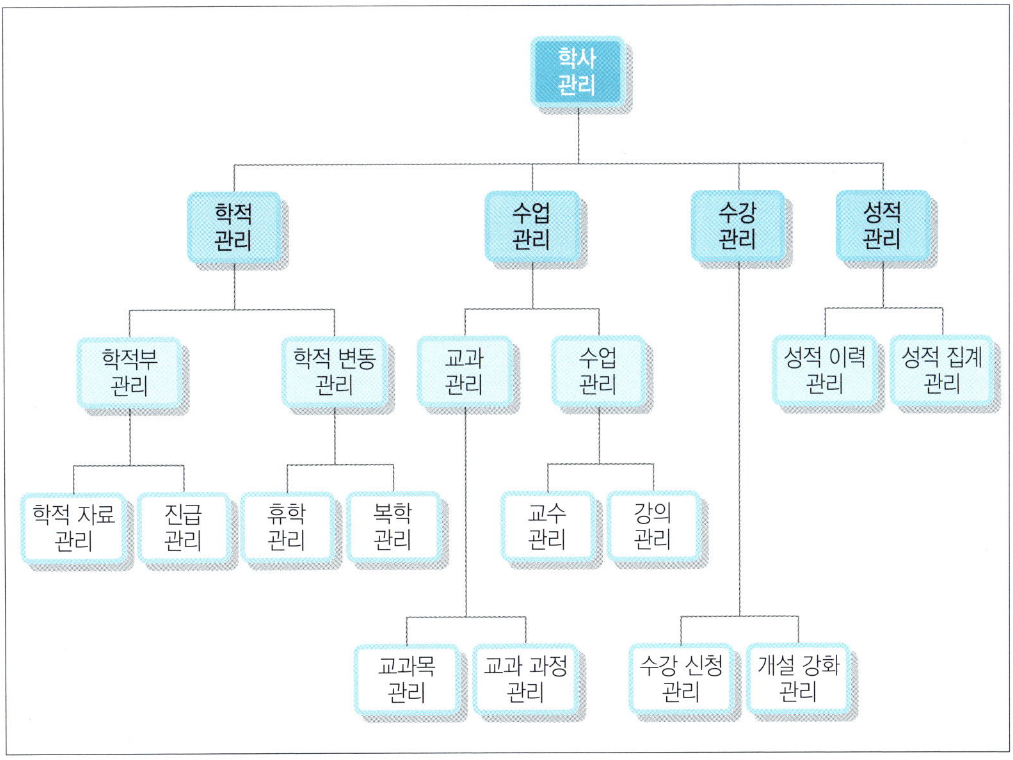

그림 12-1. K대학교 학사관리시스템의 작업 분할 구조도(WBS)

- 개발비 산정 시 기초로 활용함
- 성과 측정 및 조정 시 기준선으로 활용할 수 있음

6. | 조직의 성과 및 성과관리의 구성 요소

6.1 조직의 성과

- 조직의 성과는 결국 개인 성과의 총합
- 조직과 부서, 개인의 성과가 연계되어야 함
- 조직 전체의 목표와 단위 부서 및 개인 목표가 체계적으로 연계되도록
  - 성과관리가 이루어지기 위해서는 조직의 미션으로부터 시작해 달성해야 하는 조직의 목표가 합리적이어야 함
- 이를 달성하기 위한 각 조직 단위와 개인의 업무에 대한 정확한 실적의 측정과 성과정보의 합리적 활용 등
  - 조직 전체가 유기적으로 연동될 수 있는 체계가 갖추어져야 함

6.2 성과관리의 구성요소

- 이러한 체계적 성과관리를 위한 구성요소는 다음과 같음

1) 미션

- 조직의 임무, 설립 목적과 역할

2) 비전

- 조직 임무의 효과적 수행을 통해 달성하고자 하는 조직의 미래 모습

3) 목표 체계

- 중장기 전략 목표와 연도별 성과목표

4) 목표관련 성과지표

- 목표의 실현 정도를 측정하기 위한 지표

5) 사업 · 활동 계획서

- 목표를 실현하기 위해 추진하는 세부 활동내용

6) 목표에 영향을 미치는 외부 요소

- 조직 활동 외에 목표의 성취에 영향을 미치는 긍정적 · 부정적 외부 요소

7) 성과지표의 적용과 성과 정보의 수집 방법

- 성과지표에 입각한 성과 측정을 위해 해당 자료를 측정, 수집하는 방법

8) 성과지표의 활용 방법

- 성과 측정 결과 산출된 성과 정보의 활용 방안

6.3 성과관리 시스템 구축 절차

- 성과관리 시스템 구축 시 추진 절차
  - 조직 성격과 환경에 따라 달리할 수 있으나 다음과 같은 구축 절차 따름
    ① 성과관리 시스템 구축 환경 조성

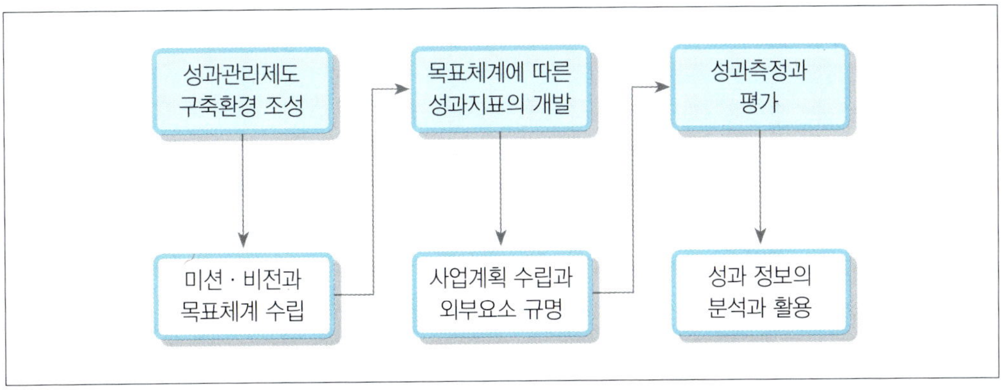

그림 12-2. 성과관리 시스템 구축과 추진 절차

② 조직의 미션, 비전 및 목표 체계 수립
③ 목표 체계에 따른 조직, 팀별, 개인별 성과지표 개발
④ 사업계획의 수립과 외부 요소 규명
⑤ 업무 수행 중 혹은 수행 후 성과의 측정과 평가
⑥ 측정, 평가된 성과 정보의 분석과 활용

7. | 인사평가와 성과관리의 관계

7.1 조직 구축 과정의 성과관리제도

- 인사평가제도는 조직 구성원의 직무 수행에 대해 주기적인 평가를 하기 위해 평가자와 피평가자가 참여하는 과정과 제도
- 성과관리제도는 구성원이 최상의 직무 수행 활동을 할 수 있도록 조직의 제반 환경을 구축하는 과정으로 정의
- 인사평가는 인사 부문이 운용의 주도성을 쥐고 시작하는 것
- 성과관리는 직무 수행에 대한 기대와 이해 사항에 대해 파트너십을 구축하는 상사, 즉 관리자가 주도

표 12-4. 성과관리의 구성요소 및 시스템 구축 절차

성과관리의 구성요소	성과관리 시스템 구축 절차
▶ 미션 : 조직 임무, 설립 목적과 역할 ▶ 비전 : 조직 임무의 수행 달성하는 조직 미래 ▶ 중장기 전략 목표와 연도별 성과목표 ▶ 목표 실현 측정하기 위한 성과지표 ▶ 사업 · 활동 계획서 ▶ 목표에 영향을 미치는 외부 요소 ▶ 성과지표의 적용과 성과 정보의 수집 ▶ 성과지표의 활용 방법	▶ 성과관리 시스템 구축 환경 조성 ▶ 조직의 미션, 비전 및 목표 체계 수립 ▶ 목표 체계에 따른 조직, 팀별, 개인별 성과지표 개발 ▶ 사업계획의 수립과 외부 요소 규명 ▶ 업무 수행 중 혹은 수행 후 – 성과의 측정과 평가 ▶ 측정, 평가된 성과 정보의 분석과 활용

7.2 인사평가와 성과관리의 차이

1) 인사평가와 성과관리의 이분법 및 평가과정

(1) 인사평가와 성과관리의 이분법

- 인사평가와 성과관리를 이분법적으로 구분
- 인사평가는 주로 평가 양식과 평가 도구에 초점을 두는 전통적인 방식
- 성과관리는 구성원 개발과 조직 목표를 달성하는 전략적이고 새로운 방식이라고 오해하는 경우가 있음
- 이러한 오해는 과거의 평가 제도가 평가 과정에서 실제 성과를 왜곡함
  – 충분한 신뢰감을 주지 못했기 때문에 발생한 면이 있음

(2) 인적자원 평가과정의 문제

- 인적자원을 평가하는 과정이 동서양을 막론하고 관련자들에게 환영받지 못하는 시스템이 된 이유
  – 기본적으로 평가 점수가 직무 수행을 제대로 반영하지 못함
  – 평가의 정확성이 확보되지 않았기 때문
- 평가자의 인지적, 동기적 특성과 환경의 영향 때문에 평가의 정확성을 확보하지 못했다면 효과적인 성과관리를 구축할 수 없음
- 인사평가에서 평가 정보 자체의 중요성에도 불구
  – 과거의 인사 평가 연구 경향은 평가 도구의 개발에 과도하게 몰두
  – 통계적인 분석으로 미시적인 측면에 치중한 면이 있음
- 그에 따라 기업 현장에서 인적자원 전문가들이 원하는 성과 향상 방법과 조직구성원 개인의 육성과 코칭 및 조직 성과를 달성하기 위한 전략적 방안을 제공하지 못한 면이 있음

2) 통합적 시스템

- 과거 문제점을 극복하면서 기업의 경쟁 환경에서 조직의 성과 향상을 최종적인 목표로 하는 성과관리제도와 함께 평가의 정확성과 신뢰성을 확보하려는 노력을 기울인다면 효과적인 인사 평가와 조직의 균형을 유지할 수 있음

- 인사평가와 성과관리는 모두 인적자원을 통한 기업의 효과성을 높이는데 중요한 인사관리 제도
- 직무 수행에 대한 평가는 인사 평가와 성과관리 요소를 포함하는 통합적인 시스템이 되어야 함

표 12-5. 인사평가제도와 성과관리제도의 차이점

인사평가제도	성과관리제도
▶ 조직 구성원의 직무 수행에 대해 – 주기적인 평가를 하기 위해 – 평가자와 피평가자가 참여하는 과정과 제도 ▶ 인사 부문이 운용의 주도성을 쥐고 시작함	▶ 구성원이 최상의 직무 수행 활동을 할 수 있도록 조직의 제반환경을 구축하는 과정 ▶ 직무 수행에 대한 기대와 이해 사항에 대해 파트너십을 구축하는 상사 – 관리자가 주도

3) 미래의 인사평가

- 기존의 인사평가제도에 대해 슈나이더(Schneider)
  - 과거에 잘못 운영된 측정 도구, 판단 과정, 평가의 책임 소재 및 잘못된 영향력의 측면 거론
- 평가도구의 개발이나 평가자의 판단에 대한 정교한 연구가 필요하지 않는다는 주장이 아니라 조직 성과를 극대화하기 위한 방향으로 성과관리제도의 가치를 재정립
  - 조직의 전략에 기초하여 경쟁 우위를 확보하는 인사평가제도를 구축할 필요가 있다는 것
- 과거 및 미래지향 인사평가 표로 제시

8. | 균형성과기록표(BSC) 기반의 성과관리제도

8.1 균형성과기록표(BSC)의 의미 및 평가 지표

1) 균형성과기록표(Balanced Score Card, BSC)의 의미

- 균형성과기록표(BSC)는 조직의 성과를 균형 잡힌 관점에서 균형 있게 측정 · 분석 · 피드백할 수 있는 성과관리 시스템

- 성과 목표의 달성 여부를 실시간으로 확인 · 수정 · 보완하도록 함
- 목표의 성공적 달성을 유도하는 시스템

2) 균형성과기록표의 평가 지표

- 균형성과기록표(BSC)는 조직의 비전과 전략에서 도출된 평가 지표들의 조합이라고 도 함
- 이전의 성과관리 시스템들 역시 성과 평가 지표들로 구성되어 있음
- 지표들은 대부분 과거의 경영 성적에 대한 평가 지표들
- 매출액이나 당기순이익 등 주로 재무적인 지표들로 구성됨
- 전략적이거나 미래 지향적이라기보다 단기적, 과거 수치 지향적 성격을 벗어나지 못한 성격
- 이러한 문제점을 개선하기 위해 카플란과 노턴(Kaplan & Norton, 1996)은
  - 성과 개선을 가져오는 시스템으로 BSC를 연구 및 발표했음

표 12-6. 과거와 미래의 인사평가

과거	미래
▶ 인사부서 중심 평가척도	▶ 관리자 중심 평가 프로세스
▶ 상사주도적 평정	▶ 부하, 상사, 동료 및 고객의 평가
▶ 일회성 평가에 초점	▶ 코칭, 개발 및 지속적 성과 향상
▶ 직무의 일반 측면 평가	▶ 목표, 전략 중심 핵심성과요인
▶ 제도 개선에 대한 HR 책임	▶ 프로세스 설계, 운용 및 개선의 관리자 책임 및 인사 보조
▶ 부서, 계층 및 관리자마다 목표의 비일관적	▶ 개인, 팀, 부문 및 조직 성과의 명료함
▶ 조직의 경쟁우위에 비해 낮은 성과기준	▶ 경쟁우위와 고객만족의 적용 및 변화성과

8.2 균형성과기록표(BSC)의 성과관리 시스템

- BSC의 각 지표들은 재무와 비재무, 장기와 단기, 선행과 후행(과거와 미래), 내부와 외부, 조직과 개인에 관련된 것들로 균형을 이룸
  - 이렇게 균형을 이룸으로써 조직 내에 전략과 비전이 공유됨
- 단기간의 성과가 아닌 미래 이익에 선행하는 비재무적 성과도 중요하게 관리됨

- 지속적인 성과 피드백을 통해 전략 실행을 위한 조직적인 학습이 가능하도록 함
- 결과적으로 조직은 전략이 중심이 되어 모든 활동을 전개하는 '전략 중심의 조직'으로 바뀌어 감
- 임직원들이 기존의 사고와 틀에서 벗어날 수 있도록 '변화'를 이끌어 냄
- BSC는 전략적 성과관리 시스템이라고 할 수 있음

8.3 균형성과기록표(BSC)의 4가지 구성

- BSC는 재무, 고객, 내부 비즈니스 프로세스, 학습과 성장
  - 서로 다른 4가지 시각으로 구성되어 있음
- BSC는 이들 4가지의 다른 시각에서 본 핵심 성과 지표들을 도출
  - 이 핵심 성과 지표들 사이의 연계 관계를 규명함으로써 효율적으로 조직의 성과를 관리함

8.4 한국무역투자진흥공사(KOTRA)의 BSC의 도입 배경

1) 한국무역투자진흥공사(KOTRA)의 문제점

- 한국무역투자진흥공사(KOTRA)는 오랫동안 느슨하고 형식적인 업적 평가 제도를 운영해 왔음
- 사업 역시 고객이 아닌 내부 이해관계자 중심으로 이루어져 고객의 불만은 날로 높아짐
- 조직원들에 대한 뚜렷한 성과 목표와 이에 따른 보상이 이루어지지 않았음
- 조직원의 몰입도가 떨어지고 생산성은 계속 낮아지는 악순환의 고리를 끊지 못하고 있었음
- 결국 고객 만족도나 공기업 경영 평가에서 최악의 결과가 나왔음
- 일부에서는 공사의 무용론마저 나오는 위기 상황에 처하게 되었음
- 강력한 경영 혁신이 절실한 상황에 처한 것

2) KOTRA의 BSC 성과평가 제도 도입

- KOTRA는 2001년부터 팀제를 기반으로 한 현장중심 조직 운영 체제를 도입했음

- 사업도 고객 수요 조사를 통한 고객 중심 사업 체제로 전환했음
- 성과에 대한 보상을 확실하고 체계적으로 하기 위해 공기업 최초로 연봉제도 도입했음
- 그러나 이를 뒷받침해 줄 수 있는 성과평가 제도가 마련되지 못하면 결국 변화가 실패할 수 있다는 인식 아래 BSC 성과평가 제도를 도입하기에 이름

8.5 KOTRA의 BSC 기초의 성과평가 제도

1) 균형성과표(BSC)의 기초

- 재무, 고객, 내부 프로세스 및 학습과 성장 등 네 가지 관점
  - 종합적이고 균형적인 성과를 측정하는 '균형성과표(BSC)'에 기초
- KOTRA의 BSC 성과평가 시스템은 '중소기업 수출 기여도와 투자 유치, 고객, 수익 등을 핵심 성과'로 정의하고 있음
  - 이러한 핵심 성과를 달성하기 위해 학습과 성장 지표를 도입해 조직원의 역량 개발을 유도
  - 프로세스 개선 지표를 이용해 팀 또는 해외 무역관이 자체 개선 과제를 설정해 시행토록 함
  - 내부 경쟁력을 확보하고 사업 수행의 효율성을 높이도록 했음

2) KOTRA의 고객 관점의 지표 운영

- 이처럼 제고된 사업 수행 역량을 통해 더 많은 서비스 이용 고객을 창출
  - 고객 만족을 극대화하는 고객 관점의 지표를 운영하고 있음

8.6 KOTRA 전략 경영 중심의 평가제도 및 성과

1) 전략 경영 중심의 평가제도로 전환

- 궁극적으로 제반 프로세스를 통해 자체 수입을 확대해 나감
  - 중소기업 수출 지원도와 투자 유치 목표를 달성하는 성과관리 지표를 설정해 적용하고 있음
- 학습과 성장, 프로세스 개선, 그리고 고객 관점의 지표와 성과관리 지표가 상호 유기적인 기능을 함

- 조직 미션 달성을 효율적으로 지원하는 평가제도를 운영하고 있는 것임

• 이처럼 평가제도를 내부자 중심의 형식적 평가 시스템에서 고객을 포함한 외부 이해관계자와 전략 경영 중심의 평가제도로 전환함
  - 기관 전체의 성과도 높아졌음

2) KOTRA의 성과

• 외부 고객 만족도는 공기업 고객 만족도 조사에서 1위를 차지했음
  - 자체 수입 규모도 2005년 282억 원으로 매년 26% 이상의 증가율을 보임

• KORTA의 경우 BSC는 조직의 지속성장과 조직의 기반을 튼튼하게 하는 지렛대가 된 것

표 12-7. 균형성과기록표(BSC) 기반의 성과관리제도

균형성과기록표(BSC)의 특징	균형성과기록표 지표 및 구성
▶ 균형성과기록표는 조직의 성과를 균형 잡힌 관점에서 균형 있게 측정 · 분석 · 피드백할 수 있음 ▶ BSC는 성과관리 시스템 ▶ 목표의 성공적 달성을 유도하는 시스템 ▶ BSC는 조직의 비전과 전략에서 도출된 평가 지표들의 조합이라고도 함 ▶ 전략적이거나 미래 지향적이라기보다 – 단기적, 과거 수치 지향적 성격 벗어나지 못한 성격 – 이러한 문제점을 개선하기 위해 – 성과 개선을 가져오는 시스템	◐ 균형성과기록표 지표 ▶ BSC의 각 지표들은 재무와 비재무 ▶ 장기와 단기, 선행과 후행(과거와 미래) ▶ 내부와 외부, 조직과 개인에 관련된 것들로 균형을 이룸 ▶ 균형을 이룸으로써 조직 내에 전략과 비전이 공유됨 ◐ BSC의 구성 ▶ 재무, 고객 ▶ 내부 비즈니스 프로세스 ▶ 학습과 성장

실전문제

* 가장 맞는 것에 번호를 기재하시오.

1. 성과관리시스템 구축의 목적으로 옳지 않은 것은?

① 구성원의 역량제고를 위한 토대로 활용하는 발전적 목적
② 성과를 관리함으로써 조직목표를 달성하고자 하는 전략
③ 인적자원의 채용의 의사결정 지원
④ 인적자원의 상벌, 유지 및 해고 등에 관련된 의사결정 지원
⑤ 구성원의 일회성 평가를 토대로 목표 달성을 위한 전략

2. 성과관리의 구성요소로 연결된 것은?

① 활동-비전-목표체계
② 성과지표-활동-목표체계
③ 미션-비전-목표체계
④ 미션-목표체계-관리
⑤ 활동-비전-외부요소

3. 인사평가의 미래 내용으로 옳은 것은?

① 코칭, 개발 및 지속적 성과 향상
② 상사주도적 평정
③ 직무의 일반 측면 평가
④ 일회성 평가에 초점
⑤ 인사부서 중심 평가척도

4. 성과지표의 의미에 해당되지 않는 것은?

① 개인 및 부서, 기업의 성과를 측정할 수 있는 척도
② 목표하는 성과를 포괄적이고 피상적인 형태
③ 문서를 통해 보고서의 형태로 작성
④ 파일의 형태로 작성하여 발표 자료로 사용
⑤ 성과를 구체적이고 측정 가능한 형태

정답 1. ⑤ 2. ③ 3. ① 4. ②

실전문제

5. 균형성과기록표 지표들로 균형을 이루는 것이 아닌 것은?

① 현재와 미래　　② 장기와 단기
③ 조직과 개인　　④ 재무와 비재무
⑤ 선행과 후행

6. 균형성과기록표(BSC)에 대한 내용으로 옳지 않은 것은?

① 성과관리 시스템
② 목표의 성공 달성을 유도하는 시스템
③ 조직의 비전에서 도출된 평가 지표들의 조합
④ 조직의 단기적 및 과거적 전략에서 도출
⑤ 조직의 성과를 균형 있게 측정, 분석 및 피드백

7. 목표를 정하는 원칙 SMART로 옳지 않은 것은?

① 실현가능　　② 구체적
③ 계획추진　　④ 측정가능
⑤ 시간제한

8. 성과관리 시스템의 구축 절차로 옳지 않은 것은?

① 성과관리 시스템 구축 환경 조성　　② 업무 수행 중 성과의 측정과 평가
③ 평가된 성과 정보의 분석과 활용　　④ 업무 수행 후 성과의 측정
⑤ 사업 내부 요소 규명

9. 프로젝트 목표를 달성하기 위해 필요한 활동과 업무를 세분화하는 작업은?

① 성과표　　② 작업 분할 구조도
③ 평가 구조도　　④ 업무계획도
⑤ 작업 추진도

정답　5. ①　6. ④　7. ③　8. ⑤　9. ②

13

변화관리

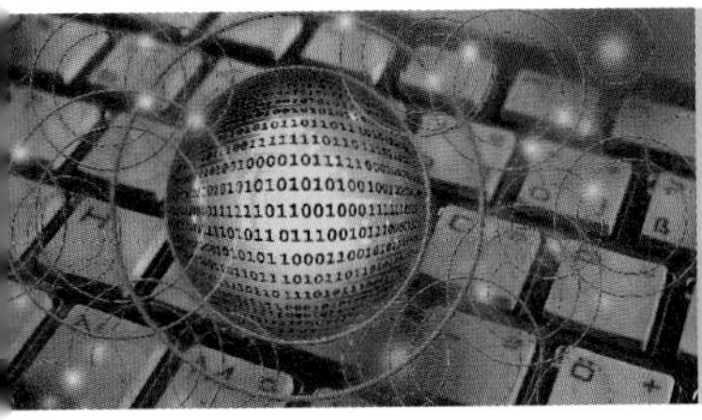

1. 변화관리의 개념, 필요성 및 특징
2. 혁신경영의 성과 및 실패 요인
3. 혁신의 반응 유형 및 변화관리의 사례
4. 변화관리, 역동성 관리 및 변혁적 변화
5. 변화관리의 도입 및 중요성
6. 존 코터의 변화관리 및 르윈의 조직변화 모델
7. 변화관리의 실패 원인 및 성공요소
8. 변화의 적응도, 성공요건 및 리딩그룹
9. 변화관리 기법

제13장

변화관리

1. | 변화관리의 개념, 필요성 및 특징

1.1 변화관리(Change Management)의 개념

1) 변화관리의 정의

- 변화의 의미
  - 변화란 '만들어지거나 달라지는 것'으로 조직 및 구성원의 목표 달성을 위한 성공적인 전략적 기획의 결과
- 변화관리의 정의
  - 조직에 발생하는 변화를 긍정적인 방향으로 관리하여 조직의 생존력을 높이고 나아가 발전을 도모하는 관리 노력

2) 기업 변화관리의 의미

- 기업 변화관리란 기업에 일어나는 중대한 변화를 기업 성과가 향상되는 방향으로 관리
- 실무적으로는 조직이 어떤 목적을 달성하기 위해 취한 변화에 의해 조직의 구성원이 영향을 받아 조직의 성과 저하가 예상될 경우
  - 취하는 조직 대상 관리 프로그램들을 말함
- 변화관리는 혁신을 추구하면서 병행적으로 수행해야 하는 관리 업무

1.2 변화관리의 필요성

- 최근 보건의료서비스의 확대 및 소득 수준의 향상으로 의료수요가 증가
- 의료기관이 기하급수적으로 증가하였고 이로 인해 의료기관들의 무한 경쟁현상 발생
- 정보기술의 발달과 의료환경의 변화는 의료기관의 경영 환경뿐만 아니라 구성원들의 역할과 업무처리 방법에 있어 많은 변화를 가져 오고 있음
- 변화된 환경이나 업무에 대해 구성원들이 적절하게 적응할 수 있도록 지원하기 위한 체계적인 변화관리가 필요함

1.3 변화관리의 활동

- 변화관리는 변화의 기획단계인 설계에서부터 변화의 목표가 달성되는 시점까지 생성되는 여러 가지 변화요인을 사전에 파악
  - 일하는 방법, 조직구조, 제도 및 각종 시스템을 현업에 원활하게 구현시킴
- 구성원들이 환경변화에 적극적으로 공감하고 동참할 수 있도록 지원하는 체계적인 활동을 말함
- 현재의 상태(current situation)에서 목표로 하는 바람직한 상태(desired situation)로 전환하기 위한 과정에서 생기는 저항 및 여러 가지 격차(gap)를 해소함
- 구성원들이 힘들이지 않고 변화에 동참하게 하는 활동이라고 할 수 있음

1.4 변화관리의 특징

- 인간이 만든 조직에는 변화에 대응하는 3가지 세력이 있으며 다음과 같은 특징
  ① 변화를 의도적으로 앞장서서 주도하는 세력
  ② 변화의 주도세력과 함께 변화를 중간에서 전문적으로 전파
    - 변화의 도구를 만드는 세력
  ③ 변화된 룰(rule 규칙)을 지키고 이것을 실행하고 따라가야만 생존하는 세력
    - 변화관리는 변화주도세력이 변화에 따르는 실행세력들
    - 사원들이 환경변화에 수월하게 동참하도록 하는 것에 초점을 맞춤

표 13-1. 변화관리의 정의 및 특징

변화관리의 정의	변화관리의 특징
▶ 조직에 발생하는 변화를 긍정적인 방향으로 관리 – 조직의 생존력을 높이고 발전을 도모하는 관리 노력 ▶ 기업에 일어나는 중대한 변화 – 이때 기업 성과가 향상되는 방향으로 관리	▶ 변화를 의도적으로 앞장서 주도하는 세력 ▶ 변화의 주도세력과 함께 변화를 중간에서 전문적으로 전파 – 변화의 도구를 만드는 세력 ▶ 변화된 룰을 지키고 이것을 실행하고 따라가야만 생존하는 세력

2. | 혁신경영의 성과 및 실패 요인

2.1 혁신경영의 성과

- 혁신경영으로 새로운 가치와 성과를 창출하기 위해서는 변화 과정에 대한 체계적인 관리가 요구됨
- 이때 필요한 것이 바로 변화관리와 성과관리
- 혁신으로부터 야기된 변화가 사업 구조와 조직, 업무와 위치 등
  - 해당 구성원에 대한 이해관계를 변화시키기 때문
  - 혁신의 초기 단계부터 해당 구성원과 소통은 물론 체계적인 추진 과정이 필요
- 혁신으로 얻게 되는 성과는 공정한 평가와 보상으로 이어져야 함

2.2 변화관리의 영역, 실패 및 성공

1) 변화관리의 영역

- 기업들은 환경변화에 적응하기 위해 부단히 노력하고 있고 그 과정에서 많은 혁신 프로젝트가 시행되고 있음
  - 그러나 다양한 혁신 프로젝트는 성공 확률보다 오히려 실패 확률이 크다는 것이 많은 예로 증명
- 새로 도입되는 시스템의 기능이나 업무 프로세스의 불합리성이 문제가 아니라 조직 구성원들이 조기에 수용하고 안정화할 수 있는 과정에서 어려움을 더 많이 겪음

- 결국 혁신의 실패 원인은 상당 부분이 변화관리의 영역

2) 혁신의 실패 요인 분석

- 혁신이 실패하는 요인들을 분석
  - 변화를 위한 당위성에 대한 이해 부족
  - 최고경영진의 부적절한 리더십이나 지원
  - 조직원들의 변화에 대한 저항
  - 비현실적 기대나 커뮤니케이션 부족 등
- 기본적인 변화관리 활동이 부족해 발생하는 경우가 대부분
- 가장 기본적인 변화관리 활동조차도 하지 않아 실패하는 프로젝트가 많음
- 변화관리는 일종의 위험 관리 요소로 볼 수 있음

3) 프로젝트 성공

- 프로젝트 성공은 프로젝트 자체의 이슈보다 외부 이슈가 많다는 것도 인정
- 변화관리 활동은 단순한 홍보 · 교육 측면이기 이전에 막대한 투자에 대한 성공 확률과 조직의 생산성을 높이는 혁신의 중요한 도구라는 점을 인식

3. | 혁신의 반응 유형 및 변화관리의 사례

3.1 혁신의 반응 유형

- 혁신이 취해질 때 이후에 나타나는 성과와 영향은 [그림 13-1]과 같이 표현
- 일반적으로 혁신은 더 이상의 성과 향상이 이루어지지 않거나 성과 저하가 예상될 경우
- 조직에 충격(큰 화살표)을 가하는 것
  - 이와 같이 혁신에 의한 충격이 가해지면 일반적으로 ①~④의 네 가지 형태로 반응이 나타남

표 13-2. 혁신경영의 성과 및 실패 요인

혁신경영의 성과 요인	혁신경영의 실패 요인
▶ 혁신경영으로 새로운 가치와 성과를 창출하기 위한 방법 – 변화 과정에 대한 체계적인 관리 요구됨 – 필요한 것이 변화관리와 성과관리 ▶ 혁신으로 얻게 되는 성과 – 공정한 평가와 보상	▶ 혁신이 실패하는 요인 – 변화를 위한 당위성에 대한 이해 부족 – 최고경영진의 부적절한 리더십이나 지원 – 조직원들의 변화에 대한 저항 – 비현실적 기대나 커뮤니케이션 부족 등 ▶ 기본적인 변화관리 활동의 부족 – 기본적인 변화관리 활동조차 안함 – 실패하는 프로젝트 많음

3.2 혁신의 반응 및 변화관리의 사례

1) 조직 성과 무변화 – 1번

- ①은 혁신 추진 후 조직 성과에 아무 변화가 없는 경우
  – 이럴 경우 어떤 충격이 조직에 아무런 영향을 주지 않거나 조직이 그다지 동요되지 않는다고 볼 수 있음

2) 성과 저하 또는 복귀 – 2번

- ②는 조직이 충격으로 인해 성과가 저하되었다가 복귀하는 경우
  – 이럴 경우 성과가 원상태로 복귀되는 데에 소요되는 시간이 많이 걸리면 큰 문제가 아닐 수 없음
  – 혁신으로 인한 충격으로 성과 저하만 보였다가 혁신 성과는 나타나지 않고 간신히 원상태로 복귀되는 정도로 그치는 경우

3) 조기 이전 수준 복구 – 3번

- ③은 성과 하락이 있었지만 조기에 이전 수준으로 복구됨
  – 혁신으로 인한 효과로 성과가 잠시 향상되는 듯하다가 이내 이전 수준으로 회귀됨
- 대부분의 혁신이 ③번과 같은 과정을 경험하기 때문에 관리가 필요

4) 성과 향상 : 혁신 의미 – 4번

- ④는 지속적인 성과 향상으로 이어지는 바람직한 현상

- 성과 하락에 어려움이 있었지만 혁신의 의미를 찾을 수 있는 경우

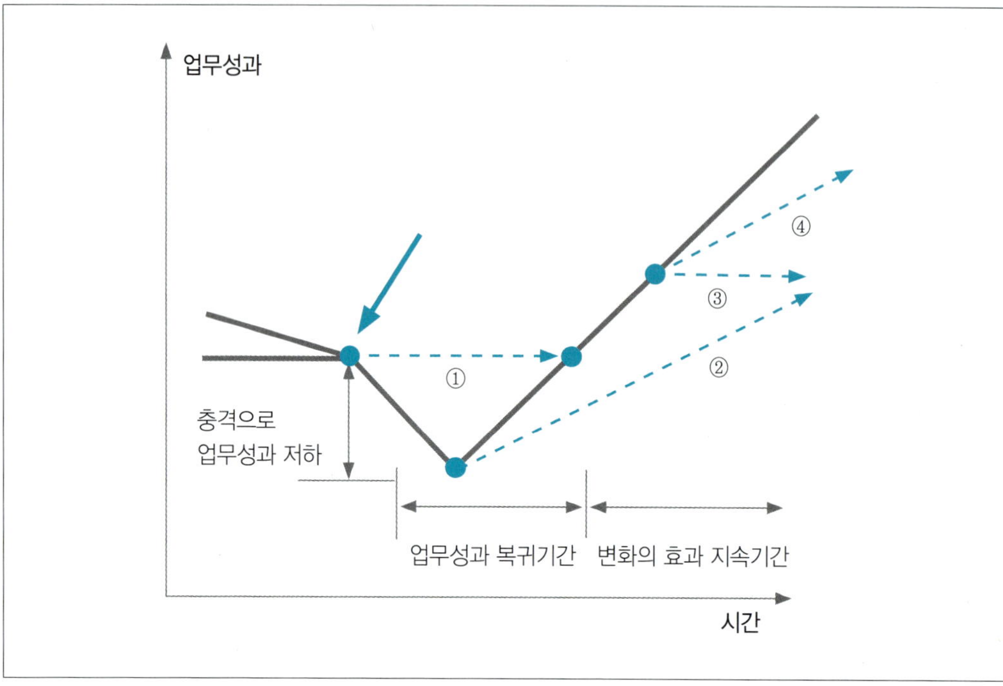

그림 13-1. 혁신의 반응 유형 및 변화관리

4. | 변화관리, 역동성 관리 및 변혁적 변화

4.1 조직의 변화관리

1) 혁신 관리 활동의 조직 변화 관리

- 변화관리는 성과 하락의 폭과 깊이를 줄임
- 지속적인 성과 향상으로 이어지게 하는 혁신 관리 활동
- 혁신 추진 과정상의 문제는 대부분의 조직이 겪는 문제
- 조직을 변화관리의 대상으로 정하게 됨

2) 변화된 경영환경의 상호 조화

- 고객의 욕구변화, 경쟁의 심화, 정보기술의 발달, 노동력 구성의 변화 및 조직 구성원들의 불만 증가 등
  - 내 · 외적 환경특성이 바뀌면 기업은 경쟁적 우위를 확보하기 위해 조직의 전략, 구조, 시스템, 그리고 문화를 바꾸어야 함
  - 이때 중요한 것은 조직의 구성요소들을 변화된 경영환경의 특성
  - 한 방향으로 통합해 상호 조화를 이루도록 함

4.2 변화의 역동성 관리

1) 조직 구성요소들의 유기적 연결

- 조직의 구성요소들은 상호 조화를 이루며 유기적으로 연결돼 있음
  - 따라서 하나의 구성요소가 변화하게 되면 다른 구성요소들과 불균형 상태에 이르게 되어 기존의 조화상태를 파괴함

2) 변화관리의 전체적인 균형

- 하나의 구성요소에서 변화가 다른 구성요소들의 균형을 파괴하는 파급효과를 관리하는 것이 변화관리에서 가장 주의를 기울여야 하는 과제
  - 변화관리에서 전체적인 균형을 잡는 것
  - 고정된 관계 내에서 이뤄지는 것이 아니라 모빌(mobile)에서와 같이
  - 상호 동태적으로 연결되어 있는 관계 내에서 이뤄지는 것

3) 변화의 역동성 관리

- 변화관리는 변화의 역동성(dynamics)을 관리하는 것
- 변화관리는 과거에 경영자들이 다뤄 온 경영과제와 다르기 때문에 많은 경영자들이 수행하는데 어려움을 느낄 것

표 13-3. 조직의 변화관리 및 변화의 역동성 관리

조직의 변화관리	변화의 역동성 관리
▶ 혁신 추진 과정상의 문제 - 조직이 겪는 문제 ▶ 조직을 변화관리 대상으로 정하게 됨 ▶ 고객의 욕구변화, 경쟁 심화, 정보기술 발달, 노동력 구성의 변화 및 조직 구성원들의 불만 증가 등 - 내 · 외적 환경특성이 바뀌면 - 조직의 전략, 구조, 시스템, 그리고 문화를 바꾸어야 함 - 조직의 구성요소들을 변화된 경영환경의 특성 - 한 방향으로 통합해 상호 조화를 이루도록 함	▶ 구성요소에서 변화가 다른 구성요소들 - 이들의 균형을 파괴하는 파급효과를 관리 ▶ 변화관리에서 가장 주의할 과제 - 변화관리에서 전체적인 균형을 잡음 ▶ 고정된 관계 내에서 이뤄지는 것이 아니라 모빌(mobile)과 같이 - 상호 동태적으로 연결되어 있는 관계 내에서 이뤄지는 것 ▶ 변화관리는 변화의 역동성을 관리

4.3 피터 드러커(Peter drucker)의 변혁적 변화

1) 조직의 성공적 변화

- 피터 드러커(Peter drucker)의 변혁적 변화
  - 이 세상에서 변화하지 않는 유일한 것은 모든 것이 항상 변화한다는 사실 한가지라고 주장
  - 이러한 변화의 시대에 변화를 생활화하고 체계적으로 관리하는 것은 기업의 성장과 더불어 생존에 필수적
  - 이러한 점에서 경쟁사에 비해 더 빠르고 더 효과적으로 경영환경의 변화에 대응해 조직을 변화시키는 것은 중요
- 성공을 원하는 기업은 체계적인 반드시 변화관리 프로세스를 가지고 있어야 함
- 최근 기업이 직면하는 변화는 기존의 시스템 내에서 부분적으로 변화하는 점진적 변화가 아니라 기존의 시스템 자체에 대한 변화를 포함하는 변혁적 변화
  - 그 빈도나 강도에 있어서도 훨씬 더 높은 수준으로 일어나고 있음

2) 성공적 조직변화의 3요소

- 성공적인 조직변화를 위해서는 기본적으로 3가지 요소가 필수적

(1) 변화의 필요성 인식

- 현 상황에 대한 불만이나 변화의 필요성에 대한 인식
  - 이는 조직변화를 위한 자극 또는 동기유발의 요인이 됨

(2) 비전 설정

- 새로운 상황에 적합한 달성 가능한 비전 설정
  - 이는 조직변화의 방향 및 가능성을 명확히 해 줌

(3) 아이디어 도출

- 성공에 대한 신념과 함께 실천을 위한 명확한 아이디어 도출
  - 이는 실천계획과 함께 조직변화의 지원세력으로 작용하게 됨
- 이들 세 가지 요소가 모두 갖춰져야만 성공적인 조직변화가 가능
  - 이 중 어떤 한 가지 요소라도 결핍되는 경우 조직변화는 성공할 수 없음
- 구성원 모두가 변화의 필요성에 대해 공감하고 기업의 새로운 비전을 받아들이며 이에 맞춰 자신의 태도와 가치관을 변화시킴으로써 비로소 변화가 시작되는 것
  - 스스로 생각하고 행동하는 방식을 바꿈에 따라 기업의 변화프로그램에 몰입하게 되고 성공적인 변화가 이뤄짐
  - 이러한 구성원 개개인들의 사고방식과 행동양식의 변화는 조직의 전략, 구조, 시스템, 그리고 문화가 한 방향으로 정렬될 때 상호 유기적으로 연결된 관계로 보고 전체적인 균형을 이루도록 할 때 가능

3) 변화관리의 지속적 과정

- 변화관리는 환경과 조직 및 조직의 구성 요소들 간에 정렬을 시키는 지속적인 과정
  - 궁극적인 변화의 대상은 구성원 개개인
- 성공적인 변화관리를 위해서는 모든 부분들이 서로 의사소통해 조직의 다양한 부분들이 어떻게 상호작용하는지에 대한 인식을 공유하게 함
  - 새로운 균형이 모든 부분에 공통적으로 적용될 것이라는 믿음과 함께 변화에 대한 주도적 역할을 부여하는 것이 중요
- 변화관리는 단기적인 치유책이 아니라 장기적으로 구성원들의 변화를 유도해내야 하는 지속적인 과정

5. | 변화관리의 도입 및 중요성

5.1 변화관리의 도입

1) 환경의 변화

- 최근 변화란 선택의 문제가 아닌 생존의 문제로 대두
- 기업의 경우 변화의 격동기를 맞이하여 변화에 대한 의지가 강력
- 기업은 일종의 사회적 유기체로서 성과향상 또는 수익성 제고를 위해 끊임 없이 자발적으로 변해 나가야 함
- 국내 기업은 또 다른 변화에 직면하고 있음
- 기업의 인수 및 합병, 대규모 사업교환, 분사, 기업결합, 대기업으로부터의 분리 독립 등으로 인해 기업은 많은 변화에 직면
- 현재의 환경변화는 변화의 정도(Degree of Change), 변화의 속도(Speed of Change), 변화의 방향 (Direction of Change) 면에서 과거와는 다름

2) 변화의 주요 요인

- 단절적인 변화를 가져온 변화의 주요 요인

표 13-4. 피터 드러커(Peter drucker)의 변혁적 변화 및 변화관리

피터 드러커의 변혁적 변화	변화관리
1) 변혁적 변화 ▶ 기존 시스템 내에 부분적 변화하는 점진적 변화가 아님 – 기존 시스템 자체에 대한 변화를 포함하는 변혁적 변화 2) 성공적 조직변화의 3요소 ▶ 변화의 필요성 인식 – 현 상황에 대한 불만이나 변화의 필요성 인식 ▶ 비전 설정 – 새로운 상황에 적합한 달성 가능한 비전 설정 ▶ 아이디어 도출 – 성공의 신념과 함께 실천을 위한 명확한 아이디어 도출	◐ 변화관리 ▶ 구성 요소들 간 정렬 – 환경, 조직 및 조직의 구성 요소들 간 – 정렬시키는 지속적 과정 ▶ 궁극적인 변화의 대상 – 구성원 개개인 ▶ 성공적 변화관리 위해 상호작용 – 모든 부분에 상호 의사소통 – 조직의 다양한 부분 – 어떻게 상호작용하는지 인식 공유 ▶ 변화관리는 단기적인 치유책이 아님 – 장기적으로 구성원들의 변화 유도 – 지속적인 과정

– 글로벌 경쟁, 기술 혁명, 소비자 욕구의 다양성 등
– 자유화, 개방화 등에 따른 제도적인 장벽의 해체

3) 글로벌 경쟁

- 국제자본의 자유로운 이동, 인터넷의 발달로 야기된 글로벌 경쟁은 경쟁게임의 룰을 전혀 다르게 변화시킴
- 글로벌 경쟁 시대에는 국내/지역시장을 기반으로 한 기업들이라도 세계적인 기업과의 경쟁에 직면
- 세계 최고 수준의 경쟁력을 보유하지 못하면 생존을 위협받음

4) 자본시장의 수익성 및 미래 성장

- 자본시장은 기업에게 높은 수익성과 미래 성장 가능성 확보를 기대
  – 이 요구에 부응하지 못한 기업은 시장가치의 하락을 막을 수 없고 도태하게 됨
- 모든 기업에 있어 기업가치(시장가치)의 증대는 긴급한 과제임
- 디지털 기술의 발달이 야기한 기술 혁명은 전혀 새로운 방식의 가치 창조를 가능케 했음
- 기업경영의 시스템을 빠른 속도로 변화시키고 있음
  – 이 변화를 신속하게 기업경영에 접합시키지 못하는 기업은 가치증대 능력 감소는 물론이고 생존 가능성도 감소

5) 기업가치 창출

- 기업가치 창출의 많은 부분이 지식 기반, 무형 자산 기반, 기술 및 인터넷 기반 등 비전통적인 새로운 사업모델(Business Model)에서 이뤄지고 있음
- 환경에 성공적으로 적응하기 위해서는 기업 내부의 각 기능/ 사업간 연결방식은 물론 기업의 경계를 다시 정의

6) 새로운 사업 시스템 필요

- 내 · 외부 참가자 간의 가치 네트워크를 재구축하는 등 새로운 사업 시스템(Business System)이 필요
- 고객 욕구가 점점 더 다양화됨에 따라 고객의 요구를 충족하고 진정한 고객 가치 창

출에 성공한 기업만이 생존하게 됨

7) 고객가치 제안

- 최근의 소비자들은 단순히 제품이나 상품을 소비하기 보다는 상품 · 서비스와 관련된 총체적인 경험을 구매
- 고객이 원하는 가치는 고객의 삶의 방식과 경험에 따라 다름
- 따라서 선택의 권한을 포함한 시장에서의 힘(Power)의 균형이 고객에게로 옮겨지고 있는 상황에서 고객을 이해
- 고객과의 관계를 기업가치의 증대로 연결시키기 위해서는 탁월한 고객가치 제안(Value Proposition)이 필수적

5.2 기업 변화관리의 중요성

- 그 동안 기업에서 변화를 추진하려는 노력이 없지는 않았음
- 오히려 적절한 실제 성과를 내지 못한 채 너무나 비효율적으로 추진된 경우가 많았음
- 문제는 경영진이 강도 높은 변화를 요구할 때마다 많은 구성원들은 변화 노력의 요구가 적어도 1년 또는 길어야 2~3년 동안 일시적으로 지속되다가 끝날 것으로 인식하는 데에 있음
- 많은 변화의 노력은 실패하거나 소기의 목적을 달성하지 못했음
- 그러나 변화의 시기를 맞이하여 빠르게 변하고 있는 상황 속에서 기업의 변화관리의 중요성은 점점 커지고 있음

6. | 존 코터의 변화관리 및 르윈의 조직변화 모델

6.1 존 코터(Kotter. J. P.)의 변화관리

1) 존 코터(Kotter)의 변화관리 제시

- 하버드대학교 경영대학원 석좌교수인 존 코터(Kotter. J. P.)가 주장한 모델
- 코터는 6~8년여 동안 조직의 변화관리를 수행하여 실패하거나 성공한 100여개 회

사들을 집중 분석해서 변화에서 성공한 8가지 원인을 규명

– 이를 바탕으로 코터는 성공적인 조직변화를 위한 실행기법을 8단계로 체계화하여 각 단계별 시행오류와 함께 다음과 같이 제시

2) 존 코터(Kotter)의 변화관리 8단계 모델

(1) 1단계 : 위기 의식 고조

- 변화가 필요한 이유를 제시하여 공감대 조성
- 변화 프로그램에서 긴장감을 조성하는 첫 번째 단계는 매우 중요
- 동기부여가 없다면 구성원들의 참여도가 낮고 변화관리에 실패할 수 있음
- 기업의 50% 이상이 1단계에서 실패
- 현재의 상황을 정확히 전달하고 위협과 도전을 전 종업원들에게 전달하고 참여토록 하여야 함
- 동기부여가 없다면 구성원들의 참여도 저하를 유발할 수 있음
  – 따라서 사전에 철저한 준비를 통하여 변화를 추진하여야 함

(2) 2단계 : 변화 선도팀 구성

- 변화를 이끌 수 있는 힘있는 연합을 형성
- 강력한 추진 구심체를 갖추지 못한 변화의 노력
  – 단기간의 가시적인 진전을 보일 수 있지만 변화에 대한 저항 세력이 결집되면 개혁은 바로 중단
- 변화의 구심체는 정상적인 조직 내의 조직체가 아닌 특별조직을 구성하는 것이 일반적
  – 경영진이 추구하고자 하는 변화에 대한 단결과 결집의 구심체가 될 수 있음

(3) 3단계 : 올바른 비전 정립

- 변화 방향을 제시할 새로운 비전을 달성할 전략 제시
- 비전은 기업의 조직이 향후 나가야 할 방향을 명확히 정해주는 역할
- 초기의 비전은 경영자들의 주관적 견해로 인해 다소 명확하지 않지만 변화에 참여하고자 하는 조직에서 경영자의 의지를 합하고 정리

- 개발하면 새로운 명확한 비전을 제시
- 변화에 실패한 경우 보편적으로 개혁의 절차, 방법 등은 상세히 구성
- 기업의 비전이 결여된 경우가 많음
- 따라서 비전은 종업원을 결집시킬 수 있는 간결한 문장이 필요

(4) 4단계 : 소통과 비전 전달

- 비전을 전체 조직에 전달
- 일부 직원들은 새로운 변화에 도전을 하지 않으려 저항할 수 있음
- 변화를 하고 개혁을 추진하려면 기업의 비전이 전체 종업원에게 전달되어야 함
  - 이를 위해서는 비전의 전달과 확산으로 공동체를 구축하여야 함
- 변화에 성공한 기업의 인원들은 비전을 전달하기 위해 기존의 모든 의사소통 채널을 활용
- 의사소통은 말과 행동에 의해 이루어지는데 행동은 가장 강력한 의사소통의 수단
- 핵심인물들의 말과 행동의 불일치 보다 더 크게 변화를 저해하는 요소는 없음
- 경영진이 비전을 선포하고 선포한 비전과 반대되는 행동을 할 경우
  - 종업원들의 조직문화는 냉소주의에 빠지고 신뢰도는 저하될 가능성

(5) 5단계 : 권한 부여

- 변화에 대한 장애물을 제거
- 임파워먼트란 조직 현장의 구성원들에게 업무 재량을 위임
  - 자주적이고 주체적인 체제 속에서 사람이나 조직의 의욕과 성과
  - 이를 이끌어 내기 위한 권한부여, 권한이양의 의미
- 성공적인 개혁에는 프로세스가 진행되면서 많은 사람들이 참여하게 됨
- 구성원들은 새로운 시도, 새로운 아이디어의 개발 및 새로운 리더십 등에 자극을 받게 됨
- 유일한 제약 요인은 구성원들의 행동이 정립된 비전에 부합해야 함
- 보다 많은 사람들이 참여할수록 우수한 결과 도출
- 개혁의 초반 단계에서 이에 따른 저항은 반드시 수반
- 성공적인 개혁의 수행을 위해서는 저항을 제거하는 과정이 필요
- 만일 일부 구성원들의 행동이 조직의 정립된 비전에 부합하지 않음

- 그들의 행동을 새로운 비전과 일치하는 방향으로 교육해야 개혁의 성공 가능성을 높일 수 있음

(6) 6단계 : 단기성과 확보

- 새로운 비전으로 조직을 움직일 수 있는 단기적 성공 계획
- 변화를 이루기 위해서는 오랜 시간이 필요
- 변화를 위한 노력은 성취할만한 단기목표가 없으면 추진력을 잃게 될 수도 있음
- 대부분의 구성원들은 1~2년 내에 변화 노력의 결과가 가시화되지 않으면 변화의 대열에서 이탈하게 됨
- 단기적인 성과가 없으면 많은 사람들이 변화를 쉽게 포기
- 변화에 저항하는 사람들 발생
- 기업의 단기성과 요구와 관리자들과의 대립이 발생하기도 함
- 이러한 압력은 변화과정에 큰 영향을 끼침
- 대규모 변화에 오랜 시간이 걸린다고 사람들이 생각하게 되면 긴장의 수준이 감소됨
- 단기성과를 실현하기 위한 노력은 긴장감을 높여주고 비전을 명확히 실현할 수 있는 세밀한 분석적 사고를 가지게 함

(7) 7단계 : 변화의 속도 유지

- 새로운 행동을 조직 성공과 연결시킴으로 변화 보강
- 조직의 문제점들 중 대부분은 변화과정의 초기에 드러남
- 위기감의 강도가 적절하지 못하거나 추진구심체가 충분한 힘을 가지지 못했거나, 비전이 명확하지 못한 경우가 많음
- 리더들은 성공에 단기적인 성과로 형성된 신뢰를 활용해서 보다 큰 과제에 도전
- 새로운 변화의 비전과 일치하지 않는 여타 시스템과 구조를 모색
- 초기보다 더욱 방대한 새로운 변화 프로그램을 도입
- 변화 노력이 몇 달이 아니라 몇 년이라는 긴 시간을 필요로 한다는 점을 숙지하는 것이 필요

(8) 8단계 : 변화를 기업문화로 정착

- 새로운 의식과 행동을 제도화시켜 조직문화로 승화
- 변화는 일하는 방식이 바뀌고 그것이 기업 내에 체화되었을 때 정착
- 새로운 행동이 사회규범과 조직 내의 공유가치로 뿌리내리지 못할 경우
  - 변화 압력이 제거되자마자 조직은 퇴화하게 됨
- 변화를 기업문화 속에 정착시키기 위한 방법
  - 새로운 접근방법, 행동 및 태도가 성과 개선에 어떻게 도움이 될 것인지
  - 의도적으로 사람들에게 보여주어야 함
- 사람들이 자의적으로 판단하도록 내버려 둘 경우
  - 세 요소간의 관계를 부정확하게 이해하게 됨
- 사람들에게 상황을 바르게 이해시키기 위해서 체계적인 의사소통이 필요

  예) 경영자 회의에서 성과가 향상된 요인을 토론, 사내 신문이나 사보 등
    - 이를 통해 변화의 성과를 적극 홍보해야 함

6.2 르윈의 조직변화 3단계 모델(Lewin's Three-step Model)

- 심리학자인 르윈(Lewin, 1951)은 조직이 새로운 시스템, 과정, 구조가 도입되는 것만으로는 변화하지 않음
- 성공적인 변화는 조직 구성원들이 스스로 변화에 참여하여 조직을 앞으로 나아가게 하고 조직의 성과를 거둘 때 발생
- 르윈은 변화란 고정된 어떤 상태에서 새로운 상태로 바뀌는 것이라 주장
  - 3가지 상태를 해빙, 변화, 재결빙이라고 이름 붙였음

1) 해빙(Unfreeze)

- 해빙의 의미는 얼음이 녹아 풀림
- 해빙단계는 조직원들이 변화할 준비를 갖추게 하는 단계
- 이 단계에서는 어떠한 움직임, 변화에 대한 저항성을 감지하고 목표를 정의하며 변화하도록 사람들을 선동
- 모든 사람들이 변화할 준비를 하게 하는 것은 어떠한 행동이 이행되기 전에 변화에 긍정적인 사람의 수가 부정적인 사람들의 수를 넘는지를 판단하기 위해 찬반양론을

가늠해 보는 것

- 이 단계는 르윈이 '힘의 영역 분석(The Force Field Analysis)'이라고 부르는 것을 위한 기본적인 수단
- 이 방법은 하나의 선을 그은 다음, 의도한 변화를 위하는 요소와 반대하는 요소들을 나열하는 것과 같이 간단
- 핵심은 변화를 지지하는 세력은 강화하고, 변화에 반하는 세력은 조절함으로써 변화를 더욱 성공적으로 만드는 것

2) 변화(Change)

- 원하는 상태에 도달하는 데에 필요한 작업들을 하는 것
- 이 단계는 보통 약간의 혼란을 야기
- 기존의 관습은 바뀌고, 새로운 형태의 업무, 새롭게 제정된 규정과 조직원들은 타협해야 함
- 개인은 생각, 감정, 행동 전부의 변화를 요구받게 됨
- 이 시기에 조직은 일시적인 업무 효율 감소를 경험하게 됨
- 이 단계는 강력한 리더십, 집중적인 대화와 참여, 그리고 변화의 정도에 따라서 지도와 훈련을 필요로 함

3) 재결빙(Refreeze)

- 결빙의 뜻은 물이 얾, 재결빙은 물이 다시 얾
- 재결빙은 달성된 변화 상태를 제도화하기 위해 안정성과 생산성 창출
- 조직원들로 하여금 그들이 안전하고 익숙하다고 인지하는 환경과 재연결되도록 하는 것
- 접근법은 조직에 따라 다를 수도 있지만 주로 새로운 지침을 정함
  - 성과에 대한 보상, 새로운 기준을 제정하는 것을 포함
- 변화관리자로 하여금 조직원들이 새로운 시스템을 설치
  - 테스트하고, 오류를 찾고, 평가하고 향상시킬 수 있도록 조직원들과 적극적으로 업무활동을 할 것을 요구
- 이 단계를 제대로 완수하지 못하면 과거 관습으로 회귀할 가능성 높음

표 13-5. 르윈(Lewin)의 조직변화 3단계 모델

해빙	변화	재결빙
▶ 해빙단계는 조직원들이 변화할 준비 단계 ▶ 이 단계에서는 어떠한 움직임, 변화에 대한 저항성을 감지 ▶ 목표를 정의 ▶ 변화하도록 사람들을 선동	▶ 원하는 상태에 도달하는 데에 필요한 작업들 ▶ 이 단계는 보통 약간의 혼란을 야기 ▶ 기존의 관습은 바뀜 ▶ 새로운 형태의 업무 ▶ 새롭게 제정된 규정과 조직원들은 타협	▶ 달성된 변화 상태를 제도화 ▶ 안정성과 생산성 창출 ▶ 조직원들로 하여금 안전 – 익숙하다고 인지 – 환경과 재연결 ▶ 접근법은 조직에 따라 다름 ▶ 주로 새로운 지침을 정함 ▶ 성과 보상 및 새 기준 설정

7. | 변화관리의 실패 원인 및 성공요소

7.1 혁신의 실패 원인

- 혁신이 성공을 거두지 못하는 원인은 복합적이라 할 수 있음
- 조직원들의 변화에 대한 저항이 가장 큰 원인이 될 수도 있지만 조직원들은 변화를 통해 개선도 일어난다는 점을 알고 있음
- 명목적인 저항보다는 본인과 관련된 기득권에 관련된 저항과 암묵적인 변화에 대한 거부감 등이 있을 수 있음
- 과거의 실패 경험이나 부가적인 적응 노력 등에 대한 저항이 있을 수 있음

7.2 변화관리의 성공요소

- 과거 경험을 극복하는 변화관리의 성공요소를 정리

1) 저항 또는 장애 요인

- 저항이나 장애 요인은 리더십에 의해 극복 가능
- 리더십이란 실제 참여하고 관리하는 것을 말하는 것
- 조직의 최고 실권자가 변화를 주도하는 것이 가장 효과적이라 할 수 있음

2) 실제적 및 적용 가능한 변화

- 변화의 내용은 매우 실제적이고 적용 가능한 것부터 진행되어야 함
- 비현실적인 기대는 변화를 쉽게 이끌지 못하는 경우가 많음
- 방향성을 가지되 처음에는 구체적인 변화 과정을 제시해 주어야 함

3) 일관적인 메시지

- 전체 변화에 대해서는 일관적인 메시지가 필요
- 변화하는 과정에서 어려움들을 잘 이겨내고 진행해 나갈 조직적 모니터링 필요
- 변화를 위한 당위성이 미약할 경우 중간 과정에서 회의감을 줌
- 변화가 회귀할 수도 있으므로 초기에 조직원들의 동의를 받음

4) 변화의 범위 및 목적 단계별 제시

- 변화의 범위와 목적을 단계별로 제시해 적용해 나가면 조직은 일종의 성과를 얻어 가는 기쁨을 얻고 변화에 쉽게 동참할 수 있음
- 초기에 쉬운 변화부터 시작하는 것이 중요

5) 지원 및 격려

- 변화관리는 사람들을 관리한다는 차원보다는 최소한의 지원과 격려를 하는 차원에서 시작하는 것이 좋음
- 변화는 사실 그렇게 쉬운 일이 아니기 때문

6) 실제 운영 설계

- 실제 운영을 고려해 설계하는 것
- 단계별로 적용하는 것이 변화를 보다 성공적으로 이끌 수 있는 방법이 될 수는 있음
- 변화를 보다 빨리 조직에 적응하기 위해서는 변화 준비도를 파악
- 변화의 시기를 조절하는 것이 보다 효율적인 전략이라 할 수 있음

8. | 변화의 적응도, 성공요건 및 리딩그룹

8.1 변화의 적응도 제고

- 변화관리의 효과는 변화의 적응도 제고
- 변화 적응 비용 절감 등으로 정리할 수 있음
- 경영 혁신의 성과는 쉽게 얻어지는 것이 아님
- 혁신으로 인한 충격은 어떤 형태로든 성과 저하로 나타날 수 있기 때문
- 일반적인 성과 저하는 적응을 위한 시행착오 때문에 나올 수 있음
- 이때에는 가장 단순한 성과 저하 사례가 나타날 수 있음
- 변화 의지를 수반하는 경우에도 성과 저하는 일시적이나마 예상될 수 있음

8.2 적극적 변화 마인드

- 적극적 변화 마인드가 없을 경우는 수동적인 입장
- 적극적인 학습 자세가 갖추어지지 않게 되고 보다 많은 시간이 소요
- 변화의 취지를 이해하지 못하거나 동감하지 못하는 경우에도 변화의 속도는 낮아질 수밖에 없음
- 혁신으로 인한 충격의 조기 극복, 성과 저하의 복구와 성과 향상의 실현을 위해서는 철저한 변화관리를 통한 변화 적응도를 제고할 필요가 있음

8.3 변화 적응 비용 절감 효과

1) 변화관리 활동 효과

- 변화관리 활동을 통해 조직원들의 변화 적응도를 앞당길 수 있음
  - 그 효과는 매우 큼

존 코터(Kotter. J. P.) 변화관리의 8단계 프로세스

◐ 1단계 : 위기 의식 고조
- ▶ 상황이 긴급하다는 사실을 절실히 느끼게 함으로써 실천적 행동 유도

◐ 2단계 : 변화 선도팀 구성
- ▶ 능력과 기업에 대한 애착을 가진 사람들로 지도자 그룹 형성

◐ 3단계 : 올바른 비전 정립
- ▶ 나갈 방향에 대한 큰 그림(비전)과 이를 이루기 위한 전략 수립

◐ 4단계 : 소통과 비전 전달
- ▶ 조직 구석구석에 반복적으로 솔선수범을 통해 비전 전파

◐ 5단계 : 권한 부여
- ▶ 직원들이 넓은 범위에서 의사결정권을 가지도록 과감한 임파워먼트

◐ 6단계 : 단기성과 확보
- ▶ 단기적으로 눈에 보이는 성공체험으로 사기 진작과 도전적 열정 자극

◐ 7단계 : 변화의 속도 유지
- ▶ 성공에 대한 자만과 안주를 경계하고 후속 변화 과제 도전

◐ 8단계 : 변화를 기업문화로 정착
- ▶ 상기 일곱 단계가 확고한 조직 문화로 정착되도록 함

2) 비용 적응 비용 절감 효과의 예

(1) 전 직원이 3000명인 회사의 평균 연봉이 4000만 원인 경우

– 전사적 혁신으로 프로세스가 변경되고 해당 프로세스를 하루에 두 시간씩 활용해야 함

(2) 각 개인의 변화 적응도의 효율이 현재 25% 가정

- 전 직원의 변화 적응도를 75%로 높이고자 계획했고 이를 위해 얼마 만큼 정도의 변화 관리 활동 비용을 사용할 수 있는지를 계산

- 근로자 1인당 한 달 급여 평균이 320만 원이면 하루 일당(월 20일 근무)은 16만 원 정도가 나오며 변화 프로세스 두 시간은 1인당 4만원에 해당

(3) 4만원의 효율이 현재 1만원 수준, 향후 2만원 정도를 향상시킬 경우

- 3000명×2만 원이면 매일 6,000만 원의 변화 적응 효과가 발생
- 현재의 변화 효율을 50% 높일 수 있다면 하루 6,000만 원을 투자한 가치가 있음
- 월 단위로 계산한다면 6,000만 원 × 20일=2억 원의 효과가 나옴
- 이는 혁신으로 인한 비즈니스 효과는 뺀 금액
- 단순한 계산이지만 변화관리의 효과는 매우 크다고 할 수 있음

3) 변화관리 활동의 투자

- 최근 경영 혁신을 도입하기 위한 정보통신기술(ICT) 투자가 막대한 만큼 이에 대한 적응력 향상
  - 실제 전체 비용 측면에서 변화관리 활동의 투자가 우선시됨

8.4 변화관리의 성공요건 및 리딩그룹

1) 변화관리의 성공요건

- 불씨 확보
- 신뢰풍토 및 조직문화 조성
- 전문가집단 구성, 리딩그룹(reading group) 필요
- 전체 사원의 마음을 움직임, 공감대 형성
- 천리마 인재 파악

2) 혁신적 개발재원 리딩그룹(reading group)

- 개도국의 경제사회개발과 빈곤퇴치를 지원하기 위해
  - 기존의 개발재원에 추가적이며 예측가능하고 안정적인 새로운 재원
- 혁신적 개발재원 리딩그룹
  - 혁신적 개발재원 관련 논의를 주도하고 있는 리딩그룹

표 13-6. 변화관리 성공요건, 효과 및 조직변화 모델

변화관리의 성공요소	변화관리의 성공요건
▶ 저항 또는 장애 요인 ▶ 실제적 및 적용 가능한 변화 ▶ 일관적인 메시지 ▶ 변화의 범위 및 목적 단계별 제시 ▶ 지원 및 격려 ▶ 실제 운영 설계	▶ 불씨 확보 ▶ 신뢰풍토 및 조직문화 조성 ▶ 전문가집단 구성 ▶ 리딩그룹(reading group) 필요 ▶ 전체 사원의 마음을 움직임 ▶ 공감대 형성 ▶ 천리마 인재 파악
변화관리 효과	**르윈(Lewin)의 조직변화 모델**
▶ 변화의 적응도 제고 ▶ 적극적 변화 마인드 ▶ 변화 적응 비용 절감 효과	▶ 해빙(Unfreeze) ▶ 변화(Change) ▶ 재결빙(Refreeze)

9. | 변화관리 기법

9.1 변화관리 기법의 의미

- 변화관리 기법이란 조직의 내부 요소를 기반
  – 변화의 필요성을 평가하고 관리하기 위한 기법은 다음과 같음

9.2 변화관리 기법의 종류

1) 설문조사

- 설문조사는 주로 변화의 필요성을 평가할 때 사용
- 설문조사의 결과를 바탕으로 개선사항이 전개될 경우
  – 설문조사 데이터 자체가 변화를 위한 도구가 될 수 있음

2) 의사소통(Communication)

- 의사소통은 변화를 겪고 있는 조직의 핵심적 요소임
- 변화를 겪는 개인에게 내부 메시지가 전달되는 방식은 개개인의 행동과 변화 과정

에 대한 전반적인 인식에 큰 영향을 미침

3) 협상(Negotiation)

- 협상은 합의에 도달하려는 사람들 사이의 공식적인 토론을 말함
- 변화에 대한 주도권을 위해 긍정적인 결과가 발생하도록 토론하는 과정임

4) 협업(Collaboration)

- 협업은 조직 내의 동료간 관계 및 상호작용을 일컬음
- 의료기관에서의 협업에는 다양한 의료전문가가 유사한 목표를 달성하는 공동 작업이 포함됨

5) 갈등관리(Conflict management)

- 갈등이란 적대적 또는 반대 요소, 아이디어 또는 힘 사이의 충돌을 의미
- 갈등은 의견, 가치, 필요 및 원한 등의 차이로 설명되며 사람들에게 좌절감을 유발하고 업무 또는 목표를 달성하지 못하게 함
- 갈등관리는 상호 인정되는 해결책을 찾기 위해 개인과 협력하는 데 초점을 맞춘 문제해결 기법을 의미

실전문제

* 가장 맞는 것에 번호를 기재하시오.

1. 변화관리로 옳지 않은 것은?

① 조직의 성과 저하 예상시의 대상 관리
② 기업 성과가 향상되는 방향으로 관리
③ 개인의 잠재력을 파악하는 프로그램
④ 혁신을 추구하면서 병행적으로 관리
⑤ 목적을 달성하기 위해 취하는 변화

2. 변화관리의 특징으로 옳지 않은 것은?

① 변화를 주도하는 세력
② 변화의 도구를 만드는 세력
③ 변화에 따르는 실행세력들
④ 변화의 장애를 제거하는 세력
⑤ 변화를 전파하는 세력

3. 변화관리의 성공요소에 해당되지 않는 것은?

① 저항요인
② 적용 가능한 변화
③ 장애요인
④ 다양한 메시지
⑤ 지원 및 격려

4. 변화관리의 효과로 연결된 것은?

① 변화의 적응도 제고 – 변화 적응 비용 절감
② 적극적 변화 마인드 – 단계적 재배치
③ 소극적 변화 마인드 – 변화 비용 절감
④ 변화의 적응도 제고 – 단계적 재배치
⑤ 소극적 변화 마인드 – 변화의 적응도 제고

정답 1. ③ 2. ④ 3. ④ 4. ①

실전문제

5. 변화관리의 성공요건이 아닌 것은?

① 천리마 인재 파악
② 불신사항 파악
③ 전문가집단 구성
④ 공감대 형성
⑤ 리딩그룹(reading group) 필요

6. 르윈(Lewin)의 조직변화 3단계 모델로 연결된 것은?

① 해빙–순응–재결빙
② 해빙–변화–연합
③ 해빙–순응–연합
④ 해빙–변화–호응
⑤ 해빙–변화–재결빙

7. 존 코터(Kotter.J.P.) 변화관리의 8단계 모델 중 3단계에 해당되는 것은?

① 동기부여가 없다면 구성원들이 참여도가 낮아 변화관리 실패
② 단기목표가 없으면 추진력을 잃게 될 수도 있음
③ 기업의 조직이 향후 나가야 할 방향을 명확히 정해주는 역할
④ 새로운 접근방법, 행동 및 태도가 성과 개선에 어떻게 도움이 될지 제시
⑤ 새로운 변화의 비전과 일치하지 않는 여타 시스템과 구조를 모색

8. 조직의 변화관리에 해당되지 않는 것은?

① 조직의 고학력 추구
② 고객의 경쟁 심화
③ 정보기술 발달
④ 노동력 구성의 변화
⑤ 조직 구성원들의 불만 증가

9. 기존 시스템 자체의 변화를 포함한 변혁적 변화를 주장한 자는?

① Peter Drucker
② Lewin
③ Andreas Vesalius
④ Kotter. J. P.
⑤ John Graunt

정답 5. ② 6. ⑤ 7. ③ 8. ① 9. ①

실전문제

10. 고정된 관계 내에서 이뤄지는 것이 아니라 모빌과 같이 동태적으로 연결된 것은 무엇을 의미하는가?

① 변화의 정태성 관리
② 변화의 순응적 관리
③ 조직의 전문직 형태
④ 조직의 다양성 형태
⑤ 변화의 역동성 관리

11. 존 코터(Kotter. J. P.)의 8단계 변화단계에 해당되지 않는 것은?

① 변화 프로그램에서 긴장감을 조성이 중요
② 변화를 추진하기 위해서는 지도자와 구성원 분산 체계
③ 기업의 조직이 나가야 할 방향을 정해주는 역할
④ 개혁을 추진하려면 기업의 비전이 전체 종업원에게 전달
⑤ 개혁에는 프로세스가 진행되면서 많은 사람들이 참여하게 됨

정답 10. ⑤ 11. ②

14

보건행정

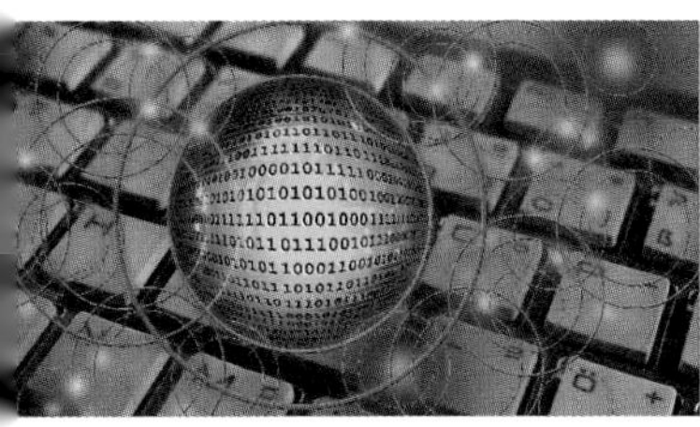

제 14 장

보건행정

1. | 보건행정의 개념

1.1 보건행정의 의미

- 보건이란 내용 + 행정이라는 형식 = 상호 결합한 기술행정활동

1.2 보건행정의 정의

- 보건행정은 질병의 예방, 수명의 연장, 신체적 효율의 증진
  – 공중보건의 목적을 달성하기 위함

2. | 보건행정의 특성

2.1 공공성 및 사회성

1) 공공성

- 보건행정은 공공복지와 집단적 건강을 추구
  – 이익을 추구하는 사행정과 목적이 다름

2) 사회성

- 행정행위가 사회 전체 구성원을 위한 사회적 건강향상에 있음

2.2 봉사성

- 현대국가는 복지국가 성격을 띰
  - 공공행정이 소극적인 질서유지로부터 적극적으로 사회정의에 입각
  - 국민의 행복과 복지를 위해 직접 개입하고 간섭하고 봉사하게 됨
    예) 사회보장
- 보건행정은 국민에게 적극적으로 봉사하는 봉사행정임

2.3 교육성 및 조장성

1) 교육성

- 보건행정의 사업은 지역사회 또는 집단 및 국가의 책임 하에 실시
  - 주로 교육을 통해 함

2) 조장성

- 보건행정은 복지국가 개념의 발전과 더불어 전체주의적임
  - 타율적인 보건사업보다 자율적이고 지방분권적인 성격 강조
  - 조장행정 및 교도행정의 성격을 가짐
  - 자율적 > 타율적 보건사업

2.4 과학성 및 기술성

- 보건행정은 자연과학적 및 사회과학적 지식이 방법상 이용되고 있음
  - 이용되는 기술은 실천적 이용도가 높은 실제적인 것이어야 함
- 저렴하고 장치가 간단하고 조작이 용이한 과학적 지식과 기술
  - 이용도와 적용도가 높음
- 기술이 간단하고 용이하더라도 과학적인 특수지식과 기술을 필요로 함

– 보건행정을 과학행정인 동시에 기술행정이라고 함

3. | 보건행정의 원리

3.1 일반행정의 원리

1) 관리과정

(1) 전통적 관리론

- 전통적 관리론의 견해
  – 관리는 조직의 목표를 달성하기 위한 기능

(2) Fayol의 5가지 관리기능

- Fayol
  – 관리기능을 최초로 제시
  – 관리의 5가지 기능 : 계획, 조직, 지휘, 조정, 통제

(3) POSDCoRB의 관리과정

- POSDCoRB로 관리과정 제시
  ▸ 기획(Planning), 조직(Organizing), 인사(Staffing)
  ▸ 지휘(Directing), 조정(Coordinating), 보고(Reporting)
  ▸ 예산(Budgeting)

2) 기획

- 기획은 관리과정에서 첫 번째 단계
- 관리자의 여러 관리기능이 어떻게 이루어지는가를 사전에 결정하는 것
- 기획은 조직의 목표설정, 이를 효과적으로 달성하기 위한 수단
  – 행동과정도 포함함
- 기획은 여러 대안적 행위 중에서 하나의 대안을 선택하는 행위
  – 의사결정과 밀접한 관련을 갖음

중요 내용

◐ 보건행정의 정의
- ▶ 보건행정은 질병의 예방, 수명의 연장, 신체적 효율의 증진
  - – 공중보건의 목적을 달성하기 위함

◐ 보건행정의 특성
- ▶ 공공성 및 사회성
  - – 공공복지와 집단 건강을 증진하는 공공이익
- ▶ 조장성 및 교육성
  - – 지역주민을 교육 · 조장함으로써 목적 달성
- ▶ 봉사성
  - – 현대행정의 특징
- ▶ 과학성 및 기술성
  - – 과학적 기법 및 기술 도입

◐ Fayol 관리의 5가지 기능
- ▶ 계획, 조직, 지휘, 조정, 통제

(1) 기획과정

① 기본전제
- 기획이 실시될 미래의 외 · 내적 환경에 대한 가정을 세움

② 예측
- 과거와 현재에 대한 정보를 수집 · 분석하여 미래에 대한 추정함

③ 목표설정
- 기획과정의 가장 중요한 활동 중의 하나가 조직 목표를 결정함
- 전반적인 목표를 설정
- 전체의 목표달성을 위한 각 부서 고유의 목표를 설정함

④ 활동계획의 전개
- 외 · 내적 환경의 상태와 관련되어 가정, 예측 등의 수단을 통해
- 입수된 정보, 설정된 구체적 목표 등을 근거로 조직활동의 방향 제시

- 인도하는 행동계획을 개발함

(2) 기획방법

① **계획예산제도**(Planning programming budgeting system, PPBS)
- 계획예산제도(PPBS)는 미국 국방성에서 처음 개발하여 시행한 방법
- 장기적인 계획수립과 단기적인 예산편성을 연관시킴
  - 자원배분에 대한 의사결정을 합리적으로 일관성 있게 하려는 제도
- PPBS(계획예산제도) : 계획-사업-예산-체계
  - P(계획 planning) + P(사업, programming) + B(예산, budgeting)
  - S(체계 system)

② **사업평가 및 검열기술**(Performance evaluation review technique, PERT)
- 불확실한 상태하에서 기획과 통제를 하는데 사용되는 작업망 체제모형
- 사업평가 및 검열기술(PERT)은 프로젝트의 주요활동을 확인함
  - 그 활동들을 진행도표로 순서있게 나열
  - 각 활동의 소요시간을 정함
- 대규모의 복잡한 일과성 프로젝트에 사용됨

③ **운영연구**(Operation research, OR)
- 제2차 세계대전 당시 군사작전상의 문제를 해결하기 위해 고안한 방법
- 해당 환경 하에서 살아있는 생물체와 같이 체계, 사업, 봉사, 집행 및 운영 등의 전부 또는 일부를 조사 연구하는 것

④ **체계분석**(System analysis)
- 정책결정권자에게 사업 경비와 그 가치의 정확한 정보를 제공하는 것
- 정책결정의 수립과정을 향상시키는데 목적이 있음

표 14-1. POSDCoRB의 관리과정 및 PPBS 계획예산제도

POSDCoRB의 관리과정	PPBS 계획예산제도
◐ POSDCoRB ➞ 기획–조직–인사–지휘–조정–보고–예산 ▶ 기획(Planning), 조직(Organizing) ▶ 인사(Staffing), 지휘(Directing) ▶ 조정(Coordinating), 보고(Reporting) ▶ 예산(Budgeting)	◐ PPBS ➞ 계획–사업–예산–체계 ▶ P(계획, planning) ▶ P(사업, programming) ▶ B(예산, budgeting) ▶ S(체계, system)

(3) 의사결정(Decision making)

① 의사결정의 정의

- 의사결정은 설정한 목표를 달성하거나 문제를 해결하기 위해
  - 이용 가능한 여러 대안의 집합 중
  - 하나의 대안을 선택하는 관리자의 정신적 과정

② 의사결정의 일반적 과정

㉠ 문제의 정의

- 의사결정 과정의 기본활동은 의사결정을 해야 할 필요성 인식
  - 문제를 정의하는 것

㉡ 목표의 설정

- 문제점이 명확하게 밝혀지면 문제해결의 목표를 설정

㉢ 자료의 수집 및 분석

- 관련된 자료를 수집하고 분석해야 함
- 정확하고 충분한 자료가 수집되고 분석될 경우
  - 목표달성과 문제를 해결할 수 있는 최선의 대안이 강구될 수 있음

㉣ 대안의 탐색

- 대안은 이미 존재하는 기존대안을 활용할 수 있음
- 기존대안을 수정하여 사용할 수도 있음
  - 문제에 맞게 새로이 구상할 수도 있음

㉤ 대안의 평가

- 각 대안은 양 · 질적 측면에서 충분히 검토되어야 함

㉥ 대안의 선택

- 평가가 종료되면 비용, 이윤 및 질 등의 기준에 의거
  - 하나의 대안 선택

㉦ 시행

- 대안이 선택될 경우
  - 의사결정을 시행하기 위해 특정한 활동들이 실행되어야 함

㉧ 결과의 평가

- 의사결정의 마지막 단계는 선택된 시행결과를 평가

(4) 목표관리(Management by objective, MBO)

① 목표관리의 의미

- 목표관리는 조직의 상급관리자와 하급관리자가 공동으로 협의
  - 공통된 목표를 설정
  - 기대되는 결과에 따라 각 개인의 책임영역을 확정
  - 이를 기준으로 각 개인 및 부서의 목표달성에 대한 기여도를 측정 · 평가하는 과정

② MBO 중요 사항

- MBO에서 가장 중요한 사항

- 목표설정, 참여, 피드백(feedback)

③ MBO의 과정

- MBO의 과정 단계
  - 상급자의 예비적 목표의 설정과 제안
  - 하급자의 목표결정 작업수행
  - 수정활동 및 조언
  - 하급자의 최종성과
  - 성과에 대한 최종적 검토와 평가
  - 재순환 등을 통해 이루어짐

표 14-2. 의사결정 및 목표관리

의사결정	목표관리(MBO)
▶ 의사결정은 설정한 목표를 달성 ▶ 문제를 해결하기 위해 – 이용 가능한 여러 대안의 집합 중 – 하나의 대안을 선택하는 관리자의 정신적 과정	▶ 목표관리는 조직의 상급관리자와 하급관리자가 공동으로 협의 ▶ 공통된 목표를 설정 ▶ 기대되는 결과에 따라 각 개인의 책임영역을 확정 – 이를 기준으로 각 개인 및 부서 – 목표달성에 대한 기여도를 측정 · 평가하는 과정

3) 조직

- 조직개념은 과정과 구조의 두 가지 의미를 갖고 있음
- 조직한다는 것은 구성원의 행위를 예측할 수 있도록 만드는 과정
  - 이러한 결과가 구조인 조직을 의미
- 조직은 그 구성원들로 하여금 기획에 의해 수립된 목표를 달성하도록
  - 모든 직무가 명확히 설계되고 유지되지 않으면 안 됨
- 조직과정과 기능
  - 관리자는 조직의 목표를 효과적으로 달성하기 위해
  - 필요한 조직구조와 직무를 설계함

(1) 조직의 원리

- 조직하는 과정에서 여러 가지 조직편성의 원리가 적용됨

① 계층제의 원리

- 계층제란 권한, 책임 및 의무를 정도에 따라
  - 공식조직을 형성하는 구성들 간에 상하의 등급
- 계층을 설정하여 각 계층간에 권한과 책임을 배분
  - 명령계통과 지휘, 감독체계를 확립하는 것
- 계층제는 역할의 수직적 분담체계

② 명령통일의 원리

- 조직 내의 각 구성이 한 사람의 상관에게서 명령을 받음
  - 이에 대해 책임을 갖게 됨을 의미
- 명령통일의 원리가 지켜지지 않으면 권위가 실추됨
  - 규율이 흔들리며 명령에 혼선을 빚고 안정 자체가 위협을 받음

③ 통솔범위의 원칙

- 통솔범위의 원칙
  - 한 사람의 관리자가 효과적으로 직접 감독 · 관리할 수 있는 하급자의 수로써 관리의 범위를 말함
- 통솔범위 적정화의 원리
  - 효과적으로 통솔할 수 있는 부하의 수를 적절하게 정하는 원리
- 한 사람의 상급자가 통솔할 수 있는 적정 부하의 수는 5~6명
  - 업무가 복잡한 경우에 관리자의 통솔범위는 더 줄어들 수 있음
- 행정조직의 일반적인 관리과정 : 기획–조직–실행–평가

④ 분업의 원리

- 분업과 전문화는 깊은 관계가 있음
- 분업
  - 조직구성에게 한정된 활동들만 책임을 지고 수행하도록 업무 분담
  - 개인은 그 업무에 대해 전문적인 지식과 기술을 습득하여 전문화됨
  - 능률의 향상을 기대할 수 있음

⑤ 조정의 원리

- 조정이란 조직의 공동목적을 달성하기 위해
  - 조직구성원의 행동 통일을 기하도록 개별적인 노력을 통합하는 것
- 효과적인 조정은 정보의 수신, 전파 및 처리를 잘하느냐 못하느냐에 달려 있음
  - 효과적으로 조정을 하기 위해서는 의사소통이 촉진되어야 함

⑥ 일상 업무의 위임

- 조직이 발전해 감에 따라 의사결정에 관한 모든 권한 행사는 불가능
- 권한과 의사결정의 분권화는 위임의 기본단계

⑦ 권한 및 책임의 일치

- 조직 내에 책임이 있는 곳에는 권한이 수반되어야 함

표 14-3. 조직의 원리

계층제의 원리	명령통일의 원리
▶ 계층제란 권한, 책임 및 의무 – 정도에 따라 공식조직 형성 – 구성들 간에 상하의 등급 ▶ 계층을 설정하여 각 계층간에 권한과 책임을 배분	▶ 조직 내의 각 구성이 한 사람의 상관에게서 명령을 받음 – 이에 대해 책임을 갖게 됨 ▶ 명령통일의 원리가 지켜지지 않으면 권위가 실추됨
통솔범위의 원칙	**분업의 원리**
▶ 한 사람의 관리자 – 직접 관리할 수 있는 하급자의 수 ▶ 관리의 범위임 ▶ 통솔범위 적정화의 원리 ▶ 행정조직의 일반적인 관리과정 – 기획–조직–실행–평가	▶ 분업과 전문화는 깊은 관계가 있음 ▶ 분업 – 조직구성에게 한정된 활동들만 – 책임지고 수행하도록 업무 분담 ▶ 개인은 그 업무에 대해 전문적인 지식과 기술을 습득하여 전문화됨
조정의 원리	**일상 업무의 위임**
▶ 조정이란 조직의 공동목적을 달성 – 이를 위해 조직구성원의 행동 통일 ▶ 효과적인 조정 – 정보의 수신, 전파 및 처리를 잘하느냐 못하느냐에 달려 있음	▶ 조직이 발전해 감에 따라 의사결정 – 모든 권한 행사는 불가능 ▶ 권한과 의사결정의 분권화 – 위임의 기본단계

(2) 공식적 조직 · 비공식적 조직구조

① 공식적 조직구조

- 계획되고 공식화된 조직구조
  - 다양한 흥미와 능력을 가진 직원들의 노력을 조정할 수 있는 직무관계로 직위를 공식적으로 배열하는 것
- 공식적 구조는 조직의 목표와 철학을 기초로 하여 조직되어야 함

② 비공식적 조직구조

- 직원들 사이의 비공식적이며 사적인 관계
  - 기구조직표에 있지 않는 자연발생적인 관계
- 비공식적인 조직구조는 조직에 미치는 영향이 큼
  - 관리에서 중요하게 인식되어야 함
- 비공식조직은 자연스럽게 발생하며 소규모의 집단 형성
  - 조직에 긍정적인 면과 부정적인 면을 갖고 있음
  - 지연, 학연, 취미 등에 따라 형성됨

(3) 조직의 유형

① 계선조직(Line organization)

- 순수한 계선조직은 공식조직의 가장 오래되고 단순한 조직구조
- 계층적 구조를 이루는 조직
  - 상관 · 부하관계를 강조하는 수직적이고 직접적인 명령계통을 가짐
- 이런 형태는 모든 계층의 조직 구성원들 사이의 권한과 책임이 명백
- 관리자와 구성원들 사이의 정보전달이 보다 적음
  - 다른 조직구조보다도 효율적인 조직

② 계선-막료조직(Line and staff organization)

- 계선조직의 상급관리자의 제활동을 지지하기 위해
  - 계선 외부에 막료기구를 설치한 조직

- 계선–막료조직은 계선기관과 막료기구를 함께 두고 있는 조직
- 막료기구
  - 전문적인 지식 · 경험을 가지고 조직 목표달성에 간접적으로 기여
  - 관리의 질을 높여주는 역할을 할 뿐 명령이나 지휘권은 없음

③ **팀조직**(Team organization)

- 부(部)와 과(課)를 대신하여 팀이 기간조직으로 되어 있는 조직
- 팀장에 의해 관리
  - 팀장은 다양한 직급에 있는 사람들이 맡음
- 팀원은 자기 담당업무를 갖고 팀장에게만 책임을 지는 구조

④ **프로젝트 팀**(Project team)

- 어떤 특수한 목표 또는 복잡하고 중요한 비일상적 업무를 달성하기 위해 임시적으로 조직된 다양한 전문가들의 집단
- 각 부서에서 팀원이 차출되어 프로젝트를 수행
  - 프로젝트가 종료되면 팀원은 본래의 부서로 되돌아감
  - 과제중심조직

4) 조정

- 조정은 업무집단의 구성원들이 함께 조화를 이룸
  - 일하도록 하는 활동으로 구성되어 있음
- 일선관리자 또는 중간관리자는 말단업무 층에 대한 활동을 조정해야 함
  - 이들 관리자들은 직원의 책임과 활동에 대한 지식이 있어야 함
  - 직원의 상호작용과 의사소통에 영향을 줌

5) 통제

- 통제는 조직 구성원들이 조직 목표달성을 위해
  - 행동하고 있는가를 확인하는 시스템
- 실시가 계획대로 이루어졌는가의 여부를 확인

– 계획과 실시간의 차이가 있다면 이를 최소화하기 위한 관리활동

3.2 보건행정의 기술적 원칙

1) 인구집단의 생태학적 고찰

- 보건사업 수행시
  - 인구집단의 성별, 연령별 구성과 인구분포, 사회문화적인 특성 등
  - 생태학적인 특성을 고려하여 보건사업이 실시되어야 함

2) 역학적 기초

- 질병의 발생과 관련된 3가지 요인
  - 숙주적 요인, 환경적 요인, 병인의 역학적 기초자료 조사
  - 보건사업을 수행하는데 있어 중요한 자료

3) 의학적 기초

- 보건사업의 수행에 있어 의학적 기초
  - 질병의 예방과 종합적인 보건봉사, 주민의 건강향상을 위해 적용됨

4) 환경위생학적인 기초

- 환경위생학
  - 질병의 발생요인을 외적 또는 환경요소를 중심으로 연구하는 학문
- 질병의 발생은 환경과 밀접한 관계가 있음
  - 인간, 환경, 병인에 대한 환경위생학적 기초가 마련되어야 함

5) 사회적 관계의 기초 확립

- 보건사업은 해당지역의 조직을 통해 이루어짐
- 지역사회의 기관, 단체 및 주민들과의 유대관계를 확립
  - 성공적으로 사업을 진행할 수 있음

4. | 한국의 보건행정사

4.1 삼국시대 및 통일신라시대

1) 고구려

- 왕실 치료담당 시의제도

2) 백제

- 백제에는 약부, 의박사, 채약사, 주금사 등이 있었음
  - 약부(의약 총업무관리), 의박사(의학), 채약사(약초 취급)

3) 통일신라시대

- 약전, 공봉의사, 내공봉의사, 승의, 국의제도 등
  - 약전(의료행정 담당), 내공봉의사(왕실 진료)

4.2 고려시대

- 대의감(의약관청), 상약국(궁내 어약 담당)
- 구료제도 : 제위보 설치
  - 서민의 구료사업
- 동서대비원 : 빈민의 질역자를 구호하는 기관
  - 의복과 음식의 제공, 의약의 공급, 전염병으로 죽은 시체 처리
- 혜민국 : 서민들의 구료사업

4.3 조선시대

- 조선시대 중앙의료기관
  - 제생원, 내의원, 전의감, 혜민국, 동서대비원, 종약색 등
- 제생원 : 의녀 두어 근무
- 전의감 : 일반의료행정 담당

- 내의원 : 왕실의 의료
- 혜민서 : 서민의 구료사업
- 활인서 : 전염병 환자의 치료 및 구호 담당
- 선조 때 허준 : 동의보감
  - 한의학을 집대성한 것으로 한의학사에 큰 업적 남음
- 지석영 : 우두법의 보급
  - 1899년에 우두법이 지방종두세칙으로 공포
  - 전국적으로 시행
- 알렌(Allen) : 최초의 서양식 병원 광혜원 설립
  - 광혜원 설립 → 제중원으로 변경
  - 보건의료사업의 본격적인 활동 계기

4.4 일제하 시대

- 일본은 경찰국에 위생과 설치
  - 공중위생업무, 의사 등의 면허업무
  - 병원 및 의약품 등의 관리업무 수행

4.5 해방 이후

- 보건의료제도 변천 과정
  - 위생과 → 위생국 → 보건후생국 → 보건후생부(15개) → 보건후생부(6개)
- 보건후생부(1946년)로 개칭
  - 한국 역사상 다른 행정부서에 비해 보건행정부서가 가장 방대한 시기

4.6 대한민국 정부수립 이후

1) 보건행정 변천 과정

- 보건후생부 → 사회부 → 보건부 → 보건사회부 → 보건복지부 → 보건복지가족부 → 보건복지부

- 사회부 신설(1948년) → 보건부로 승격(1949년)
- 보건부 + 사회부 = 보건사회부 설립(1955년)
- 보건사회부 → 보건복지부(1994년) → 보건복지가족부(2008년) → 보건복지부(2010년)

2) 보건복지부 직제 : 1관, 2과, 4실, 4국, 1단

- 1관 : 감시관
- 2과 : 운영지원과/인사과
- 4실 : 기획조정실/보건의료정책실/사회복지정책실/아동청소년정책실
- 4국 : 건강정책국/보건산업정책국/저출산고령사회정책국/장애인정책국
- 1단 : 생명과학단지조정사업단

표 14-4. 고려시대와 조선시대 의료기관의 비교

고려시대 의료기관	조선시대 의료기관
◐ 고려시대 의료기관 ▶ 구료제도 – 제위보 설치 – 서민의 구료사업 ▶ 동서대비원 – 빈민의 질역자를 구호하는 기관 – 의복과 음식의 제공, 의약의 공급 – 전염병으로 죽은 시체 처리 ▶ 혜민국 – 서민들의 구료사업	◐ 조선시대 중앙의료기관 ▶ 제생원 : 의녀 두어 근무 ▶ 전의감 : 일반의료행정 담당 ▶ 내의원 : 왕실의 의료 ▶ 혜민서 : 서민의 구료사업 ▶ 활인서 – 전염병 환자의 치료 및 구호 담당 ◐ 조선시대 의료 ▶ 선조때 허준 : 동의보감 ▶ 지석영 : 우두법 보급 ▶ 알렌(Allen) – 최초 서양식 병원/광혜원 – 광혜원 설립 → 제중원으로 변경 – 보건의료사업의 본격적인 활동

5. | 중앙 및 지방보건행정

5.1 중앙보건행정

- 중앙정부 책임하의 보건사업 수행의 필요성

- 전염병관리와 같이 지역단위로 하는 것은 불가능하거나 의미가 없음
- 정부 각 부처간의 협력 없이는 불가능한 보건사업
- 보건사업의 중첩을 피함

5.2 지역보건법 : 1995년

1) 제정 목적

- 보건소 등 지역보건의료기관의 설치 · 운영 및 지역보건의료사업의 연계성 확보에 필요한 사항을 규정함
  - 보건행정을 합리적으로 조직 · 운영
  - 국민보건의 향상에 기여

2) 국가와 지방자치단체의 의무

(1) 국가

- 지역보건의료에 관한 조사 · 연구, 정보의 수집 · 정리 및 활용
- 인력 양성 및 자질향상에 노력해야 함

(2) 시 · 도 및 시 · 군 · 구

- 보건정책의 수립, 시행에 필요한 기술적 · 재정적 지원시책 강구

3) 지역보건의료계획의 수립

(1) 수립

- 시장 · 군수 · 구청장이 수립(의회의결) → 시 · 도지사(의회의결) → 보건복지부장관

(2) 내용

- 보건의료수용 측정, 보건의료에 관한 장단기 공급대책
  - 인력, 조직, 재정 등 보건의료자원의 조달 및 관리
  - 보건의료의 전달체계, 지역보건의료에 관련된 통계 수집 및 정리

(3) 수수료와 진료비 징수

- 보건복지부장관이 정하는 기준에 따라 지방자치단체의 조례로 정함

5.3 보건소

- 보건소는 보건행정조직의 최일선 조직으로 사업수행하는 기관
- 보건행정의 대부분은 보건소를 통해 이루어짐
  - 보건행정에서 보건소의 비중은 큼

1) 보건소 업무

(1) 영국 보건소 업무 시작

- 1859년 영국의 Liverpool시에서 시작
  - 보건간호사업과 가정방문사업을 위해 18개로 각 구 분류
  - 방문간호원 배치하고 모건보건상담과 보건지도 시작

(2) 한국 보건소

- 1956년 12월 : 우리나라에 처음 보건소법 제정
- 1962년 보건행정기관으로 시작
  - 각종 보건사업을 실시하는 일선기관

(3) 설치기준

- 보건소 : 시 · 군 · 구에 1개소씩 설치
- 보건지소 : 읍 · 면에 설치
- 보건진료소 : 리 · 동에 설치

(4) 보건소의 업무내용

- 국민건강증진, 보건교육, 구강건강 및 영양개선사업

- 감염병의 예방 · 관리 및 진료사업
- 모자보건 및 가족계획사업
- 노인보건사업
- 공중위생 및 식품위생 관리사항
- 의료인 및 의료기관에 대한 지도 등에 관한 사항
- 의료기사, 의무기록사 및 안경사에 대한 지도 등에 관한 사항
- 응급의료에 관한 사항
- 농어촌 등 보건의료를 위한 특별조치법에 의함
  – 공중보건의사, 보건진료원 및 보건진료소 지도 등에 관한 사항
- 약사에 관한 사항과 마약 · 향정신성의약품의 관리에 관한 사항
- 정신보건에 관한 사항
- 가정 · 사회복지시설 등을 방문하여 행하는 보건의료사업
- 지역주민에 대한 진료, 건강진단 및 만성퇴행성 질환 등
  – 질병관리에 관한 사항
- 보건에 관한 실험 또는 검사에 관한 사항
- 장애인의 재활사업과 기타 보건복지부령이 정하는 사회복지사업
- 기타 지역주민의 보건의 향상 · 증진 및 이를 위한 연구 등에 관한 사업

한국 보건소의 중요 내용

▶ **설치기준** : 시 · 군 · 구 단위에 1개소씩 설치

▶ **보건소법 제정** : 1956년

▶ **조직** : 지역사회 주민의 보건사업을 실천하는 최일선 조직

▶ **보건사업 역할** : 사업수행기관

▶ **보건소의 이원적 구조**

① **일반 행정** : 설치운영, 인사, 재정 업무

▶ 지방자치단체를 통해 행정안전부 감독 받음

② **기술 행정** : 업무상 지도, 감독 업무

▶ 보건복지부의 지시에 따름

6. | 국제보건관계기구

6.1 세계보건기구(World Health Organization, WHO)

1) 세계보건기구 발족

- 1948년 4월 7일 발족
  - 이날을 기념하기 위해 '세계보건의 날'로 정해졌음
- 국제보건전문가 단체

2) 한국 가입

- 남한 : 1949년 8월 17일 – 65번째 가입
- 북한 : 1973년 5월 19일 – 138번째 가입

3) 세계보건기구(WHO)의 본부

- 스위스 제네바에 있음
- 세계를 6개 지역으로 나누어 지역사무소 운영
- 우리나라는 서태평양 지역사무소에 속해 있음

세계보건기구본부 : 6개 지역사무소

▶ 동지중해지역 : 이집트의 알렉산드리아
▶ 동남아시아지역 : 인도의 뉴델리
▶ 서태평양지역 : 필리핀의 마닐라(한국 포함)
▶ 남북아메리카지역 : 미국의 워싱톤 D.C.
▶ 아프리카 지역 : 콩고의 브라자빌
▶ 유럽지역 : 덴마크의 코펜하겐

4) 세계보건기구(WHO)의 목적과 기능

(1) 세계보건기구의 목적 : WHO 헌장(제1조)

- 전 인류가 가능한 한 최고수준의 건강을 달성하도록 하는데 있음

☞ WHO : World Health Organization(세계보건기구)

(2) 세계보건기구의 기능

- 국제간의 감염병(전염병) 검역 대책
- 각종 보건문제에 대한 협의, 규제 및 권고안 제정
- 식품, 약물 및 생물학적 제제에 대한 국제적 표준화
- 과학자 및 전문가들의 협력에 의한 보건의료 과학의 발전사업
- 보건통계 자료수집 및 의학적 조사 연구사업
- 공중보건과 의료 및 사회보장 향상사업
- 의료봉사(회원국 요청에 따라)
- 모자보건의 향상
- 감염병(전염병) 관리
- 진단검사기준의 확립
- 환경위생, 산업보건 개선사업
- 재해예방
- 정신보건 향상
- 보건요원의 훈련 및 기술협력사업

(3) WHO 기능의 요약

- 국제적인 보건사업의 지휘 및 조정
- 회원국에 대한 기술지원 및 자료공급
- 전문가 파견에 의한 기술 자문활동 등

6.2 유엔 국제아동긴급기금(UNICEF)

- UNICEF(United Nations International Children's Emergency Fund)
  - 1946년 UN 총회 직속기구로 설립
  - WHO와 긴밀한 관계를 유지하면서 주로 모자보건 향상에 기여해 옴

표 14-5. 보건소 업무 및 세계보건기구의 기능

보건소 업무	세계보건기구(WHO) 기능
▶ 국민건강증진, 보건교육, 구강건강 및 영양개선사업 ▶ 감염병의 예방 · 관리 및 진료사업 ▶ 모자보건/가족계획사업/노인보건사업 ▶ 공중위생 및 식품위생 관리사항 ▶ 의료인 및 의료기관 지도 등 ▶ 의료기사/보건의료정보관리사/안경사 지도 ▶ 응급의료에 관한 사항 ▶ 공중보건의사, 보건진료원 및 보건진료소 지도 등에 관한 사항 ▶ 약사에 관한 사항 ▶ 마약 · 향정신성의약품의 관리 ▶ 정신보건에 관한 사항 ▶ 가정 · 사회복지시설 등 방문 – 보건의료사업 ▶ 지역주민에 대한 진료, 건강진단 및 만성퇴행성 질환 등 ▶ 질병관리에 관한 사항 ▶ 장애인의 재활사업 ▶ 농어촌 등 보건의료 특별조치법 의거 – 공중보건의사, 보건진료원 및 보건진료소 지도 등	▶ 국제간의 감염병(전염병) 검역 대책 ▶ 각종 보건문제에 대한 협의, 규제 및 권고안 제정 ▶ 식품, 약물 및 생물학적 제제 – 국제적 표준화 ▶ 과학자 및 전문가들의 협력 – 보건의료 과학의 발전사업 ▶ 보건통계 자료수집 및 의학적 조사연구사업 ▶ 공중보건과 의료 및 사회보장 향상사업 ▶ 의료봉사(회원국 요청에 따라) ▶ 모자보건의 향상 ▶ 감염병(전염병) 관리 ▶ 진단검사기준의 확립 ▶ 환경위생, 산업보건 개선사업 ▶ 재해예방 ▶ 정신보건 향상 ▶ 보건요원의 훈련 및 기술협력사업

6.3 기타

- 보건에 관한 일부 기능을 갖고 있음
  - 식량 및 농업기구(FAO), 국제노동기구(ILO)
  - 국제연합 교육과학문화기구(UNESCO), 유엔개발계획(UNDP)
  - 유엔인구활동기금(UNFPA) 및 유엔환경계획(UNEP)

표 14-6. 보건복지부 관련 국제기구

기구명	설립목적	협력사업 형태	활동내용
세계보건기구(WHO)	• 모든 인류의 가능한 최고의 건강수준 향상	• 연구사업 지원 • 세미나 및 회의 • 자문사업 • 기술훈련사업 • 장학사업	• 국제보건사업 지도조정 • 회원국 정부의 보건부문 발전위한 원조 제공 • 전염병 · 풍토병 및 기타 질병퇴치 운동

UN경제사회이사회(UNESCO)	• 경제사회개발관련 유엔, 전문기구 • 기구간의 업무 조정 · 총괄	• 경제사회현안 토의 • 정책권고 • 연구사업	• 유엔체제 · 유엔회원국 – 정책적 권고사항 제시 • 경제, 사회, 문화, 교육, 보건의 연구 및 보고
유엔개발계획(UNDP)	• 개발도상국의 경제 · 사회적 개발	• 조사 · 평가사업 • 양성 · 훈련사업 • 기술협력	• 개발도상국의 경제적 · 사회적 개발 촉진 – 기술원조 제공
유엔아동기금(CNCEF)	• 아동 보건 및 복지 향상	• 연구사업 지원 • 세미나 및 회의 • 개최 지원	• 아동 보건 · 복지 향상 – 원조사업 전제 • 개발도상국의 보건사업 – 사회사업의 원조 • '어린이 권리선언' – 아동권리보호 증진
유엔인구활동기금(UNFPA)	• 인구 및 가족계획	• 기술훈련사업 • 연구사업 지원 • 물자지원	• 인구 및 가족계획분야 – 각 정부 및 연구기관 – 활동 자금 제공
유엔마약류통제계획(UNDCP)	• 세계마약관리 정책 시행	• 마약퇴치사업 소요비용 충당과 배정 • 마약퇴치의 과학적 기술개발	• 마약의 국제협력 이행 – 감시 • UN 마약남용 통제기금 – 통합 – 세계적 마약남용 방지
경제협력개발기구(OECD)	• 회원국 경제성장 촉진 • 세계무역 확대 • 개도국 원조	• 연구사업 • 정보교환 • 정책권고	• 경제 · 사회 · 복지문제 – 포괄적 경제협의 • 회원국간 경제 · 산업정책 정보교류 – 공동 연구 · 정책협조
아시아 · 태평양 경제사회위원회(ESCAP)	• 경제재건과 발전	• 기술훈련사업 • 세미나 개최지원 • 유엔기수와의 협조사업	• 제국의 경제개건 발전 – 협력 촉진 • 경제적 · 기술적 문제 – 조사 연구사업 실시 및 원조 • 역내 경제문제의 UN 경제사회이사회 보좌

실전문제

* 가장 맞는 것에 번호를 기재하시오.

1. 한국이 속해 있는 WHO 사무국명과 설치되어 있는 도시명은?

① 유럽지역 : 코펜하겐
② 서태평양지역 : 마닐라
③ 아프리카지역 : 브라자빌
④ 동지중해지역 : 알렉산드리아
⑤ 동남아시아지역 : 뉴델리

2. 보건행정의 특성에 해당되지 않는 것은?

① 기술성 ② 공공성 ③ 봉사성 ④ 강제성 ⑤ 교육성

3. 보건소 업무에 해당되지 않는 것은?

① 모자보건사업
② 정신보건 사항
③ 응급의료 사항
④ 영양개선사업
⑤ 식품접객업소 허가

4. 유엔기구 중 모자보건 향상과 소아보건과 관련이 있는 것은?

① UNICEF
② UNFPA
③ OECD
④ WTO
⑤ UNDP

5. 모든 명령은 한 사람의 상급자에 의해 내려져야 하는 것은?

① 분업의 원칙
② 조정의 원칙
③ 통솔범위의 원칙
④ 명령통일의 원칙
⑤ 계층화의 원칙

6. 한국의 보건소에 대한 내용으로 옳지 않은 것은?

① 의료인과 의료기관 지도
② 지역사회 주민의 최일선 조직
③ 도시와 농촌간의 기능 다름
④ 설치기준은 시 · 군 · 구 단위
⑤ 읍 · 면에 보건진료소 설치

정답 1. ② 2. ④ 3. ⑤ 4. ① 5. ④ 6. ⑤

실전문제

7. 세계보건기구의 기능이 아닌 것은?

① 재해예방 및 감염병 관리　② 보건통계 자료수집 및 의학적 조사
③ 의료기관 지도　④ 진단검사기준의 확립
⑤ 모자보건의 향상

8. 행정조직의 일반적인 관리과정으로 옳게 연결된 것은?

① 기획－조직－실행－평가　② 기획－실행－조직－평가
③ 기획－평가－실행－조직　④ 조직－기획－실행－평가
⑤ 조직－기획－평가－실행

9. 고려시대 서민구료사업에 해당되는 것은?

① 전의감　② 활인서　③ 제생원　④ 혜민서　⑤ 제위보

10. 알렌이 설립한 것으로 최초의 서양식 병원은?

① 제생원　② 광혜원　③ 활인원　④ 광제원　⑤ 전의원

11. 전의감의 역할로 옳은 것은?

① 서민의 구료사업　② 일반의료행정 담당
③ 전염병 환자 치료　④ 의녀 근무
⑤ 왕실의 의료

12. 세계보건기구 발족은 언제인가?

① 1949년 8월 17일　② 1973년 5월 1일　③ 1948년 4월 7일
④ 1948년 7월 4일　⑤ 1973년 1월 5일

13. POSDCoRB의 관리과정에 해당되지 않는 것은?

① 조직　② 기획　③ 인사　④ 사업　⑤ 지휘

정답　7. ③　8. ①　9. ⑤　10. ②　11. ②　12. ③　13. ④

실전문제

14. 보건행정의 정의에 해당되지 않는 것은?

① 노화 방지
② 공중보건
③ 수명의 연장
④ 질병의 예방
⑤ 신체적 효율의 증진

15. 세계보건기구(WHO)에 대한 내용으로 옳은 것은?

① 세계무역 확대가 설립 목적
② 영국 런던에 본부 설치
③ 세계 5개 지역사무소 운영
④ 모든 인류의 건강수준 향상
⑤ 미국의 뉴욕시티에 지역사무소

16. 조직의 공동목적 달성을 위해 조직구성원의 행동을 통일하는 조직 원리는?

① 계층제의 원리
② 조정의 원리
③ 일상업무의 위임
④ 분업의 원리
⑤ 권한 및 책임의 일치

17. 지역보건법에 해당되지 않는 것은?

① 1995년에 제정
② 보건행정을 합리적으로 조직
③ 지역보건의료 조사 및 정보수집
④ 국가보건 향상
⑤ 마약관리 정책 시행

18. 목표 달성을 위해 여러 대안 중 하나의 대안을 선택하는 것은?

① 행정 ② 계획 ③ 의사결정 ④ 기획 ⑤ 통제

19. 상관 · 부하관계를 강조하는 수직적이고 직접적인 명령계통을 갖는 조직은?

① 계선조직
② 막료조직
③ 프로젝트 조직
④ 팀조직
⑤ 질서조직

정답 14. ① 15. ④ 16. ② 17. ⑤ 18. ③ 19. ①

부록

보건의료조직관리 약어 및 필수내용

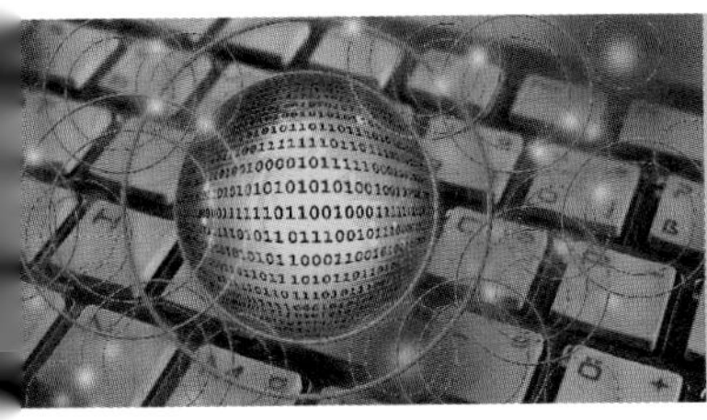

부록

보건의료조직관리 약어 및 필수내용

표 1. 보건의료조직관리 약어, 의미 및 중요 내용

약어	정식용어 및 중요 내용	의미
ABC	Activity Based Costing ▶ ABC는 원가를 측정하고 프로세스 관련 활동 – 원가대상에 대한 성과를 측정하는 방법 ▶ 자원을 사용하는 활동에 원가요소를 배분 – 제품이나 서비스에 할당 – 활동과 원가 사이의 인과관계 – 이를 찾고자 하는 경영기법	활동기준 원가계산
ADC	Analog–Digital Conversion ▶ 독립변수 : 시간축 ▶ 종속변수 : 신호 크기, 진폭축 양쪽의 이산화	아날로그–디지털 변환
ADT	Admission, Discharge and Transfer ▶ 병원 전산화 초기 시스템 구축 업무	입퇴원 및 전과업무
AHIMA	American Health Information Management Association ▶ 비영리 단체. 1961년 설립 ▶의료서비스 제공	미국의료정보관리협회
ALU	Arithmetic Logic Unit ▶ ALU는 여러 가지 기계어 명령어를 실행 목적 – 산술 및 논리연산장치로 구성 ▶ **산술장치** – 덧셈/뺄셈/인크리멘트/디크리멘트 ▶ **논리장치** – OR/AND/XOR/NOT	산술논리장치
AMIA	American Medical Informatics Association ▶ AMIA는 전략적 계획과정 기법을 이용 – 1993년에 의료정보학이 미래의 의료행위 – 영향을 줄 수 있는 잠재력의 개괄적 목표 설정	미국의료정보협회

약어	정식용어 및 중요 내용	의미
AMR	Automated Medical Record ▶ 병원전산화 초기 시스템 구축 상태 ▶ 입퇴원 및 전과업무 등의 원무업무 – 진료비 정산업무, 검사, 촬영, 약국 등 – 부서별 업무의 전산화 진행된 상태 – 병원에서 행해지는 업무 프로세서를 전산화 – 기간계 시스템 구축 단계	자동화 의무기록
AOM	Advanced Ordering Management ▶ Cross Docking System을 지원 – 주문처리 시스템	사전주문관리
ATP	Administrative training program ▶ 경영의 전반적인 의사결정을 할 수 있도록 경영관리의 기본적이고 개념적인 지식과 관리 방법을 교육 ▶ 경영자의 잠재적 능력을 향상시키기 위함	경영자훈련
BCS	Business Consolidation ▶ 법적으로 요구되는 기업별, 부문별 연결 재무제표 – 작성을 위해 필요한 기능 제공	연결 · 고리 결산
BI	Business Intelligence ▶ 지식사회를 가능하게 하는 솔루션 일체 – 완성이 아닌 진행되고 발전되고 있는 솔루션	• 경영지식 • 비즈니스 인텔리전스
BIC	Business Information Collection ▶ BIC는 SEM에서 필요한 자료수집 – 여기서 사용되는 인프라를 제공 ▶ 경영전략, CSF, Initiative 등 SEM의 전 과정 – 의사결정시 필요한 경영정보를 기업내 – 외부로부터 체계적으로 자료수집/분류/가공 – 보관 및 활용하는 기능	경영정보수집
BPM	Business Performance Management ▶ 예산 및 재무관련 솔루션 – 최초의 패키징화된 분석 시스템 분야 – 비즈니스 프로세스가 잘 정의되어 있음 – 모든 산업에 적용가능	비즈니스 성과관리
BPR	Business Process Reengineering = Business Reengineering ▶ 90년 초반 BPR은 업무 프로세스 재디자인 – 이를 통한 가치없는 활동 제거에 초점 – 고객 행동양상 관리하고 분석은 부족 ▶ 90년 후반 CRM의 등장은 고객으로 접근 – 기업 이익뿐 아니라 장기적 경영전략수립 – 사회적 · 문화적 가치관의 변화에 까지 공헌	업무 재구성

약어	정식용어 및 중요 내용	의미
BPS	Business Planning Simulation ▶ 회사의 다양한 관리 계층별로 요구되는 전략 – 시나리오별 시뮬레이션과 각각이 기업 가치 – 이에 미치는 효과를 산출 – 가장 타당성 있는 전략 및 시나리오를 선택 – 그 결과에 따라 자원 배분의 계획 생성 – 전략적 계획 수립 모듈	계획수립 및 시뮬레이션
BSC	Binary Synchronous Communication ▶ 문자방식으로 반이중 통신을 지원	BSC 프로토콜
BSC	Balanced Scorecard ▶ 조직의 전략, 실행 프로그램, 성과측정 – 유기적으로 연계하여 재무, 고객 – 내부프로세스, 학습/성장의 다양한 관점 – 조직의 실적을 측정, 관리 및 환류하는 성과평가 – 관리시스템	균형성과표
CDSS	Clinical Decision Support System ▶ 환자진료에서 임상의사는 진단과 치료 – 의사결정 필요 – 의사결정과정에서 컴퓨터가 직 · 간접으로 지원 – 이러한 시스템을 의학적 의사결정지원시스템	의학적 의사결정 지원시스템
CNCEF	Chambre Nationale des Conseils Experts Financiers ▶ 아동 보건 및 복지 향상	아동 보건 및 복지 향상
CPM	Corporate Performance Monitor ▶ SEM의 핵심 모듈인 CPM은 BSC와 MC로 구성 ▶ BSC는 기업 전략 달성을 위한 4가지 성과 – 재무/고객/프로세스/혁신 차원 – 영향을 주는 활동을 볼 수 있도록 고안된 접근방식 사용	경영성과관리
CRM	Customer Relation Management ▶ 소비자를 고객으로 만들고 유지하기 위한 전략 ▶ BI 솔루션의 구성 – SEM, SCM, CRM ▶고객과 관련된 기업의 내 · 외부 자료 분석 및 통합 – 고객 특성에 기초한 마케팅 활동을 계획 – 지원하며 평가하는 과정 ▶ 자사의 고객이 이탈되지 않도록 고객관계관리 – 마케팅 비용 절감 등 – 기업 외적인 원가절감 영역을 확대	고객관계관리
4Cs	Community, Contents, Commerce, Collaboration ▶ 가상의 시장(e–Marketplace)의 활성화 목적 – 4Cs의 요구 충족이 중요	공동체 · 내용 · 상업 · 협력

약어	정식용어 및 중요 내용	의미
CSFs	Critical Success Factors ▶ 대상 기업의 핵심 성공요인을 조사하기 위해 필요한 정보와 자원이 무엇인지가 파악됨	핵심 성공요인
CQI	Continuous Quality Improvement ▶ 의료의 질 향상을 위한 과정	지속적 질 향상
DAC	Digital-Analog Conversion ▶ 표본화된 이산시간 신호로부터 원래 아날로그 신호 - 복원 가능	디지털-아날로그 변환
DB	Database ▶ 데이터베이스의 정의 - 컴퓨터 자료처리 방식 - 자료 항목이 정리되어 관리하는 file의 집단 ▶ 데이터베이스의 특성 - 동시 공유 / 실시간 접근성/ 내용의 참조	데이터베이스
DG	Data Governance ▶ 데이터베이스를 효과적으로 관리하기 위한 체계 데이터 거버넌스는 기업에서 사용하는 데이터의 가용성, 유용성, 통합성 및 보안성 관리 위한 정책과 프로세스 - 프라이버시, 보안성, 데이터품질, 관리규정 준수 강조	데이터 거버넌스
DICOM	Digital Imaging Communication in Medicine ▶ 의료 영상 장치들 사이에서 의료영상과 정보들 - 전송하는 업계 표준 프로토콜 - PACS의 프로토콜로 사용	의료영상정보표준
DIS	Document Image System ▶ 광화일 시스템이라고 함 ▶ 의무기록은 마이크로필름 또는 광디스크에 저장 - 보존한 경우 법적 문서로 인정 - 서면 의무기록의 보존, 관리 문제해결 - 전자의무기록시스템 구축 전단계로 DIS 도입 ▶ 초기 : 단순 image scanning and storage ▶ 현재 : 기관 network상 필요한 정보 실시간 검색 - 환자 진료 현장과 임상자료 추출 사용 - 전자의무기록 시스템의 일부분 구성	의무기록 영상시스템
DMAIC	Define, Measure, Analyze, Improve, Control ▶ 현재 존재하는 프로세스나 제품의 결함을 획기적으로 개선한 방법론	문제정의, 측정, 분석 개선, 관리

약어	정식용어 및 중요 내용	의미
DRG	Dignosis Related Group ▶ 입원환자 분류체계 / 재원기간 유사 ▶ 병원자원의 소모가 유사한 환자군 ▶ 전향적 산정방법 : 선불제도 ▶ 건별 지불제도(Pay for case system)	포괄수가제
DRM	Digital Right Management ▶ 저작권 침해를 차단하고 권한없는 사용자 – 컨텐츠 사용을 할 수 없도록 저작권 관리 기술 – 워터마크 등 일련의 저작권 보호기술 – 완벽하게 보호 못하기 때문에 나타난 기술	디지털 저작권 관리
DSA	Digital Subtraction Angiogrphy ▶ 영상 증배관에서 출력되는 영상신호 – 디지털 신호로 변환하여 컴퓨터에 입력 – 이를 처리하여 컴퓨터 모니터로 X–선 영상 봄	디지털감산혈관조영술
DSP	Digital Signal Processing ▶ 디지털 논리회로나 디지털 컴퓨터에 의해 구현	디지털 신호처리 방법
DSS	Decision Support System ▶ 경영자의 의사결정 지원 ▶ 문제분석에 중점을 두고 관련 정보와 모델 이용 – 문제 해결에 필요한 상세한 분석결과 제공	의사결정지원시스템
DW	Dataware House ▶ 기업내의 의사결정지원과 분석 프로세서 – 응용프로그램을 지원 – 질적 가치가 높은 통합된 데이터를 가짐 – 플랫폼	데이터웨어하우스
EC	Electronic Commerce ▶ 전자상거래는 개인, 기업, 기업간, 정부간 – 국가간의 거래와 이에 따른 관리의 전 과정 – 사이버 공간(인터넷) 통해 전자적으로 처리 – 이를 하는 상거래 행위	전자상거래
ECG = EKG	Electrocardiogram ▶ 심장의 전기적 활동을 기록 ▶ 심장질환 진단, 고혈압 등	심전도
EDI	Electronic Document Interchange = Electronic Data Interchange ▶ 기업간 거래업무 처리를 컴퓨터를 통합 – 표준화된 문서로 서로 교환하는 시스템	전자문서교환

약어	정식용어 및 중요 내용	의미
EDW	Enterprise Data Warehouse ▶ OCS, PACS, EMR 시스템으로부터 발생 – 데이터 모아 전사데이터 웨어하우스 구축 – B1을 위한 데이터마이닝, OLAP – Web 환경 구축 ▶ ROLAP은 대용량 데이터 처리시 많은 장점 – EDW 구축시 대부분 ROLAP 사용	전사데이터 웨어하우스
EEG	Electroencephalogram ▶ 뇌 신경계의 전기적 활동을 기록한 파형 – 신경외과, 정신과 등	뇌파도
EHR	Electronic Health Record ▶ 개인의 평생동안 진료와 건강 관련 정보 지원 – 미래의 이상적인 사회복지 국가 지향 – 국민건강관리 정보시스템의 전자의무기록	전자건강기록
EKG = ECG	Electrocardiogram ▶ 심장의 전기적 활동을 기록 ▶ 심장질환 진단, 고혈압 등	심전도
EMG	Electromyogram ▶ 근육의 전기적 활동을 기록, 재활의학, 당뇨병 – 신경계질환 진단 등	근전도
EMR	Electronic Medical Record ▶ 의무기록을 전산으로 입력 · 저장 ▶ data를 디지털화하고 모니터를 통해 정보 검색 ▶ 서면 의무기록지가 필요하지 않음 – Paperless system	전자의무기록
EOQ	Economic Order Quantity ▶ 주문에 따라 재료가 납품되면 검수가 이루어짐 – 여기에 합격하면 입고한 후 경리부서로 인계됨 – 대금지불(외상매입금 계상)로 연결	경제주문량
EPM	Enterprise Performance Management ▶ B1 솔루션의 영역 – 정보전달구조/공급자/조직내부/고객 – 기업성과 관리	기업성과 관리
EPR	Electronic Patient Record ▶ 환자 진료에 필요한 경우 전국 요양기관 – 즉시 정보를 이용할 수 있도록 국가 단위 – 의무기록정보시스템 구축	전자환자기록

약어	정식용어 및 중요 내용	의미
ER	Entity Relationship ▶ 데이터 웨어하우스 모델링 분류 – ER 모델링 및 다차원 모델링 방법 ▶ ER 모델링 – 주로 OLTP 시스템에서 빈번한 데이터 변화 – 전체 데이터의 무결성에 중점 ▶ 다차원 모델링 – 사용자의 다양한 요구 사항 – 충족시키는 복잡한 질의를 신속하게 처리	객체 관계
EPROM	Erasable Programable Read Only Memory ▶ 반도체의 주기억장치 – RAM : DRAM, SRAM – ROM : PROM, EPROM EEPROM	소거 및 프로그램 가능 읽기 전용 메모리
ERP	Enterprise Resource Planning ▶ 전사자원의 효율적 관리와 경영효율화 ▶ ERP는 최신의 IT 자원을 이용 – 전 부문에 걸쳐있는 경영자원 – 하나의 체계로 통합하여 각종 기간업무 자원 – 통합적 시스템을 재구축함으로 생산성 극대화 – 기업 리엔지니어링 기업 ▶ 6시그마 데이터 수신 가능	전사적 자원관리
ESCAP	Economic and Social Commission for Asia and the Pacific ▶ 국제연합경제사회이사회의 산하기구인 지역 경제위원회 ▶ 경제재건과 발전	아시아 · 태평양 경제사회위원회
ETT	Extraction, Transformation, Transportation ▶ 병원정보시스템에서 추출 – 데이터 웨어하우스에 로드시켜 정제작업 – 일련의 전 과정 ▶ 데이터 웨어하우스(DW) 구축 목적 – 기간계 OLTP 시스템에서 데이터를 추출 – 데이터 웨어하우스에서 원하는 형태로 변환 – DW에서 최종적 만들어진 테이블 Fact라 함 – 여기에 로드하는 일 담당	데이터의 추출 · 가공 · 전송
EVA	Economic Value Added ▶ 가치경영(VBM)의 실행 수단	경제적 부가가치
F	Function ▶ 정상 및 이상 상태와 생체기능의 용어	기능
FN	False Negative ▶ 수검자가 무병/무균상태임에도 검사는 음성 판독	위음성

약어	정식용어 및 중요 내용	의미
FP	False Positive ▶ 수검자가 무병/무균상태임에도 검사는 양성 판독	위양성
FTP	File Transfer Protocol ▶ 파일 전송 프로토콜 – 인터넷에서 파일을 송 · 수신하기 위한 서비스 ▶ FTP를 사용하기 위해 해당 FTP 사이트 – 여기에 ID와 비밀번호가 필요 ▶ 익명의 FTP 사이트에서는 ID와 비밀번호 – 없어도 파일 전송받을 수 있음	파일 전송 프로토콜
4GL	Fourth–Generation Programming Language ▶ 특수 목적 언어 질의어(SQL) ▶ Visual Basic, Power builder, Delphi 등	4세대 언어
HIS	Hospital Information System ▶ 병원을 비롯한 의료기관을 운영, 분석 – 나아가 의료의 질 높이는데 핵심 역할 ▶ 병원업무에서 정보기술을 이용 – 업무의 효율화를 지원	병원정보시스템
HL	Healthcare Level ▶ 건강상태와 위험을 측정할 수 있는 지표 – ICD(국제질병사인분류) – MDC(주진단범주), DRG(포괄수가제)	보건의료수준
HL7	Health Level Seven ▶ ASTM의 한 부분으로 의료정보 교환 표준안 ▶ 미국 펜실베니아대학에서 보건의료정보 – 전자교환 표준설계 설립 단체 ▶ 전자의무기록 발전시키기 위한 표준화 기구 ▶ 국제적인 데이터 전송 표준안	보건의료수준 세븐
HR	Human Resources ▶ 경영자원 – 인적자원 / 자본 / 정보 / 전략	인적자원
ICD	International Classification of Diseases ▶ 질병의 특별한 징후보다 병인에 근거를 둠 – 질병의 분류에 초점	국제질병사인분류
ICPC	International Classification of Primary Care ▶ 외래방문/입원/수술 등의 임상적 상황을 코드화 ▶ SOAP 원리를 코드화 ▶ 2축 시스템 – 기관계축 : 문자로 표현 – 구성요소축 : 2자리 숫자로 표현	국제 일차진료 분류

약어	정식용어 및 중요 내용	의미
ICPM	International Classification of Procedures in Medicine ▶ 1976년 WHO가 출판 ▶ 진단/검사/예방/수술/기타치료/보조과정의 내용	국제 의학 처치분류
ICT	Information and Communications Technoloy ▶ 업무 처리 방식이 ICT(정보통신기술)에 의해 상당 부분 표준화해 개선 결과를 유지 관리할 수 있는 기틀이 마련됨 ▶ 6시그마 적용에 적절한 기반이 형성됨	정보통신기술
IDA	Information Delivery Architecture ▶ B1 솔루션(solution)의 영역 – IDA, 공급자, 조직내부, 고객, EPM	정보전달 구조
IG	Information Governance ▶ 정보 거버넌스는 데이터와 정보를 사용 ▶ 정보품질, 마스터 데이터, 보안 및 보존, 건강정보의 교류 – 법적 준수의 감사, 정보수명주기 등	정보 거버넌스
ILO	International Labour Office ▶ SNOMED Ⅲ 11가지 축 중 J : occupation(직업) – ILO에 의해 개발된 직업 활동 분류	국제노동기구
IMT-2000	International Mobile Telecommunication 2000 ▶ 통신과 방송이 결합한 위성 멀티미디어 환경 – 기대되는 미래 이동통신 서비스	범세계 이동통신
IP	Internet Protocol ▶ 인터넷의 주소를 지정하는 프로토콜	인터넷 프로토콜
IRC	Internet Relay Chat ▶ 공개 소프트웨어를 이용해서 인터넷 사용자 – 어느 누구와도 대화 가능	인터넷대화/채팅
IRS	Information Reporting System ▶ 경영상의 관리통제에 도움을 주기 위함 – TPS(거래처리시스템)이나 현장에서 발생한 데이터를 관리자에게 요약된 형태로 제공하는 시스템	정보보고시스템
ISA	Industry Standard Architecture ▶ 90년대 초반 16비트 PC에서는 ISA방식의 버스	산업 표준 아키텍쳐 발음듣기
ISDN	Integrated Service Digital Network ▶ 다양한 종류의 서비스를 하나의 디지털 통신망 – 종합하여 제공하는 원거리종합통신망	종합정보통신망

약어	정식용어 및 중요 내용	의미
ISO	International Organization for Standardization ▶ ISO TC 215 Health Informatics 국제 보건의료정보 기술위원회 – ISO 산하 188여 개 기술위원회 중 하나 – 보건의료정보 표준을 정하는 위원회	국제 표준화 기구
IT	Information Technology ▶ 경영시스템을 구성하는 주요 시스템의 일종 ▶ 정보의 수집, 처리, 저장, 검색, 제시 등 – 신속히 하여 확정한 데이터 처리 시스템에 포함하는 모든 조작과 절차	정보시스템
JCAHO	Joint Commission for Accreditation of Healthcare Organization ▶ 병원인증 심사에서 보안 상태 평가	의료기관신임합동 위원회
KBS	Knowledge-based System ▶ 의료분야에서는 전문가시스템을 전문지식 – 핵심요소이기 때문에 지식기반시스템이라 함	지식기반시스템
KM	Knowlege Management ▶ 조직의 정보자산을 정의, 채집, 검색, 공유 및 평가 – 이를 위한 경영 방법론	지식경영
KMS	Knowledge Management System ▶ 다양한 형태로 조직내 분산되어 있는 지식 – 효과적으로 저장/관리/활용하여 관리자 의사결정 – 지원하는 정보시스템 ▶ 구성요소 – 전자문서관리시스템/워크플로우시스템 – 정보검색시스템/데이터웨어하우스	지식경영시스템
KPI	Key performance Indicator ▶ 성과지표란 이루고자 하는 성과를 구체적이고 측정 가능한 형태 ▶ 달성 수준을 평가할 수 있도록 하는 문서	성과지표
KUHDDS	Korean Uniform Hospital Discharge Data Set	한국 퇴원환자 자료세트
L	Living organism ▶ 살아있는 생물 ▶ 동물과 식물 중 인간의 질병을 일으킴 – 질병의 병인으로 작용하는 것 분류	생물
LAN	Local Area Network ▶ 근거리에 있는 컴퓨터들을 연결한 사설 네트워크	근거리 통신망

약어	정식용어 및 중요 내용	의미
LCL	Lower Control Limit ▶ 관리도의 구성 – 중심선, 관리한계를 나타내는 관리상한선 – 관리하한선	관리하한선
LIS	Laboratory Information System ▶ 임상병리과 업무 분류 – 검체채취시스템/접수시스템 – 자동기기사용부서 전산시스템 – 수작업부서 전산시스템 – 결과검증 포함한 정도관리시스템 – 검사결과 보고시스템	임상병리 정보시스템
LTS	Long Term Storage ▶ DIS에 저장된 의무기록을 외래환자 진료시 – 병동에서 실시간으로 조회시 처리속도 문제 발생 – 이러한 문제해결을 위해 LTS와 STS 개념 사용 ▶ PACS의 구성 – 영상획득/영상관리/영상전송/영상조회 – 영상저장(단기 · 중기 · 장기저장장치)	장기저장장치
LU	Logic Unit ▶ 논리연산장치 – OR / AND / XOR / NOT	논리장치
MBO	Management by objectives ▶ 상위 관리자와 하위 구성원 사이의 공동 목표 설정 ▶ 경영관리 기법 중 기획의 한 기법 ▶ 목표관리의 3요소 – 목표 설정 / 참여 / 피드백(feedback)	목표관리
MD	Magnetic Disk ▶ 보조기억장치	자기디스크
MeSH	Medical Subject Headings ▶ 국제적인 의학 문헌 색인	국제적인 의학문헌색인
MIS	Management Information System ▶ 병원의 인사관리/급여/재고관리/회계/예산 – 고정자산관리 등 기업의 MIS와 같이 일반관리 – 업무 기능 ▶ 업무의 수행/평가/통제/관리	경영정보시스템

약어	정식용어 및 중요 내용	의미
MOLAP	MDB based OLAP ▶ 비교적 적은 용량에 적합 ▶ 분석 우수 / 적용범위는 데이터 마트, EIS ▶ 다차원 DB를 중심으로 다차원적인 분석 가능 – 만들어진 OLAP의 구현 방식 ▶ MOLAP은 다양, 신속한 분석에 강력한 도구 – 대용량 데이터를 취급하기에는 무리	다차원 데이터베이스
MPP	Massively Parallel Processing ▶ 데이터 웨어하우스에 적용 가능 – 다양한 기술환경은 SMP, Cluster, MPP	초병렬 프로세싱
MRI	Medical Record Institute ▶ 미국의 MRI는 전자의무기록을 환자의 진료과정 – 발생한 자료, 진료 및 수술, 검사 내용 – 활용 가능한 형태로 전산 시스템에 입력 – 정리 및 보관하고 처리된 자료 – 이를 통해 의사소통을 하는 시스템	의무기록 연구소
MRP	Material Requirement Planning ▶ 생산 관리 업무의 일종 ▶ 원자재에서 최종 완제품에 이르기까지 – 자재의 흐름을 관리하는 기법	자재 소요량 계획
	Manufacturing Resource Planning ▶ 계획 주문량을 산정시 생산능력 제한 고려 안함 ▶ 생산능력 초과하여 주문하지 않도록 조정, 통제 필요	제조 자원계획
MT	Magnetic Tape ▶ 보조기억장치	자기디스크
MTBF	Mean Time Between Failure ▶ $\text{MTBF} = \dfrac{\text{작업한 시간의 총수}}{\text{작업한 횟수}}$	평균 고장 시간
MTTR	Mean Time To Repair ▶ $\text{MTTR} = \dfrac{\text{수리한 시간의 총합}}{\text{고장난 횟수}}$	평균 수리 시간
M	Morphology ▶ 해부학, 세포, 장기의 선천성 또는 후천성 변형 – 의미하는 형태학	형태학
MAN	Metro Area Network ▶ LAN과 WAN 사이에 위치하는 중간정도 크기 – 네트웍은 도시망 의미	도시망

약어	정식용어 및 중요 내용	의미
MDB	Multi-dimensional Database ▶ OLAP 초기 – 2차원적인 구조를 가진 관계형 DB – 다차원적인 분석 어려워 다차원 DB 고안	다차원 데이터베이스
MDC	Major Diagnostic Category ▶ 신체부위 또는 질병특성에 따른 질병군의 대분류 ▶ 각 DRG는 하나의 주진단범주(MDC)에 속함	주진단범주
MED LARS	Medical Literature Analysis and Retrieval System ▶ 미국의학도서관이 의학과 관계된 각종 전문분야 – 자료를 전산화하여 관련 이용자들 – 필요한 문헌을 검색할 수 있도록 고안 – 컴퓨터 시스템	미국의학도서관
MS 리더기	Magnetic Stripe Reader ▶ 병원시스템의 하드웨어 – 서버(server)와 클라이언트(client) ▶ 클라이언트(client) – 마그테틱 카드 인식기(M/S)	마그네틱 카드 인식기
MTP	Management training program ▶ 기업의 중간관리자에 대한 교육훈련의 대표적 방식	중간관리자훈련
MTS	Mid Term Storage ▶ PACS의 구성 – 영상획득/영상관리/영상전송/영상조회 – 영상저장(단기 · 중기 · 장기저장장치)	중기저장장치
NEDIS	National Emergency Department Information System ▶ 응급의료기관에 방문하는 응급환자의 진료관련 정보를 실시간으로 전송 및 분석 – 각 응급의료기관의 진료정보 확인 – 응급의료의 질 평가를 위한 전산시스템	국가응급환자진료 정보망
N-H	Nnow-How ▶ 어떤 일을 오래 함에 따라 자연스럽게 터득한 방법이나 요령	노하우
NIC	Network Interface Card ▶ 컴퓨터 시스템의 확장 스롯에 장착하는 보드 – 데이터가 워크스테이션 – 서버로부터 또는 망에서 컴퓨터로 이동 – 이를 위한 정보통로의 역할 수행 ▶ 무선 네트워크 구성 위해 NIC와 Access Point – 필요	네트웍 접속카드
NLP	Natural Language Processing System ▶ 전문가용 사전은 자연어 처리시스템 – 필요로 하는 언어학적 정보 – 구문론/형태론/문자소론 등 정보 가지고 있음	자연어 처리시스템

약어	정식용어 및 중요 내용	의미
N-S 챠트	Nassi-Schneiderman Chart ▶ 구조적 프로그램 개발 방법에 사용 – 상세 설계도로 박스 도형이라도 함 ▶ 하나의 입구와 출구를 가짐 – 순서, 선택, 반복에 프로그램 구조를 표현 – 논리 구조의 도형 중심 표현	N-S 차트
NT	Network Security ▶ 소프트웨어 : 서버/클라이언트 – 운영체제 : Windows NT	네트워크 보안
OA	Office Automation ▶ 사무 업무 담당자가 신속하고 원활한 작업 ▶ 이를 위해 자동화된 사무기기를 도입 ▶ 업무를 처리하는 시스템	사무자동화
OCR	Optical Character Recognition ▶ 원시 문서에 있는 데이터 읽는 기술	광학문자인식
OCS	Order Communication System ▶ HIS(병원정보시스템) 중 가장 기본 시스템 ▶ 의사의 처방정보를 전산망을 이용 – 정확하고 신속하게 전달하는 시스템	처방전달시스템
OD	Organization development ▶ 기업이 생산능률을 높이기 위하여 기업조직을 개혁하는 일	조직발전 = 집단훈련
OECD	Organization for Economic Cooperation and Development ▶ 경제발전과 세계무역 촉진을 위하여 발족 ▶ 국제기구	경제 협력 및 개발 조직
OFF	Off the job training ▶ 현장 외 교육 또는 집합교육이라고 함 ▶ 업무수행과정 외 – 시간과 장소를 선택해 행하는 업무 외 – 훈련 또는 연수	직장 외 교육훈련
OJT	On the job training ▶ 직장훈련(OJT)은 장소에 따른 교육훈련 분류시 – 직장 내에서 실시하는 교육훈련 ▶ 교육훈련의 80%가 직장훈련에 해당	직장 내 교육훈련
OLAP	Online Analytical Processing ▶ 데이터 웨어하우스 – 분석을 위한 시스템 – 분석 위해 대량 데이터가 들어 있는 저장고	온라인 다차원분석

약어	정식용어 및 중요 내용	의미
	▶ OLAP – 저장고에 있는 데이터를 읽어 분석 – 요구하는 사용자에게 전달하는 프로그램 일체	
OLTP	On line Transaction Processing ▶ 병원은 운영계(OLTP) 시스템인 OCS를 운영 – 생성된 데이터와 외부의 데이터를 취합 – 데이터웨어하우스 전용 데이터베이스 구축 – 병원의 경쟁력 향상을 위해 신속 · 정확 – 의사결정을 지원하는 시스템	운영계 시스템
OOL	Object Oriented Language ▶ 객체 기반 언어 : 객체만 지원하는 언어 – Ada, Actor 등 ▶ class 기반 언어 : 객체와 객체의 클래스 지원 – CLU 등 ▶ 객체지향 언어 : 객체/클래스/상속까지 지원 언어 – Smalltalk, Simula, C++	객체지향 언어
OOP	Object Oriented Programming ▶ 소프트웨어 개발의 새로운 방법론 ▶ 프로그램의 연산체계를 추상화함 – 객체를 실체로 만들고 메시지 전달로 자료 처리	객체지향 프로그래밍
OS	Operating System ▶ 하드웨어와 응용 프로그램간의 인터페이스 역할 – CPU/주기억장치/입출력 장치 등 컴퓨터 자료관리 ▶ 병원정보시스템의 운영을 위해 소프트웨어 필요 – 서버 및 클라이언트 소프트웨어 분류 예) Unix, Window, LINUX	운영체제
OR	Operation research ▶ 제2차 세계대전 당시 군사작전상의 문제를 해결하기 위해 고안한 방법 ▶ 살아있는 생물체와 같이 체계, 사업, 봉사, 집행 및 운영 등 조사 연구	운영연구
OSI	Open System Interconnection ▶ 망 연결에 있어 OSI 표준 모델 – 개방형 시스템의 데이터 통신에 기준이 됨 ▶ 7계층의 규정에 따라 전송	개방형 시스템 상호접속
3P	Purpose, Process and People ▶ 경쟁 환경을 극복하고 변화를 주도하는 경영 실현 – 이를 위한 새로운 경영원리가 적용되는 관리대상 ▶ 경영원리의 관리대상	목적의식, 절차 및 사람

약어	정식용어 및 중요 내용	의미
PACS	Piture Archiving and Communication System ▶ DICOM 3.0을 이용하여 화상정보 – 병원 network 진료환경에서 실시간 공유 목적	의학영상 전송시스템
PC	Personal computer ▶ 개인이 사용하는 소형 컴퓨터를 뜻함	개인용 컴퓨터
PCM	Pulse Code Modulation ▶ 아날로그 데이터 → 디지털 신호로 변경 과정 ▶ 샘플링이론 바탕으로 함 ▶ PCM 변조과정 – 아날로그신호 → 표본화 → 양자화 → 부호화 → 디지털신호	펄스코드변조방식
PDA	Personal Digital Assistance ▶ 터치 스크린을 주 입력장치 ▶ 사용하는 한 손에 들어옴 ▶ 작고 가벼운 컴퓨터	휴대용 PDA = 개인정보이동단말기
PDCA	Plan, Do, Check, Act	계획, 실행, 평가, 조정
PDL	Program Description Language ▶ 프로그램 기술어 또는 프로그램 정의어 ▶ 프로그램 절차와 동일 – 문법형식에 구애받지 않는 자연어로 표현 ▶ HIPO와 프로그램 코딩의 중간 역할	프로그램 정의어
PHR	Personal Health Record ▶ 환자가 건강 데이터, 환자 치료와 관련된 기타정보를 유지하는 건강기록 ▶ 의료기관에 진료 · 검사 정보와 스마트폰 등으로 수집한 활동량 데이터 – 측정한 체중 · 혈당 등의 정보 취합 – 사용자 스스로 열람하고 관리 가능하도록 구축한 건강기록 시스템	개인 건강 기록
PKI	Personal Health Record ▶ 인터넷과 같이 안전이 보장되지 않는 공중망 – 사용자들이 신뢰할 수 있는 기관에서 부여 – 한 쌍의 공개키와 개인키를 사용 – 안전하고 은밀하게 데이터나 자금 교환 가능 ▶ 한 개인, 기관을 식별할 수 있는 디지털 인증서 – 인증서를 저장했다가 필요할 때 불러 씀 – 디렉토리 서비스 제공	공개키 암호화 방식
POC	Point of Care ▶ 개인휴대정보단말기(POC)를 이용 – 의료진이 진료현장에서 직접 환자정보를 입력 – 처방전을 발급하는 시스템 ▶ PDA와 무선 LAN, IMT-2000 등 Mobile 환경 – 발전함에 따라 가능해진 시스템	개인휴대정보단말기

약어	정식용어 및 중요 내용	의미
POMR	Problem Oriented Medical Record ▶ S(Subjective information) : 주관적 정보 – 주소(C.C), 병력(Hx) ▶ O(Objective information) : 객관적 정보 – 검사(CT, MRI, 혈압(B.P) 등) ▶ A(Assessment) 평가 : 진단명 ▶ P(Plan) : 진단–치료–교육–추적계획	문제중심 의무기록
POSDCoRB	Planning, organizing, staffing, directing Coordinating, reporting, budgeting ▶ 귀릭(Gulick)의 제안	계획, 조직, 인사 지휘, 조정, 보고 예산
PPBS	Planning programming budgeting system ▶ 계획예산제도(PPBS)는 미국 국방성에서 처음 개발하여 시행한 방법 ▶ 자원배분에 대한 의사결정을 합리적으로 일관성 있게 하려는 제도 ▶ 계획–사업–예산–체계	계획예산제도
PPP	Point to Point Protocol ▶ 모뎀을 통해 인터넷으로 TCP/IP 접속시 – 이용되는 프로토콜	
PSK	Phase Shifting Keying ▶ 일정 주파수의 진폭을 갖는 정현파의 위상 – 2/4/8등분 분류 디지털 신호의 1 또는 2, 3비트 – 하나의 위상차를 갖도록 변조하여 전송방식	위상편이변조
QAM	Quadrature Amplitude Modulation ▶ 전송속도를 높이기 위해 위 반송파의 진폭과 위상 – 상호 변화하여 신호를 얻는 변조방식	진폭 · 위상편이변조
RAM	Random Access Memory ▶ 주기억장치에 사용되는 메모리 ▶ 전원이 ON일 때만 자료를 보존할 수 있음 – 휘발성 메모리, 읽고 쓰기가 가능	램
RCC	Read Clinical Classification ▶ 전자의무기록을 위해 개발 ▶ 환자기록에 사용되는 모든 용어 포함하려고 함 ▶ 각 코드는 임상개념 및 관련된 표준용어 나타냄 ▶ 거의 모든 표준분류(ICD–9/ICD–9–CM/DRD) – 교차확인 가능	임상 분류 읽기

약어	정식용어 및 중요 내용	의미
RDBMS	Relational Database Management System ▶ 정형화된 테이블로 구성된 데이터 항목들 – 집합체	관계형 데이터베이스 관리시스템
RDD	Responsibility–Driven Design ▶ 객체지향 설계 기법 ▶ 객체의 역할, 책임 및 협력을 고안	객체지향 설계
RFC	Request for Comments ▶ 정보, 통신 의견제시 요구 ▶ 인터넷 표준을 만드는 과정 ▶새로운 표준은 의견 제시 요구서의 형식 ▶ 문서를 만들어 제안	의견제시 요구
ROC	Receiver Operating Characteristic Curve ▶ 검사의 판별력 특징지음 ▶ ROC 곡선의 특성 – 검사의 선택을 위한 중요한 지표로 이용 ▶ 민감도와 특이도가 기준값 – 이에 따라 어떻게 변화하는지 관찰 가능한 곡선	ROC 곡선
ROLAP	Relational OLAP ▶ 관계형 DB/대용량에 적합/분석 미약 ▶ 적용범위는 전사적 데이터 웨어하우스 ▶ 관계형 DB를 그대로 사용 – 다차원적인 데이터 모델 – 이를 통해 다차원적 분석 가능하도록 하는 방식	관계형 데이터베이스
ROM	Read Only Memory ▶ 주기억장치에 사용되는 메모리 ▶ 전원이 OFF되도 기억된 내용이 지워지지 않음 – 비휘발성 메모리, 읽기만 가능	롬
RSNA	Radiological Society of North America ▶ DICOM은 1992년 RSNA 회의 – 서로 다른 형태의 영상 정보를 가지는 장비 – 연결 위해 Network 사용한 Message 전송 규약 – 이를 통하여 시작	미국 방사선 의료기기 박람회
RUP	Rational Unified Process ▶ 객체지향 방법론의 종류 ▶ Rational 사의 RUP	통합 프로세스 모델

약어	정식용어 및 중요 내용	의미
RWM	Rapid Warehouse Methodology ▶ 데이터 웨어하우스의 구축방법론 – OLTP 시스템의 개발방법론의 목적과 같음 – 프로젝트를 성공적으로 구축 목적 – 필요한 모든 단계를 체계적으로 정의 ▶ 점진적이고 반복적인 구축방법론을 RWM이라 함	데이터웨어하우스 구축방법론
SABRE	Semi–Automatic Business Research Environment ▶ 1961년 세계 최초의 상업용 데이터 통신망	반자동 비즈니스 연구 환경
SAGE	Semi–Automatic Ground Environment ▶ 1958년 미국 군사용으로 개발 – 최초의 장거리 온라인 통신망 ▶ 컴퓨터와 항공기 레이다를 연결하여 모든 항공기 – 이로부터 정보를 컴퓨터에서 분석처리하는 시스템	반자동식 방공조직
SAS	Statistical Analysis Software ▶ 자료분석에 널리 활용되는 통계 패키지	통계분석 소프트웨어
SCE	Supply Chain Execution ▶ 고객으로부터의 주문사항 처리 및 불만사항 – 품질에 반영하고 물류, 수송 등 – 실제 공급망에서 행위를 지원하는 시스템	공급망 행위 지원시스템
SCI	Science Citation Index ▶ 미국 Institute for Scientific Information에 출판 – 수록대상잡지와 도서에 인용된 모든 참고문헌들 – 저자를 자모순으로 목록 만들었음	과학 인용 색인
SCM	Supply Chain Management ▶ BI 솔루션의 구성 – SEM, SCM, CRM ▶ 원자재 생산/부품 조립업체/완제품 제조업체 – 유통업체 및 소매점을 운영하는 하부구조 – 조직, 프로세스 및 활용기술 등 총체적인 인프라 ▶ SCM은 Supply Chain을 하나의 통합된 개체 – 이를 최적화하고자 하는 경영방식	공급망 관리
SCP	Supply Chain Planning ▶ 의사결정과 계획입안 업무를 지원하는 소프트웨어 – 수요계획/행사계획/재고계획/자동재고 보충계획 – 생산계획	공급망 계획

약어	정식용어 및 중요 내용	의미
SCU	Service Class User ▶ 특정 장치가 특정 명령어에 대해 그 기능 – 수행하는 장치인지 이용하는 장치인지 말함 예) • PACS 워크스테이션에 서버를 향해 C-fine 명령어 – 전달하고 원하는 정보 찾을 경우 • C-find라는 명령 – 워크스테이션 : SCU(User) – 서버 : SCP(Provider)	
SDLC	Software Development Life Cycle ▶ 소프트웨어 제작 위한 원인부터 사용 중단까지 기간 ▶ 소프트웨어의 장기적인 개발 계획의 관점을 나타냄	소프트웨어 수명주기
SDLC	Synchronous Data Link Control ▶ 비트방식의 프로토콜로 단방향/반이중/전이방식 지원	SDLC 프로토콜
SEM	Strategic Enterprise Management ▶ BI 솔루션의 구성 – SEM, SCM, CRM ▶ SEM 솔루션은 병원이 수립한 경영전략 – 경영활동이 이루어지도록 전략경영의 실행도구 ▶ 기업의 전사적 정보를 보다 정확히 파악 – 경영진이 가치중심 경영을 전사적으로 구현 – 이를 위해 실시하는 통합된 분석용 – 애플리케이션 툴과 프로세스	전략적 기업 경영
SET	Secure Electronic Transaction ▶ 전자상거래를 위한 당사자간 합법성을 보장 – 수단으로 인증서를 사용	안전한 전자거래
SGML	Standard Generalized Markup Language ▶ ISO에 의해 국제표준 언어로 채택된 마크업 언어 – 태그 셋을 어떻게 정의할 것인가에 대한 표준	국제표준 언어
SIS	Strategic Information System ▶ 조직의 성과 개선, 조직의 성격과 사명 – 혁신적으로 변모 ▶ 전략적 목적으로 정보시스템을 이용 – 가치있는 정보를 생성하고 이를 기반 – 경쟁력있는 제품과 서비스를 생산 – 경쟁에서 우위를 확보	전략정보시스템

약어	정식용어 및 중요 내용	의미
SLIP	Serial Line Interface Protocol ▶ 전화회선이나 RS-232C 케이블 등을 이용 – 직렬 통신을 위한 인터넷 프로토콜 ▶ 비동기식 방식 – 에러를 감지하거나 수정하는 능력 없음	직렬 회선 접속 프로토콜 연결
SMP	Symmetric Multiple Processing ▶ 데이터웨어하우스에 적용 가능한 다양한 기술 환경 – 대칭형 병렬 프로세싱(SMP), 클러스터(cluster) – 초병렬 프로세싱(Massively Parallel Processing) – 뉴마-큐(NUMA-Q) 등의 컴퓨터 구조	대칭형 병렬 프로세싱
SMART	Specific, Measurable, Achievable, Realistic Time-limited ▶ 목표를 정하는 원칙 5가지(SMART 원칙) – Specific 구체적 – Measurable 측정가능 – Achievable 달성가능 – Realistic 실현가능한 – Time-limited 시간제한	구체적, 측정가능, 달성가능, 실현가능한, 시간제한
SNDO	Standard Classified Nomenclature of Disease ▶ 부위와 원인에 의해 정렬된 진단용어시스템 ▶ 미국 병원들은 ICD-A가 나오기 전까지 사용	표준질병분류 명명법
SNOMED	Systematized Nomenclature of Medicine ▶ 병의 여러 가지 특성 코딩 가능 ▶ SNOMED Ⅲ : 11가지 축(T/M/F/L/C/A/J/S/D/P/G)	병리학의 체계적 명명법
SNOP	The Systematic Nomenclature of Pathology ▶ 미국병리학회는 병리학의 체계적 명명법 출간 ▶ 국소학, 형태학, 병인, 기능의 4가지 축을 가짐 ▶ SNOMED의 기초	병리학의 체계적 명명법
SOAP	Subjective, Objective, Assessment, Plan ▶ Subjective, S : 주관적 정보(=C.C) : 환자/가족이 제공 ▶ Objective, O : 객관적 정보 : 신체검진, 임상검사 ▶ Assessment, A : 평가 : 진단명 ▶ Plan, P : 진단, 치료 계획	주관적/객관적/평가/계획
SPC	Statistical Process Control ▶ 품질은 제품, 서비스든 간에 공정을 통해 만들어짐 ▶ 어느 공정이든 간에 변동이 존재 – 변동의 크기에 따라 품질이 영향을 받게 됨 ▶ 불량이 발생하지 않도록 예방활동에 중점	통계적 공정관리

약어	정식용어 및 중요 내용	의미
SPECT	Single Photon Emission Computed Tomography ▶ 한 개의 광자를 방출하는 방사성 동위원소 – 단면 분포를 촬영하는 기계 – SPECT의 구조는 감마카메라와 흡사	단일 양전자 방사선 촬영
SPSS	Statistical Package for the Social Sciences ▶ 자료분석에 널리 활용되는 통계 패키지	통계 패키지
SQC	Statistical Quality Control ▶ SQC는 불량품을 탐지 – 고객에게 전달되지 않도록 탐지활동에 중점	통계적 품질 관리
SQL	Structured Query Language ▶ 대표적인 질의어 ▶ 사용자와 관계형 데이터베이스를 연결시켜 줌 – 표준 검색 언어 ▶ SQL 문장은 관계형 데이터베이스 – 여기에 데이터를 직접 조회, 보고서 추출에 사용	구조화된 질의어
SRAM	Static Random Access Memory ▶ 컴퓨터 주기억 장치로 사용 – SRAM과 DRAM으로 구분 ▶ 주기적 재생이 필요 없음 – DRAM에 비해 속도가 훨씬 신속 · 가격 고가	램 주기억 장치
SRM	Supplier Relationship Management ▶ B1 솔루션에서 공급자 영역 – 기업의 경영효과를 도모 목적 – 공급업자에서 고객까지 기업업무 전반 – 최적화시키는 솔루션 제공 – 공급망관리라는 전략적 경영기법이자 솔루션 – 공급자 관계관리(SRM)라는 개념으로 확장	공급자 관계관리
6S	Six Sigma ▶ 6시그마는 기업전략/통계적 척도 – 제품, 서비스, 공정의 적합성을 재는 척도 ▶ 제품 생산시 산포, 오차 및 실수의 원인 밝힘 – 줄이면 시그마 수준은 올라가게 됨	6 시그마(s)
ST	Sensitivity training ▶ 조직발전(OD) 기법의 일종 ▶ 구성원 간의 접촉을 통해 타인을 이해하는 방법	감수성 훈련

약어	정식용어 및 중요 내용	의미
STS	Short Term Storage ▶ DIS 저장된 의무기록을 외래환자 진료시 – 병동에서 실시간 조회시 처리 속도 문제 발생 – 이런 문제해결 위해 LTS와 STS 개념 사용 ▶ PACS의 구성 – 영상획득/영상관리/영상전송/영상조회 – 영상저장(단기 · 중기 · 장기저장장치)	단기저장장치
SWOT 분석	Strength, Weakness, Opportunity, Treat ▶ 조직 내부의 강점과 약점 ▶ 외부환경의 기회와 위협에 대한 요소 분석	강점, 약점 기회, 위협
T	Topography ▶ 몸의 일부, 장기 및 부위를 설명하는 지형학	장기
TC	Technical Committee ▶ ISO TC 215 Health Informatics – 국제 보건의료정보표준화 기술기원회 – ISO 산하 188여개 기술위원회 중 하나 – 보건의료정보 표준을 정하는 위원회	기술위원회
TCP	Transmission Control Protocol ▶ 연결지향형 방식을 나타내는 프로토콜 – 하위 네트워크의 문제가 있어 패킷이 유실 – 순번이 뒤바뀌는 경우에도 복구 – 상위층이 신뢰할 수 있는 연결방식을 제공	전송 제어 규약
TCP/IP	Transmission Control Protocol/Internet Protocol ▶ 전용회선인 LAN으로 구축된 통신망 간 – 상호 통신규약 ▶ 기종이 다른 컴퓨터 간의 통신을 위한 전송 관리 – 통신규약	전송 제어 규약 /인터넷 규약
TDM	Time Division Multiplexing ▶ 한 전송로의 데이터 전송시간을 일정한 시간폭으로 분류 – 각 부채널에 차례로 분배하여 몇 개의 저속 부채널 – 한 개의 고속디지털전송선에 전송하도록 함	시분할 다중화
TMR	The Medical Record ▶ 듀크대학을 중심으로 스테드와 해몬드 등 – 종이 의무기록을 완전 대체한다는 목표로 개발	의무기록
TMS	Transportation Management System ▶ 물류차량 관리시스템 – 하드웨어(PC 및 제어장치), 무선호출기 및 소프트웨어 제작	물류차량 관리시스템

약어	정식용어 및 중요 내용	의미
TN	True Negative ▶ 수검자의 질병/보균상태와 검사의 음성판정이 일치	진음성
TP	True Positive ▶ 수검자의 질병/보균상태와 검사의 양성판정이 일치	진양성
TPS	Transaction Processing System ▶ 단순작업처리 ▶ 전산화에서 업무를 단순히 기계적으로 처리하는 체계 ▶ 조직 운영 수준에서 기본적으로 발생하는 업무처리 – 필요한 일상 거래를 신속 · 정확하게 수행 – 기록하는 정보시스템 예) 호텔과 항공사의 예약시스템	업무처리 시스템
TQM	Total Quality Management ▶ 품질을 최우선으로 하는 고객만족을 통한 기업의 경영전반 활동	종합적 품질경영 = 총체적 질 관리
TWI	Training within industry ▶ 생산성 향상을 목적 ▶ 전시 노동력위원회 훈련국이 개발한 기업내 훈련법 ▶ 제2차 세계대전 중 미국에서 노동력 부족의 보완책	감독자 훈련
UCL	Upper Control Limit ▶ 관리도의 구성 – 중심선과 관리한계를 나타내는 관리상한선 – 관리하한선	관리상한선
UHDDS	Uniform Hospital Discharge Data Set ▶ 미국에서 퇴원환자의 일관된 정보수집 – 1974년부터 사용하고 있는 data set	퇴원환자자료세트
UMLS	Unified Medical Language System ▶ 문헌DB/의무기록관리시스템/지식기반 등 – 다양한 정보원천에서 얻은 정보를 사용자 편의 – 개념적으로 연관지으려는 시도로 만들어졌음	통일된 의학용어 체계
UNDCP	United Nations International Drug Control Program ▶ 세계마약관리 정책 시행	유엔마약류 통제계획
UNDP	United Nations Development Programme (UNDP) ▶ 국제연합의 개발도상국에 대한 원조계획을 조정 · 통일하는 기구	개발도상국의 경제 · 사회적 개발
UNFPA	United Nations Fund for Population Activities ▶ 인구정책에 관한 국제적 협력을 조정하는 국제연합총회 보조기관	유엔인구활동기금

약어	정식용어 및 중요 내용	의미
UNICEF	United Nations International Children's Emergency Fund ▶ 1946년 UN 총회 직속기구로 설립 ▶ WHO와 긴밀한 관계를 유지하면서 주로 모자보건 향상에 기여해 옴	유엔 국제아동 긴급기금
URL	Uniform Resource Locator ▶ 정보나 서비스의 접근방법, 존재하는 위치 – 자료 파일의 이름 등의 요소 표시 ▶ 인테넷의 웹(www)에서 정보 검색을 위한 표준 – 주소체계	인터넷상의 파일 주소
UTP	Unshielded Twisted Pair ▶전송매체는 UTP 케이블(전화선) – 허브에 연결하여 사용	케이블(전화선)
VAN	Value Add Network ▶ 통신사업자가 회선을 임차 또는 이용 – 단순한 전송기능이상의 정보축척/가공/변환/처리 – 부가가치를 부여한 복합적인 서비스	부가가치통신망
VBM	Value Based Management ▶ SEM은 경영기법을 기반으로 기업 전략 지원 – 운영계획 및 예산을 편성 – 성과관리, 보상제도 및 기업 가치를 보고 – 일련의 프로세스를 통합하는 기능 가짐 – 첫째가 가치중심 경영의 VBM	부가가치 기준 관리
VPN	Virtual Private Network ▶ X.25나 Frame Relay와 같은 공중망 – 사설망처럼 직접 운용 관리해 주는 기술 ▶ 컴퓨터 시스템과 프로토콜의 집합으로 구성	가상사설망
WAN	Wide Area Network ▶ 지리적으로 흩어져 있는 통신망	원거리 통신망
WBS	Work Breakdown Structure ▶ 작업분할구조도 예) 매 학기 초에 학생들이 MT를 가기 위해 준비하는 과정 – 역할 분담을 하는 작업	작업분할구조도
WBT	Window Based Terminal ▶ 하드디스크, CD-ROM 드라이브 등 저장장치 없음 ▶ 최소한 컴퓨터 자원으로 컴퓨터 작업 가능한 단말기	윈도 기반 컴퓨터 단말기

약어	정식용어 및 중요 내용	의미
	Web-based Training ▶ 산업체에서 Web을 활용하여 교육을 실시 ▶ 웹(Web)에는 인터넷과 인트라넷이 있음 ▶ 인터넷이란 네트워크와 네트워크 사이를 연결한 네트워크의 네트워크 ▶ 일명 WWW(World Wide Web)	웹 기반 훈련
WG	Working Group ▶ ISO 215 Working Group 보건의료정보표준화 전문분과위원회	전문분과위원회
WHO	World Health Organization ▶ 세계보건기구 발족 – 1948년 4월 7일 ▶ 모든 인류의 가능한 최고의 건강수준 향상	세계보건기구
WWW	World Wide Web : 웹(Web) 또는 W3 ▶ 웹이란 웹 브라우저를 통해 접근 가능 – 각종 정보들의 집합체 ▶ 인터넷에 연결된 전세계 호스트 컴퓨터 – 하이퍼링크를 통해 거미줄처럼 연결 – 문자 기본으로 멀티미디어 정보 검색 가능 서비스 ▶ 화상정보 검색 서비스 – 홈쇼핑, 광고, 전자신문, 금융거래 등	월드와이드웹
XML	eXtensible Markup Language ▶ 웹문서의 표준으로 W3C에서 제안 ▶ 웹 상에서 구조화된 문서를 가능하도록 설계 – 표준화된 텍스트 형식	웹문서 표준

참고문헌

1. 이성란, 의무기록학, 신광출판사, 2017.
2. 최중락, 재미있는 경영학 워크북, 상경사, 2018
3. 이규현, 경영학의 이해, 학현사, 2018
4. 김명호, 사례중심의 경영학원론, 두남, 2018
5. Gulati Mayo, 경영학원론, 카오스북, 2016
6. 이성란, 최신의무기록실무, 현문사, 2018.
7. PACS and Image Management, 대학서림, 2004.
8. 이성란, 적정진료보장, 청구문화사, 2017.
9. 이성란, 새의학용어, 신광출판사, 2017.
10. Meghan S and Martin A. B, Population Health Management: Review of Concepts and Definitions, Am J Health Syst Pharm, 2017.
11. Jamison S. D, Higginbotham L. B, Chambard M. L, White D. P, Porterfield D.S and Flower K. B, Preventive Medicine Physicians' Role in Health Care Organizations' Pursuit of the Triple Aim. J Public Health Manag Pract, 2021
12. Lavigne J. E, Brown J. and Matzke G. R. Population Health and Medicine: Policy and Financial Drivers. Am J. Health Syst Pharm. 2017
13. Valliant S. N, Burbage S. C, Pathak S, and Urick B. Y. Pharmacists As Accessible Health care Providers: Quantifying the Opportunity. J Manag Care Spec Pharm. 2022
14. Chen J, Wu Z, Liu Y, Wang L, Li T, Dong Y, Qin Q, and Ding S. Prevalence, Association Relation, and Dynamic Evolution Analysis of Critical Values in Health Checkup in China: A Retrospective Study. Front Public Health. 2021
15. McConnell M, Mobley D. J, Gidal A, and Nagy M. W. Population Health Management during Student Pharmacist Introductory Experiential Education to Expand Clinical Pharmacist Impact, Innov Pharm. 2019
16. Houser S. H, Flite C. A, Foster S. L, Hunt T. J, Kinnerson L, Palmer M. N, and Peterson J, Population Health: Identifying Skill Sets and Education Alignment for HIM Professionals. Perspect Health Inf Manag. 2020

찾아보기

❖ 공저자 소개

• **이 성 란**(국립공주대학교 의료정보학과)
• **김 재 윤**(수원과학대학교 보건의료행정과)
• **김 희 경**(청암대학교 보건의료행정과)
• **서 정 운**(마산대학교 보건행정과)
• **신　 숙**(김포대학교 보건행정과)
• **양 윤 정**(대림대학교 보건의료행정과)

최신 보건의료조직관리 값 32,000원

2025년 8월 11일 제1판 인쇄
2025년 8월 18일 제1판 발행

공저자 : 이 성 란 · 김 재 윤 · 김 희 경
서 정 운 · 신　 숙 · 양 윤 정
발행인 : 주 영 일
발행처 : **계 축 문 화 사**

서울특별시 종로구 통일로12길 16-17
우편번호 : 03029
TEL : 735-2257 · 738-9746
FAX : 723-9025
E-mail : gyechuk@hanmail.net
홈페이지 : http://gyechuk.co.kr
1973. 10. 31 등록번호 제300-1973-8호
ISBN 978-89-5629-845-0 93510